你一定要知道的无痛分娩——“中国行”现代产房教程

主　编　胡灵群
副主编　陶为科　赵培山　李韵平　夏　云

世界图书出版公司
上海·西安·北京·广州

图书在版编目(CIP)数据

你一定要知道的无痛分娩:"中国行"现代产房教程 / 胡灵群主编. —上海:上海世界图书出版公司, 2016.6(2017.7 重印)

ISBN 978 - 7 - 5192 - 1309 - 1

Ⅰ. ①你… Ⅱ. ①胡… Ⅲ. ①分娩 - 基本知识 Ⅳ. ①R714.3

中国版本图书馆 CIP 数据核字(2016)第 101882 号

责任编辑:王 丹

你一定要知道的无痛分娩——"中国行"现代产房教程

主编 胡灵群

副主编 陶为科 赵培山 李韵平 夏 云

上海世界图书出版公司 出版发行

上海市广中路 88 号

邮政编码 200083

上海景条印刷有限公司印刷

如发现印装质量问题,请与印刷厂联系

(质检科电话: 021 - 59815621)

各地新华书店经销

开本: 890×1240 1/32 印张: 13.375 字数: 400 000

2016 年 6 月第 1 版 2017 年 7 月第 2 次印刷

ISBN 978 - 7 - 5192 - 1309 - 1/R·369

定价: 35.00 元

http://www.wpcsh.com

此书献给我的家人，感谢贤内助卢征奇和儿子胡枫凌、胡铱凌，你们不仅给了我一个温暖的家，还理解我、跟随我，极大地帮助了“无痛分娩中国行”的开展；感谢父亲胡威耀、母亲谢庭云，你们不仅给了我生命，还让我自由成长，并鼓励我成为一名医师。

胡灵群

鸣谢为本书校对做出贡献的

中国同行

产科界

中国医科大学航空总医院(北京)产科主任　蔡贞玉副教授

湖南省妇幼保健院产科副主任　唐雅兵

哈尔滨医科大学附属第四医院产科主任　蔡雁教授

昆明医科大学第一附属医院妇产科主任　马润玫教授

同济大学医学院附属上海第一妇幼保健院院长　段涛教授

浙江省人民医院妇产科主任　杨立伟

重庆第三军医大学西南医院助产长　江露

麻醉界

江苏省南京市妇幼保健院麻醉科主任　沈晓凤

浙江省宁波市妇女儿童医院麻醉科主任　严海雅

同济大学医学院附属上海第一妇幼保健院麻醉科主任　刘志强副教授

重庆医科大学附属第一医院麻醉科　王彬副主任医师

重庆医科大学附属第一医院麻醉科主任　闵苏教授

浙江大学医学院附属妇产科医院麻醉科主任　陈新忠教授

河北省威县人民医院麻醉科主任　齐学勤

广东省深圳市宝安区妇幼保健院麻醉科主任　颜学滔

广东省广州市越秀区妇幼保健院麻醉科　杨锡权

辽宁省大连市妇幼保健院麻醉科主任　黄东林

四川大学华西医学院附属第二医院麻醉科　杨平亮副主任医师

河北省石家庄市妇产医院麻醉科副主任　张瑾

美国同行

Xiaoyan Zhang(张晓燕),MD:美国加州玛利亚医学中心麻醉科主任

Cathy Cao（曹锡清），MD：美国华盛顿中心医院高级麻醉主治医师
Nan Jiang（姜楠），MD：美国 SCAPE 华人执业医师协会
Larry F. Chu，MD，MS：美国斯坦福大学医学院麻醉科副教授
John Sullivan，MD，MBA：美国西北大学芬堡医学院住院医师培训部主任、教授

作者

Kai Chen（陈凯），MD：美国威斯康星北极光医疗集团密尔沃基西奈医学中心母胎医学科
Pamela Flood，MD，MA：美国斯坦福大学医学院麻醉科教授
William Grobman，MD，MBA：美国西北大学芬堡医学院产科主任、教授
Chris Lee（李成付），MD："无痛分娩中国行"主任、美国圣路易斯华盛顿大学骨科/整形外科/创伤外科麻醉主任、助理教授
Yunping Li（李韵平），MD："无痛分娩中国行"主任、美国哈佛医学院碧芙以色列医院麻醉科助理教授
Jin Lin（林锦），MD：美国纽约西奈山医院新生儿科副教授
Jean-Pierre P. Ouanes，DO：美国约翰·霍普金斯大学医学院国际产科麻醉主任
Hoyu Pan（潘皓瑜），RN，MBA：美国杜克大学医院产房护理主管
Francis Stellaccio，MD：美国纽约大学石溪分校医学院麻醉科副教授
May Pian-Smith（卞昭渼），MD，MS：美国哈佛医学院麻省总院模拟培训中心主任、副教授
Weike Tao（陶为科），MD："无痛分娩中国行"主任、美国德克萨斯大学西南医学中心产科麻醉培训部主任、副教授
Cynthia Wong，MD：美国西北大学芬堡医学院麻醉科副主任、产科麻醉主任、教授（现任美国爱荷华大学附属医院麻醉科主任）
Yihui Wu（吴忆慧），MD：美国新泽西州大西洋医疗集团 Chilton 医学中心

病理科

Yun Xia(夏云), MD, PhD:“无痛分娩中国行”主任、美国俄亥俄州立大学医学院全球医疗办公室主任、教授

Dongdong Yao(姚东东), MD, PhD:美国哈佛医学院附属布莱根及妇女医院麻醉科

Lynn M Yee, MD, MPH:美国西北大学芬堡医学院母胎医学

Yunhong Zhang(张运宏), MD:“无痛分娩中国行”主任、美国圣路易斯麻醉 Associates

Pei-shan Zhao(赵培山), MD, PhD:“无痛分娩中国行”主任、美国塔夫茨大学医学中心麻醉科副教授

序　言

本书专门为工作在中国围产医学的全体医护人员，以及曾经和未来“无痛分娩中国行”的全体志愿者而作。作为一位“无痛分娩中国行”（以下简称“中国行”）直接参与者和见证人，我非常高兴借此机会来表达我对那些为中国母婴服务的全体产房医护人员的崇高敬意。我见证了中国同行求知若渴、思想开放、努力勤奋的职业精神，而且，他们把学到的新知识、新概念运用到了日常临床工作中并取得好的临床效果。如果没有他们的积极参与，“中国行”的巨大成功是不可想象的。

由于语言交流、医疗体制和文化习俗的差异，先进医学理念的转化在客观上存在着很多障碍，中国如此，全世界也都如此。“中国行”带给大家切合中国实际、性价比极高、世界前沿的理念，并在临床显现了非常令人鼓舞的效果。“中国行”两大自然临床试验还客观地记录了综合的教学医院和普通的妇产科专科医院在启动产科麻醉后带来的良好临床结局，这也为当今世界一些产科麻醉争议问题提供了难得的实证，对世界围产医学做出了贡献。

《你一定要知道的无痛分娩——“中国行”现代产房教程》总结、归纳了“中国行”以往的临床教学实践，主要面对为孕产妇提供服务的麻醉医师。然而，麻醉医师从来不是在真空中工作的，“中国行”强调团队医疗，内容涉及和麻醉医师一起工作的助产士、护士和产科医师以及医院管理部门。因此，本书也可能在他们的兴趣范围内。本书一个与众不同的特点是，它收集了已经证实能改进临床结局的教学方法并简单明了地表达出来。大多数问题还直接来自和中国同行交流之中，信息量大而密集，疑点、重点突出。

本书的逻辑排列和循序渐进的问题展开显示出其非同一般的实用性，最终的目标也非常明确:建立产科麻醉、建立现代产房。

一种新颖的写书逻辑和方法通常需要一个成熟过程，需要多版次不断修订才能完善。主编非常清晰地意识到了这点。虽然这只是第一版，但是这些内容和排序已经经历了至少三年的临床实践。还专门通过微信推送，接受了包括中国同行在内的改进意见。用一句时髦话说就是:接上了地气!

更难能可贵的是，文中的各种临床问题采用了循证医学的思维方式，提供了目前最新、最高级别的循证依据，摒除了主观臆断。这些结论限于研究证据水平，不一定100%正确，但为大家投入到临床研究提供了线索，让中国同行有机会来积极开展研究，共同解决这些争议。

正如主编在前言里提到的，这本书只是一个进入产科麻醉和现代产房的阶梯，如要系统全面了解围产医学的内容，还需要产科、产科麻醉、助产/护士各个专业的教科书。

真心希望这本《你一定要知道的无痛分娩——“中国行”现代产房教程》为中国同行带来一股清新的空气，促进围产医学的共同发展，提高母婴的健康水平。

Cynthia A. Wong MD.
西北大学芬堡医学院
美国芝加哥
2015年3月

前　言

2006年的想法,2008年的实施,2009年的天灾,2012年的转机,2014年的新媒体:是把"无痛分娩中国行"(简称"中国行")教程公布于众的时候了!

网页、博客、微博、微信铺天盖地,"中国行"的理念坐上了中国新时代的"高铁"开始走南闯北。手抄本、传单、杂志、书籍呼喊着:我们需要一个完整的版本。

送走了《5分钟即刻剖宫产》的2014年,现代产房的2015年迎面而来,《现代产房学堂》网络版的开展呼唤着《你一定要知道的无痛分娩——"中国行"现代产房教程》的尽早出版。

继《你一定要知道的无痛分娩——来自哈佛的完全解答》——来自国际社会的分娩镇痛科普书,到《你一定要知道的无痛分娩——发生在你身边的故事》——来自海内外华人产妇的分娩故事和亲身经历,列车到达了新的一站——这本献给产房专业人士的多学科,以母婴为中心、团队医疗为核心、循证医学为准绳,循序渐进的临床教程。

本书分为三部分:

《总论　现代产房》中,需要了解中美围产界芝加哥和多伦多两大联合公报;现代产房构成、产科知情同意书;以及"无痛分娩中国行"的使命。从它的取名、切入点、三大计划,《现代产房》点明了总论的主题。

《第一篇　产科麻醉基本建设计划》按照中国行一年一周,多学科医护人员在各医院内,按一天一主题编排内容。从准备工作,各专业职责,临床细则；到母亲安全，小孩安全；全程、全产房、全天、全院产妇无痛；患者满意度、并发症；到关键的产房紧急状态应对。大家渴望知道的内容尽在其中。

《第二篇　高级产科麻醉》通过六个高级产科麻醉细则，将会让人们走出产科麻醉就是分娩镇痛的误区，看到产科麻醉门/会诊、即刻剖宫产和产后大出血两大机制，三大剖宫产人群安全增加阴道产方式以及在提高产房安全、减少母婴并发症和死亡率方面所能做出的贡献。

《你一定要知道的无痛分娩—“中国行”现代产房教程》将帮助医院，循序渐进地建立从无到有，从单纯分娩镇痛到全面、高级产科麻醉，进而完成现代产房的建设。这是一本难得的、以产房多学科为平台、以问答为主的简明、实用、自成一体的临床教材。它并不是产科麻醉、产科和助产/护士的教科书，但是，本书却反映了所涉及内容的目前世界最新理念。它虽然未涵盖学科的全部内容，但其所列的参考文献和进一步阅读的建议希望能弥补这方面的缺陷。

再次感谢所有来自世界各国参加“无痛分娩中国行”的全体医护人员、翻译、技术人员，以及帮助“中国行”的中国麻醉界、产科界、助产界的同行们和各医院的领导。

在本书编写中，要特别感谢一位素不相识、至今未曾见面的只是以“让‘中国行’能到西安”为其唯一要求的小伙子——杨书伟先生的无私奉献。他于 2014 年 10 月帮助“中国行”建立了“无痛分娩中国行”微信平台，不仅帮助完成了大量的微信编辑、推广工作，也成为这本书出版的助推器。

在“中国行”微信群里还结识了一群志同道合的中国大陆、中国台湾和欧美华裔同行，他们通过各种方式帮助了本书各章节的预览、建议和校对，保证了本书的可读性和科学性。其中，中国医科大学附属航空总医院

(北京)产科主任蔡贞玉副教授和“无痛分娩中国行”微信编辑唐琳博士默默地为本书的精益求精做出了巨大的贡献。美国中佛罗里达州立大学副教授黄建宏医师、美国东方健康出版社总编胡宗元先生为本书编辑和文献考证提出了很多宝贵意见。

胡灵群　医师

西北大学芬堡医学院

美国芝加哥

2015 年 3 月

目　录

总论　现代产房

第一章　中美围产医学界联合公报 …… 3

第一节　2014 年中美芝加哥围产医学五方高峰会议联合公报 …… 3

第二节　2014 年多伦多中美产科麻醉四方最高级会议联合公报 …… 5

第二章　美国产科和麻醉产房管理条例 …… 9

第一节　美国产科椎管内麻醉管理指南十条 / 胡灵群译 …… 9

第二节　美国产科麻醉基本要求 / 胡灵群译 …… 10

第三章　中国现代产房 …… 15

第一节　产房硬件设施 / 胡灵群 …… 15

第二节　多学科团队医疗体系 / 胡灵群 …… 17

第三节　医疗自我完善体系 / 胡灵群 …… 20

第四节　现代产房构思与实践 / 胡灵群 …… 21

第五节　产科知情同意书 / 李成付，蔡贞玉，胡灵群 …… 37

第四章　无痛分娩中国行 …… 44

第一节　“无痛分娩中国行”取名记——无痛传奇 / 胡灵群，蔡贞玉，唐琳 …… 44

第二节　“无痛分娩中国行”工作计划书 / 胡灵群，李韵平，夏云，陶为科，赵培山 …… 47

第三节　英文围产医学资讯／胡灵群 …………………………………… 51

第一篇　产科麻醉基本建设计划

第一章　基本准备日 ………………………………………………… 59
第一节　产科麻醉部分／胡灵群,李成付 ……………………………… 61
第二节　产科麻醉实施细则／Cynthia Wang，胡灵群…………………… 74
第三节　产科入院记录／胡灵群 ……………………………………… 80
第四节　助产护士／潘皓瑜,胡灵群 …………………………………… 80

第二章　母亲安全日 ………………………………………………… 94
第一节　预防误吸／胡灵群，陶为科 ………………………………… 95
第二节　杜绝仰卧位低血压综合征／赵培山 …………………………… 99
第三节　严防局麻药中毒／胡灵群,赵培山 ………………………… 109
第四节　应用试验剂量／胡灵群,赵培山 …………………………… 113
第五节　警惕凝血障碍／胡灵群,姚东东 …………………………… 119

第三章　小孩安全日 ……………………………………………… 123
第一节　胎心监护／陈凯,潘皓瑜 ………………………………… 124
第二节　宫内复苏／陈凯,李韵平,潘皓瑜 ………………………… 127
第三节　椎管内分娩镇痛与小儿／陶为科,胡灵群 ………………… 132
第四节　麻醉与胎儿／陶为科,姚东东 …………………………… 136
第五节　常规新生儿护理／林锦,潘皓瑜 ………………………… 140
第六节　新生儿复苏／林锦,潘皓瑜 ……………………………… 141
第七节　麻醉与哺乳／胡灵群 ……………………………………… 147

第四章　无痛分娩日 ……………………………………………… 151
第一节　椎管内阿片类药物／胡灵群,Cynthia Wong ……………… 152

第二节　什么泵最好？/ 胡灵群，Cynthia Wong …………………… 159
第三节　为什么还用布比卡因？/ 胡灵群，Cynthia Wong，陶为科 … 164
第四节　椎管内分娩镇痛剂量 / 胡灵群，Cynthia Wong ……………… 171
第五节　早期椎管内分娩镇痛 / 胡灵群，Cynthia Wong ……………… 178
第六节　第二产程镇痛 / 胡灵群，Pamela Flood ……………………… 185
第七节　非药物性和阿片类药物静脉分娩镇痛 / 胡灵群，陶为科 … 190
第八节　剖宫产麻醉 / 胡灵群，Cynthia Wong ………………………… 195
第九节　产后镇痛 / 胡灵群，陶为科，Pamela Flood ………………… 209

第五章　患者满意日 ……………………………………………………… 216
第一节　无痛分娩科普 / 姚东东 ……………………………………… 217
第二节　分娩镇痛常见问题 / 胡灵群，陶为科，赵培山，夏云，
姚东东 ……………………………………………………………… 219
第三节　神经并发症 / 陶为科，Cynthia Wong，胡灵群……………… 233
第四节　硬膜打穿后头痛 / 夏云，胡灵群 …………………………… 248
第五节　产后腰痛 / 李韵平，胡灵群 ………………………………… 254

第六章　紧急抢救日 ……………………………………………………… 259
第一节　产妇生理性变化对麻醉医师的挑战 / 赵培山 ……………… 259
第二节　图解 2014 年美国产科麻醉学会孕产妇心搏骤停抢救
共识 / Larry F Chu，胡灵群 ………………………………………… 263
第三节　孕产妇心搏骤停复苏问答 / 胡灵群，Francis Stellaccio …… 276
第四节　不能插管-不能通气 / 胡灵群，Francis Stellaccio ………… 282

第二篇　高级产科麻醉 1 +2 +3 计划

第一章　高危产科门/会诊制度 ……………………………………… 293
第一节　为什么需要产科麻醉门/会诊 / 胡灵群，Lynn M Yee，
Pamela Flood ………………………………………………………… 293

第二节　影响麻醉/镇痛方法的疾病 / 胡灵群,Lynn M Yee,
Pamela Flood ································ 295

第二章　产房两大应急机制 ································ 300
第一节　5 分钟即刻剖宫产细则 / 胡灵群, 陈凯, 林锦,潘皓瑜 ······ 300
第二节　产后大出血预见—预防—预警—应急—抢救细则 / 胡灵群,
李韵平,Dan Drzymalski, May C. Pian-Smith, 吴忆慧 ······ 313
第三节　羊水栓塞;团队医疗的演绎 / 张运宏,胡灵群,陈凯 ······ 329
第四节　2014 年:5 分钟即刻剖宫产年 / 胡灵群 ······ 337

第三章　高危产妇安全阴道产 ································ 343
第一节　麻醉下足月外倒转 / 胡灵群, John Sullivan,陈凯 ······ 344
第二节　瘢痕子宫阴道试产 / 胡灵群, 陈凯, William Grobman ······ 351
第三节　妊娠期高血压疾病产妇阴道产 / 胡灵群,陈凯,Jean-Pierre
P. Ounanes ································ 363

附录　美国现代产房分级 ································ 379

总论　现代产房

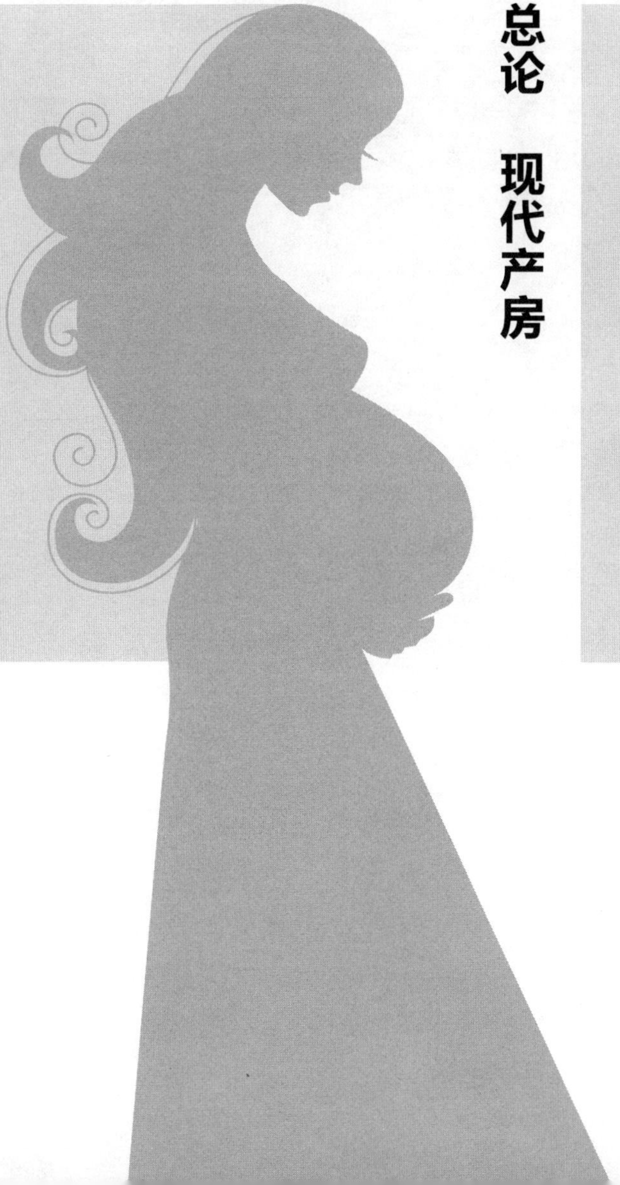

第一章　中美围产医学界联合公报

第一节　2014年中美芝加哥围产医学五方高峰会议联合公报

中美两国医护人员一直致力于提高母婴安全,同时也面临不断改进医疗体制,提高医疗体系效率等问题。全面降低剖宫产率是两国医护人员议事日程上的主要挑战。一个月前在美国《妇产科学》杂志上发表的"美国妇产科学会"和"美国母胎医学会"的联合共识,为大家提供了比较完整、清晰的产科临床实践的思路和切入点。之前,中国产科同行也已经开始为降低剖宫产和母婴安全努力寻求新理念、新方法和新措施。在已有的妇产科专业学会外,成立了"中华医学会围产医学会",并在2009年针对性地为降低剖宫产率成立了跨学术界的"中国妇幼保健协会"。借鉴美国同行"产科麻醉在确保母婴安全中必不可缺少"的经验,跨学科运作的"无痛分娩中国行"在2008年开始了这方面的转换医学工作。不仅仅得到了中国麻醉界的欢迎和支持,还有幸得到了中国产科同行的合作,并在共计35 000产妇的两个临床自然试验中,确认了产科麻醉在目前的中国产房条件下,对改善母婴安全所起到的积极作用。"无痛分娩中国行"愿意也已经成为中美医学交流尤其是围产医学交流的桥梁,我们将和"美国母胎医学会","北美产科麻醉和围产医学会",以及中国产科和产科麻醉同行继续一起努力,促进围产医学(产科、产科麻醉、新生儿学)领域的交流和进步。

2014年4月29日,参会的中美两国围产医学学术高层都认可、接受

并鼓励同行:

（1）循证医学主导临床医学和实践是现代医学的核心,对避免孕产妇和其胎儿的伤害至关重要。

（2）应该把成熟的、有益于母婴安全的医疗手段结合,并尽快转化到临床实践。

（3）团队医学是西方医学的精髓,围产医学尤其如此。产科、产科麻醉、新生儿学、助产士/护士是确保母婴最大限度安全不可分割的团体。

（4）愿意继续长期互助合作。计划从目前的"无痛分娩中国行"逐渐拓展到学术讲学、人员交流、国际研究合作。

参会人员包括国内外多位产科、麻醉科专家:

杨慧霞教授:中华医学会围产医学分会主委,中华围产医学杂志主编,北京大学第一医院妇产科主任。

段涛教授:中华医学会围产医学分会前主委,中华医学会围产医学分会上海分会主委,上海同济大学第一妇幼保健院院长。

孙丽洲教授:中国妇幼保健协会副主委,南京医科大学江苏省人民医院妇产科主任。

陈倩教授:中华医学会围产医学分会北京分会主委,北京大学第一医院妇产科副主任。

马润玫教授:中华医学会云南妇产科学会主委,昆明医学院第一医院妇产科主任。

威廉·格罗布曼教授:美国母胎医学会科学委员会主席,西北大学产科主任。

胡灵群副教授:西北大学"无痛分娩中国行"创始人兼执行主任,芬堡医学教育院士。

艾伦·匹斯门教授:美国医学科学院——母胎医学研究协作网西北大学首席研究员,西北大学母胎专业主任。

芭芭拉·斯科丰教授:北美产科麻醉和围产医学会主委,芝加哥大学产科麻醉主任。

约翰·沙利文教授:北美产科麻醉和围产医学会副主委,西北大学住院医师培训部主任。

辛西娅·黄教授:《麻醉和镇痛》杂志产科麻醉部主编,西北大学麻醉科副主任,产科麻醉主任。

爱德华·亚戈卯副教授:美国麻醉医师学会产科麻醉学委员会主席,西北大学麻醉科人事主任。

第二节　2014年多伦多中美产科麻醉四方最高级会议联合公报

中华医学会麻醉分会产科麻醉学组和美国麻醉医师学会产科麻醉委员会获悉《2014中美芝加哥围产医学五方高峰会议联合公报》的诞生,高度赞赏包括在座的其他合作两方(无痛分娩中国行及北美产科麻醉和围产医学)在内的中美五方学术高层对围产医学的倡导:以母婴安全为核心,循证医学为准绳,加快转换医学发展,提倡团队医疗,开展多边合作所做出的努力。也愿意成为这个合作体的主角,开启更广泛、更全面的两国围产医学领域的多边合作。参会四方高兴地看到,在"无痛分娩中国行"指导下的两个临床自然试验大数据研究、论证分娩镇痛对整体改善当地母婴安康作用的做法。为中国及世界其他国家产科麻醉的开展和推进提供转换医学的依据。

2014年5月17日,四方一致同意并倡导:

(1) 麻醉医师具有管理包括产痛在内的所有生命体征的神圣专业职责,包括产痛,是产房医疗团队中不可缺少的一分子,有责任和义务为母婴生命安全做出自己的贡献。

（2）椎管内分娩镇痛是产科麻醉的基本组成部分，全面开展以提高母婴安全为核心的产科麻醉对围产医学意义重大，不仅仅是麻醉专业发展不可置疑的长期目标，还是义不容辞的责任。

（3）产科麻醉的发展面临多学科、跨行业、文化习俗方面的挑战，必须遵循医学伦理的一贯原则：不以牺牲母婴安全为代价。

（4）全面开展四边并包括中华围产医学会和中国妇幼保健协会更多边的合作交流，为人类围产医学做出自己应有的贡献。

中美产科麻醉四方包括：

（1）中华医学会麻醉学分会产科麻醉学组 The Chinese Society of Anesthesiology Obstetric Anesthesia Committee

（2）无痛分娩中国行 No Pain Labor & Delivery-Global Health Initiative（NPLD-GHI）

（3）北美产科麻醉和围产医学会 The Society for Obstetric Anesthesia and Perinatology（SOAP）

（4）美国麻醉医师学会产科麻醉委员会（ASA）The American Society of Anesthesiologists Committee on Obstetric Anesthesia

中美围产医学五方包括：

（1）中华医学会围产医学分会 The Chinese Society of Perinatal Medicine

（2）中国妇幼保健协会 The Maternal and Child HealthCare of China Association

（3）无痛分娩中国行 NPLD-GHI

（4）美国母胎医学会 The Society for Maternal-FetalMedicine

（5）北美产科麻醉和围产医学会 SOAP

参会人员：

姚尚龙教授：中华医学会麻醉学分会产科麻醉学组组长，武汉华中科技大学同济医学院附属协和医院副院长。

沈晓凤教授:中华医学会麻醉学分会产科麻醉学组副组长,南京医科大学附属南京妇幼保健院麻醉科主任。

徐铭军教授:中华医学会麻醉学分会产科麻醉学组副组长,首都医科大学附属北京妇产医院麻醉科主任。

林雪梅教授:中华医学会麻醉学分会产科麻醉学组秘书,四川大学医学院附属华西二院麻醉科副主任。

陈新忠教授:中华医学会麻醉学分会产科麻醉学组成员,中国浙江大学医学院附属妇产科医院麻醉科主任。

William R. Camann, MD:无痛分娩中国行成员,前北美产科麻醉和围产医学会主委,哈佛大学伯明翰妇女医院产科麻醉主任,副教授。

Pamela Flood, MD, MA:无痛分娩中国行成员,加大旧金山分校前产科麻醉主任,美国斯坦福大学医学院麻醉科教授。

Robert R. Gaiser, MD:北美产科麻醉和围产医学会主委,宾夕法尼亚大学麻醉住院医师培训部主任,教授。

Ashraf Habib, MB, BCh:北美产科麻醉和围产医学会全球医疗委员会主席,杜克大学附属医院妇产科麻醉主任,副教授。

Ling-Qun Hu(胡灵群), MD:无痛分娩中国行创始人兼执行主任,西北大学芬堡医学教育院士,副教授。

Yunping Li(李韵平), MD:无痛分娩中国行主任,哈佛医学院助理教授。

May C. Pian-Smith, MD, MS:无痛分娩中国行成员,哈佛大学麻省总院模拟培训中心主任,副教授。

Barbara Scavone, MD:北美产科麻醉和围产医学会主委,无痛分娩中国行成员,芝加哥大学产科麻醉主任,教授。

John Sullivan, MD, MBA:北美产科麻醉和围产医学会副主委,无痛分娩中国行成员,西北大学芬堡医学院住院医师培训部主任,教授。

Weike Tao(陶为科), MD:无痛分娩中国行主任,德克萨斯大学西南医学中心产科麻醉专业进修部主任，副教授。

Lawrence C. Tsen, MD：前北美产科麻醉和围产医学会主委，哈佛大学伯明翰妇女医院麻醉科副主任，副教授。

Cynthia Wong, MD：无痛分娩中国行成员，《麻醉和镇痛》杂志产科麻醉部主编，西北大学麻醉科副主任，产科麻醉主任，教授。

Yun Xia(夏云), MD, PhD：无痛分娩中国行主任，俄亥俄州立大学医学院全球医疗办公室主任，副教授。

Edward Yaghmour, MD：美国麻醉医师学会产科麻醉学委员会主席，西北大学麻醉科人事主任，副教授。

第二章　美国产科和麻醉产房管理条例

第一节　美国产科椎管内麻醉管理指南十条

◎ 胡灵群 译

1988 年 10 月 12 日，美国麻醉医师学会就产房椎管内分娩镇痛质控问题，通过了《产科椎管内麻醉管理指南十条》(以下称《指南》)，2013 年 10 月 16 日最后一次修订(*Guidelines for Neuraxial Anesthesia in Obstetrics*)。

该《指南》适用于产科领域的麻醉与镇痛，目的在于促进优质医疗服务，但并不能保证临床结局的完美。由于各地医院麻醉临床资源有别，应根据自己医院的具体情况和《指南》的基本精神建立所在医院的实施细则。这十条指南因专业研究进展和技术更新随时加以修订，应用时请注意它们的变更。

(1) 所有开展区域麻醉(包括操作和使用)的区域，均必须备好足够的、能够应对各种意外事件的抢救设备和药物。

抢救设备应包括但不局限于：氧气、吸引器、保持呼吸道通畅和气管插管的有关器械设备、能提供正压通气、心肺复苏的设备和药物。

(2) 区域麻醉应该由具有相应权限的医师操作和管理，这些医师需经所在医院资格审查部门批准。

他们应参与所有产科麻醉的启动、维持，以及相关并发症的处理。

(3) 若有以下情况不应施行区域麻醉：①产妇没有正规的病史和体检；②医师没有产科权限。

如果这些医师不具备产房阴道器械助产或实施剖宫产术能力；缺乏

产科有关知识，不了解胎儿状况和产程进展；当产科麻醉开始后，不会观察、处理产程中任何可能出现的产科并发症。在这些情况下，应根据科里的相应规定，调用能胜任工作的产科医师。

（4）静脉输液必须在开始区域麻醉之前进行，并贯穿分娩镇痛全程。

（5）区域麻醉分娩镇痛过程中要求记录和监护产妇的生命体征、胎儿的胎心，并能根据产妇和胎儿的需要随时追加监护。遇到复杂的阴道分娩需增加区域麻醉深度时，应按手术麻醉监护常规，即通气监护、氧合监护和循环监护三大常规标准执行。

（6）在实施剖宫产孕妇区域麻醉时，应采用三大基本麻醉监测标准，并至少有一位拥有产科权限的医师在场。

（7）新生儿复苏应有专人负责，随叫随到。麻醉医师的首要职责是保证母亲的术中安全，可应邀参与新生儿复苏，但必须首先需要权衡对母亲安全的利与弊。

（8）实施区域麻醉期间，具备麻醉医师权限的医师必须随叫随到，随时应对麻醉并发症，直到术后产妇病情稳定、麻醉恢复满意为止。

（9）所有区域麻醉下剖宫产的孕妇或已追加局麻药增加区域麻醉深度者，都必须按正规标准麻醉复苏。麻醉复苏室（PACU）的设计、设备配置和人员配备应符合有关部门的相关规定和要求。备用麻醉复苏室也要符合标准，不可例外。

（10）医院应适时出台相应政策，以确保院内 24 小时具有处理各种麻醉并发症的能力，并能够提供具有为患者进行麻醉术后心肺复苏功能的麻醉医师。

第二节　美国产科麻醉基本要求

◎ 胡灵群 译

美国麻醉医师学会（ASA）和美国妇产科医师学会（ACOG）这两个专

业组织，在 2007 年 10 月 17 日首次发布了《产科麻醉基本要求》（*Optimal Goals for Anesthesia Care in Obstetrics*），并于 2013 年 10 月 16 日修订了这项联合声明。

美国麻醉医师学会（ASA）和美国妇产科医师学会（ACOG）为解决双方共同关注的专业问题而起草了以下联合声明。良好的产房医疗运作，以及日常和紧急产科患者的全身或椎管内麻醉，需要专业人员和设备的到位。各医院之间的差别决定了各医院之间的产科麻醉所涉及的范围和程度不可能完全相同。但对于任何提供产科麻醉服务的医院或部门，都必须具备以下的产科麻醉基本条件，包括：

（1）具有一定权限的、随时可以提供恰当麻醉服务的有关人员。对大多数产妇而言，椎管内麻醉/镇痛（硬膜外、腰麻、或腰—硬联合）是最合适最科学的麻醉手段。

（2）具有相应权限资格的医师能随时到位，能应对产科的紧急事件，维持产妇生命体征平稳。

（3）麻醉、手术及其他相关人员必须保证在决定剖宫产 30 分钟以内全部到位。

（4）由于剖宫产后试产（TOLAC or VBAC）孕妇有发生子宫破裂的危险和发生时间的不可预测性，恰当的设施和人员（包括产科麻醉人员、护理人员、能监护和实施紧急剖宫产手术医师）是必须具备的。没有即刻剖宫产资源的单位和部门，考虑剖宫产后孕妇试产时应事先与院方沟通，了解有关医院医疗资源和产科、麻醉、新生儿科及护理人员的相应配备。院方必须让剖宫产后试产患者清楚潜在增加的风险以及不能剖宫产后试产情况下的其他处理办法。当地医疗机构依自己的医疗资源和地理环境，拥有有关需立即到位的医护人员和必备设施的定义权。

（5）没有例外，所有麻醉药物的使用必须由有权限有资质的麻醉医师全权负责。有些地方可能由产科医师或产科医师指导的麻醉护士负责给局麻药。无论采用全麻或椎管内麻醉，实施麻醉者必须具备敏锐的临床判断能力和高超的麻醉操作技术。因此，有权限、有资质的麻醉医师必须保证随叫随到，以便能及时处理少见但可能危及产妇生命的椎管内麻醉并发症，如呼吸和心血管功能衰竭、局麻药中毒抽搐、呕吐误吸等。

为确保能为产科患者提供安全、有效的麻醉，产科麻醉主任应与医务人员讨论、制订有关的如下书面规定，并监督执行。

(1) 无论顺产还是剖宫产，实施相应镇痛/麻醉权限的医师应能保证即刻到位。医疗机构可根据本地医疗资源配置和地域环境特点，定义自己医院“即刻到位”的内容和要求。在没有麻醉病史、体检和专职人员(可以是产科医师、助产士、护士)监护胎心的情况下，不应进行椎管内麻醉和/或全身麻醉操作。产科专业也应配置具有产科行医权限、熟知产妇和胎儿情况的医师，以便能随时处理可能发生的产科并发症。在由助产师提供顺产服务的单位，也应配置具有产科行医权限的医师作后盾。

(2) 器械设施的配备和医务人员的配置应与普通手术室等同，也应包括麻醉复苏室的设备和人员，具有管理椎管内麻醉或全身麻醉术后患者的能力。有产科麻醉服务的产房和产妇中心都必须配备恰当的器械和设备来满足待产、分娩过程中或麻醉恢复期产妇的安全医疗。

(3) 除麻醉、手术人员外，还应配置适当数量、能随时提供和承担新生儿复苏任务的医务人员。产科医师和麻醉医师重点负责产妇医疗任务，即使在椎管内麻醉工作完全正常的情况下，也可能无法离开产妇去处理新生儿的临床问题。所提供的承担新生儿复苏的人员应具备以下素质：

- 熟练、快速、准确地评价新生儿状况，包括新生儿阿氏评分。
- 熟知新生儿窘迫的发病原因(酸中毒、药物、低血容量、创伤、先天异常和感染等)以及相应的复苏指征。
- 熟知新生儿气道管理程序，喉镜使用、气管插管、气道吸引、人工通气、心脏按压和新生儿保温等措施。

较大型产房和高风险产科中心均应设立产科麻醉，产科和新生儿专业人员24小时院内值班。产科麻醉应由受过专业训练的产科麻醉医师或有一定临床经验的麻醉医师来担当。还应常规配备适量先进监测设备和受过专业训练的护理人员。

一项由ASA和ACOG合作的调研显示，迄今美国境内还有不少医院尚未完全实现前面提到的条款。问题最突出的是一些小型医疗单位，尽管有地理位置因素，但这些单位也必须设立相应的产科麻醉服务。目前，约有34%的医院的年分娩量少于500。在这些小产房，为产妇提供全方位的医疗服务，不仅效率低，性价比低，事实上也是不可能的。为此，提出以下建议：

（1）应尽可能创造条件，促使这些小产房合并、整合、共享资源。

（2）因地域因素必须设立小产房的，应该由一个行之有效的区域性围产期系统管理机构来统一管理。配备高素质医护人员协调处理各种产科问题是高质量产房医疗的基本条件。高风险剖宫产现场，至少应有一个专职儿科医师，或相近专业训练有素的医师负责处理新生儿的各种问题，或有专业麻醉医师参与剖宫产后再孕产妇试产和多胎分娩。尽管最终可能并不需要他们的协助，但这些医师通常需要花费大量时间，随时准备应对可能发生的紧急事件，管理机构负责补偿这些时间上的损失是合理的，也是必要的。

（3）采取可以提高产科麻醉的到位率和服务质量的其他措施，包括改进医院设计；产房设在手术室附近；产房与手术室配置一样的麻醉器械、设备；合理聘用一定数量能提供日常产科麻醉服务的麻醉护士等，这些都能使产科相关麻醉工作更安全、更有效。

（4）产科医师和麻醉医师之间良好的专业联系至关重要，应鼓励两个部门之间的定期联席会议。产科麻醉医师应了解产科医师的特殊需要和关注点，产科医师也应清楚知道关键时刻，麻醉医师不仅是镇痛/麻醉方面的专业人，也是抢救产妇和新生儿生命方面的专家。产科麻醉医师与产科医师及其他相关人员间的周密分工、密切协作是提供高质量产科医疗服务的关键。高层管理者也应认真思考、组织、协调并处理好该系统各部门之间以及部门内部人与人之间的各种关系。

第三章 中国现代产房

第一节 产房硬件设施

◎ 胡灵群

1. 家化单间产房

如图0－1。

（1）三产程一体化、有单独卫生间淋浴设施、允许不超过 3 人陪客陪同的家化单间产房。以适应当今提倡的人文关怀、保护个人隐私、避免院内交叉感染等，迎合文化、文明、医疗的需要。

（2）有条件改建的产房，应尽早制定改建计划，满足这一需要。

（3）没有改建条件的产房，必须尽可能满足个人隐私和避免院内交叉感染。

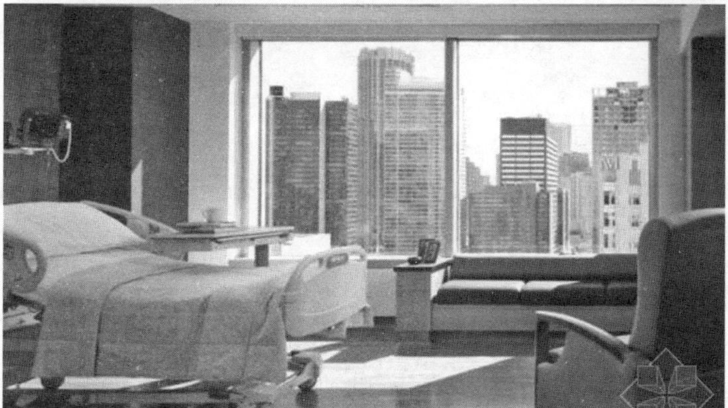

图0－1 单间产房

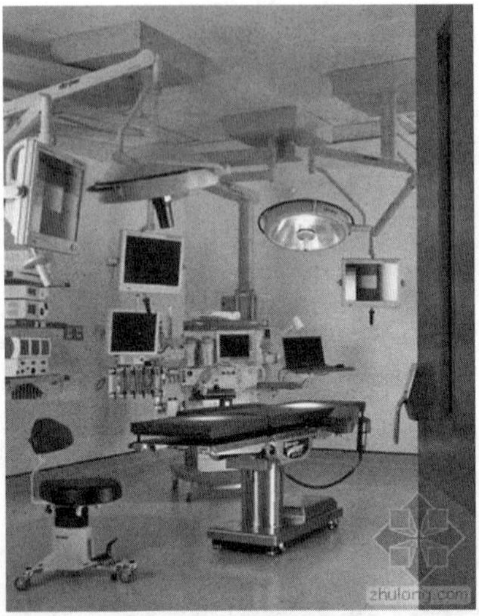

图0－2　产科手术室一角

2. 产科手术中心

产房必须具有应付不测事件的运作机制，完成5分钟即刻剖宫产。

（1）新建产房过渡到产房手术室一体化，整合医疗资源，有利于产科麻醉作为现代产房的一个组成部分，从而实现产房安全的飞跃发展（图0－2）。

（2）想尽一切办法满足至少一间在产房区域的即刻剖宫产手术室。

（3）没有条件的地方，必须具有适合麻醉—产科—护理等一应俱全的产床边即刻剖宫产所需的、可移动手术麻醉器械和设备。包括麻醉工作台/车（含药品、器械等）。

3. 重危监护管理（ICU）

建立起以三级医疗机构的成人ICU和三类A级医院NICU为中心的患者转运和会诊制度和流程。

4. 仪器设备配置

（1）母亲血流动力学监护设备，保证循环—通气—氧合三大基本监护。

（2）胎心宫缩监护记录设备，满足高危产妇的实时监护。

（3）产房手术室全套（不低于常规手术室配置）。

（4）移动超声设备、常规产钳和胎吸器械包、剖宫产器械包、子宫全切器械包。

（5）困难气道车、分娩镇痛车。

（6）新生儿常规处理包、新生儿复苏包。

（7）产房多学科、多层次的信息交换系统（比如，无痛分娩中国行的苗圃系统），以及传呼通信系统。

（8）产后大出血抢救设备：①管道车（周围静脉、中心静脉、肺动脉导管等）。②加压加热输血设备（Hotline，Level One，Belmont ® Rapid Infuser）。③加热毯。④产房存储有 2～4 单位 O 型 Rh（－）血的冷藏冰箱。⑤建立自体血回收装置，减少高危产后大出血产妇的异体输血。

第二节 多学科团队医疗体系

◎ 胡灵群

1. 医护人员

（1）产科医师 24 小时进驻产房。

（2）麻醉医师 24 小时进驻产房/值班。

（3）新生儿医师 24 小时医院值班。

（4）助产士 24 小时值班。

（5）产房/手术室护士配备。

（6）ICU 人员根据情况配备。

2. 团队医疗

（1）职业规范—工作条例：各专业采用职业规范和工作条例。包括交接班、查房、操作前准备等。个人必须严格执行条例，杜绝跨越权限。条例落实到医疗质量控制和奖惩制度中。杜绝医疗事故苗头。

（2）医疗等级制度：严格实行下级服从上级医师、会诊医师服从主管医师、护士服从医师的医疗等级制度。对临床处理有困惑、疑虑的，必须沟通解决，严禁采取各种形式（比如故意拖延等）的拒绝执行医嘱事件。不同意见不能及时解决的，执行后在医院医务科备案，或按下述的医疗纠纷备案制处理。类似反复出现的事件，充分利用集体的智慧，通过继续教育或院外资源解决困惑。

(3) 产房信息交流体系：

① 产房集体交班制：一天二次早晚班交班。

② 信息交流平台：产房指定区域，产妇信息多学科更新。从目前的黑板等手写形式，过渡到类似“无痛分娩中国行”的“苗圃系统”计算机结构化病案系统。避免团队医疗中信息交流不畅这一致命的问题。

(4) 产房警报系统：产房的细则都是多学科的。尤其是下面细则中的5分钟即刻剖宫产细则、产后大出血抢救细则、产妇心搏骤停复苏细则、胎儿宫内窘迫复苏细则、肩难产细则，随时随刻依赖警报系统。根据当地资源，可以通过手机、专用产房其他无线通信、产房广播、声光控制系统实现。并且，需要对设备工作状态、电池、灾难等一系列不确定因素的考量，采用双系统、备用系统、交接班后的通信常规测试。

3. 临床细则

针对所有产科—麻醉—新生儿—助产专业，详见第一篇第六章和第二篇第二章。

1) 紧急事件

(1) 5分钟即刻剖宫产细则。

(2) 产后大出血抢救细则。

(3) 产妇心搏骤停复苏细则。

(4) 胎儿宫内窘迫复苏细则。

(5) 肩难产细则。

(6) 产后清宫术细则。

2) 产程停滞

(1) 剖宫产分级实施细则。

（2）胎头吸引术细则。

（3）产钳术实施细则。

（4）会阴侧切实施细则。

3）高危产妇

（1）高危产妇多学科会诊/门诊细则。

（2）瘢痕子宫试产细则。

（3）妊娠期高血压综合征分娩细则。

（4）外倒转术细则。

（5）子宫环扎术细则。

4）麻醉镇痛

（1）椎管内分娩镇痛实施细则。

（2）剖宫产麻醉细则。

（3）产房操作麻醉细则（外倒转、环扎、产钳、侧切、清宫等）。

5）新生儿科

见图0－3

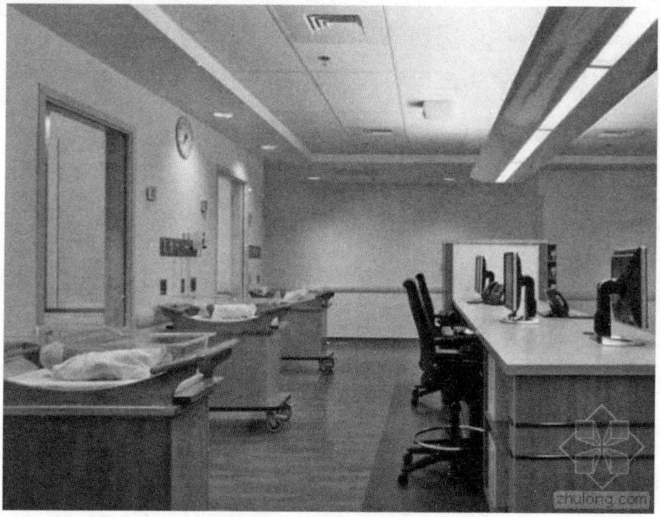

图0－3　新生儿中心

（1）新生儿常规处理细则。

（2）新生儿窒息复苏细则。

第三节　医疗自我完善体系

◎ 胡灵群

1. 产后随访制

跟踪产妇的满意度、并发症等，并及时亡羊补牢。详见第一章相关部分。

2. 报表分析制

产房各种报表的定期分析，监测主要临床指标的趋势，及时调整临床规范，宏观控制临床结局。其中包括新实施细则的执行力度监测。

3. 医疗质量控制委员会

是以母婴结局和医疗纠纷为线索的，对事不对人的、多学科的、以杜绝类似事件及其事故苗头再发生为目标的，以改进患者满意度、减少并发症和死亡率、提高效率为宗旨的医疗管理体系。

4. 并发症死亡病例讨论制

是医疗质量控制委员会主持的、定期（每月）进行的对产房内死亡率、并发症率的讨论。用实例让团队成员共同吸取经验教训，而不是针对当事人的。

5. 医疗赔偿共同负责制

建议建立医疗纠纷赔偿医院、科室、个人共同负责制，从制度上鼓励规范医疗，鼓励遵守不伤害患者的医德准则。对于遵守规范而造成的意外医疗事件，按具体情况减免个人赔偿。充分了解任何医疗介入的两面性，鼓励按循证医学为主导的、权衡利弊的医疗思维，提倡用最小的代价（包括费用、时间、毒副反应等）换取最大医疗效应的医疗效率模式，走出商业效益模式的怪圈。

6. 医疗纠纷备案制

对出现的意外医疗事件，实行 24 小时内向院内专人或医院委托律师自报的制度。为鼓励当事人自报，该制度独立于医疗质控委员会之外，享有绝对的医疗保密、不和奖金挂钩等一系列措施。其目的是系统、妥善处理医疗赔偿，帮助医院完善应对医闹、医暴的能力，保护医护人员人身安全，避免不必要的人员、财产损失，维护正常医疗秩序。

7. 专项技术培训演练制

提倡以改善临床结局为最终目的的医学继续教育，以防浪费有限的资源。临床结局总体包括：并发症、死亡率、医疗效率（床位周转率、入住 ICU 时间、住院时间等）、病人满意度。根据教学的内容，常用有效的教学方法有：模拟人培训、教学演练、疑难病例讨论、集体查房、床边实时教学、讲习班等。专项技术培训演练是临床细则贯彻执行的一个必须步骤。

第四节　现代产房构思与实践

◎ 胡灵群

2015 年是中国现代产房年。

问 1：为什么会有产痛？

答：当出现规律性腹痛——产痛时，是在告诉孕妇（和不清楚自己已怀孕的妇女)一个信号:临产了,需要去找一个安全的地方来生下下一代。如今,这一点依然重要。知道自己怀孕的孕妇,明白这是临产开始的信号,是决定该上医院还是找接生婆的时候了。不知道自己怀孕的妇女,肚子痛上医院也是天经地义的事。国人可能不能够理解,美国确有不少妇女并不知道自己怀孕了,因为腹痛到了医院急诊室,才知道自己就要生小孩了。这是美国公共卫生的一大问题。

问 2:什么是安全生孩子的地方?

答:产房！世界卫生组织,中国政府,中国扶贫基金会自 1989 年起,通过“母婴平安 120”项目,让 99% 的中国母亲去医院生孩子,使得中国围产期母亲死亡率从当时的 96/100 000,到了 2012 年的 24.5/100 000,取得了举世瞩目的进步。毫无疑问,医院产房对中国产妇来说是最安全的地方。

问 3:什么是最安全的产房?

答:现代产房。

问 4:现代产房的中心思想是什么?

答:现代产房的中心思想就是现代医学的中心思想,即以患者为中心,也可以解读为以患者的安全和满意为第一。这是很多医院的宗旨。

问 5:什么是现代产房?和现行产房有什么不一样?为什么产科麻醉需要 24 小时进驻产房?

答:简单地说,现代产房 = 现行产房 + 产科手术中心,按 ICU 方式管理生命体征的地方。医护人员在那里管理患者的心跳、呼吸、血压、体温、疼痛以及出现的多脏器功能障碍。产房,是一个涉及两条生命,管理着两套生命体征,需要多学科(产科、产科麻醉、新生儿科)、多部门(实验室、血库、药剂科)全力合作的地方。

像传统产房一样,管理产妇产科问题的依然是产科医师和助产士们。而管理母婴生命体征和各种产科器械、手术分娩以及抢救危急重症孕产妇的任务则落到了产科麻醉这个新兴的麻醉亚专业。产科麻醉在实际临床工作中,已经成为这个特殊 ICU 里保驾护航的角色,成为除生小孩以外解决其他临床问题的专家。他们参与各种高危孕产妇的各项临床处理，从心血管患者、子痫前期、出凝血障碍、产科出血、心肺肝肾衰竭到难产乃至新生儿抢救。从美国产科死亡人数比例中可以看出，和产科麻醉有关的产科死亡率已从20世纪80年代末的第6位退居到2011年的第10位，还使得和产科麻醉密切相关的产科出血、妊娠合并心脏病、妊娠期高血压疾病死亡率下降，在20世纪末，产后出血有史以来第一次不再成为美国产科的头号死因。2011年再次统计时，它已经进一步退居到了第4位。同样也使得大于死亡率50倍的严重产科并发症降低了。从石家庄研究的数据看到了可能还降低了早期新生儿死亡率。

产科麻醉进产房，不但能让人类世世代代沿袭下来的分娩疼痛（也是一个生命指标）不再折磨准妈妈，而且还兼有ICU的异曲同工作用，为减少产科死亡率和并发症率做出了卓越的贡献，成为人类医学史上的又一个丰碑。

问6：现代产房有专门的定义吗？

答：《致产房："中美联合公报"开启中国产房现代化进程》一文中，详细介绍了中美两国关于这方面的内容。

问7：从硬件角度，需要怎么样的设计和设备来满足现代产房的要求？

答：现代产房需要能够满足如下条件：

（1）具有应付紧急事件，能够保证在5分钟内分娩胎儿的能力。无论母亲心脏骤停还是急性胎儿窘迫，都需要这一基本功能。硬件是实现这一功能的根本保证。

- 建立和医院中心手术室具有一样装备的产房手术室，并且整合成产房预检、择期剖宫产、麻醉复苏室为一体的产科手术中心，成为现代产房的关键部分。

- 周密巧妙的产房设计，以保证办公室/休息室→产房→手术室路线最短，足够的产房和手术室门宽（保证整个产床的进出）、各种抢救设备就近可得。

- 急诊科、新生儿科监护病房、麻醉复苏室/外科 ICU 的有机整合。

（2） 产科麻醉24小时进驻产房，剖宫产麻醉和分娩镇痛的人力资源一体化体系，并具有一系列专用的抢救产后大出血的设备（包括产房专用储血冰箱、加温加压输血器）、产科器械、有创监测设备。

（3） 多学科实时产房信息交流系统，保证信息传输不留死角。

（4） 传统产房合二为一、三产程一体的家化产房，体现人文关怀、保护个人隐私、避免院内交叉感染等。

（5） 足够宽敞的走廊，以适应三产程一体化产床在即刻剖宫产时的产妇转运。

问8：医院正在建造新产房，能不能举个实际的例子说明现代产房的布局？

答：下面是2007年新西北大学普伦蒂斯妇女医院的产房平面图（图0－4（左））。其特点是：

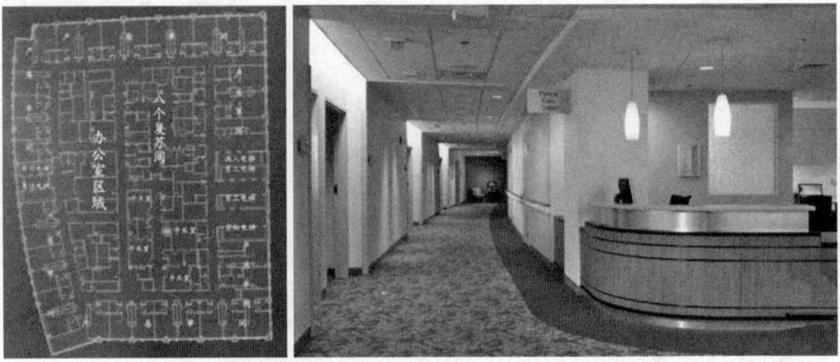

图0－4　现代产房平面图（左）走廊（右）示例

（1） 周边36个家化三产程一体化产房，保证有采光窗户。

（2） 中心走廊（图0－4（右））一侧是办公区，一侧是4个标准手术间（一间每天24小时待命即刻剖宫产专用）基本满足办公室—产房—手术室的总距离最短。

（3）产科手术中心配有 8 个麻醉复苏室兼择期手术准备间。

（4）内设新生儿科和急诊科专用直达电梯(专用人员刷卡后激活)。

问 9:万一出现胎儿宫内窘迫,产房医护人员如何应对?

答:普伦蒂斯妇女医院产房的设计十分合理,手术室、产科和麻醉科办公室并排在楼层的中心位置,产房围绕这个中心分布,以保证产妇在产房待产和分娩的过程中出现紧急情况时,医师可以以最快的速度到达产房,也保证了万一产妇需要即刻剖宫产,可在最短时间内转运产妇到手术室手术,以满足 5 分钟内产出胎儿的要求。

24 小时待命的即刻剖宫产手术间,所有无菌手术器械全部到位,器械护士一接到警报,可立即打开手术器械。麻醉部每天交接班后,有专人检查麻醉机、监护仪、吸引器、全麻气管插管器械和导管,全麻诱导用的硫喷妥钠/丙泊酚、琥珀胆碱、预防胃内容反流的药物,针头、注射器及标签,硬膜外麻醉使用的 3% 氯普鲁卡因等一应俱全,以保证应对产科紧急情况。

当产房中母婴出现紧急情况,护士在产房中按下警报按钮,医院通信警报系统将向所有产科、麻醉科、新生儿科及手术护士的值班手机同时发出警报以及所在位置。新生儿科医师、手术护士、一组麻醉医师直接进紧急手术间,另一组麻醉医师、产科医师和产科护士直奔产房,将患者转运到手术间。在转运过程中,有硬膜外置管的分娩镇痛产妇,麻醉医师在完成手术剂量局麻药注射的同时,会向手术室的麻醉主治医师通过手机报告患者信息。患者转运上手术台,巡回和产科护士直接用消毒液泼洒在手术部位、协助洗完手的产科医师铺巾、简短的手术前叫停。麻醉小组在放监护的同时,立即进行阻滞平面评估,决定是否需要立即改全麻插管。麻醉主治医师宣布麻醉完成后,产科医师开始切皮,一分钟内将胎儿娩出,并转移到已经准备就绪的新生儿组,再进行腹部切口止血缝合。详见第一篇第三章相关内容。

问 10:产房、预检、急诊的通道是如何衔接的(图 0－5)?

答:医院的设计考虑到院外急诊、急产的情况。图 0－5 左图是医院

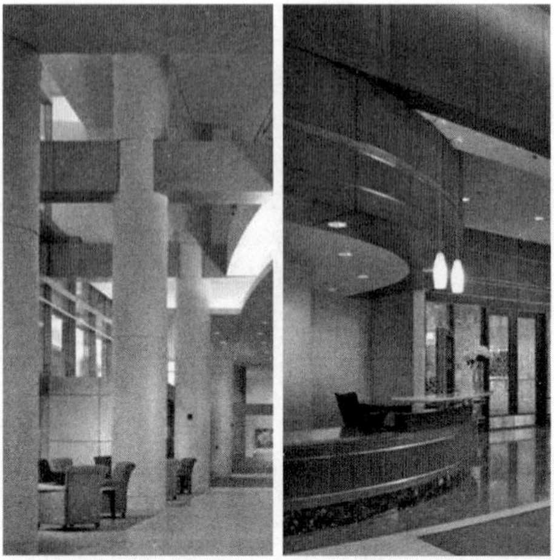

图 0－5　医院孕产妇通道设计

孕产妇入院通道。进入医院马上有人进行安全检查(图 0－5 右图)然后进入预检中心。遇到紧急情况走另一侧(照片没有显示)。这类产妇可以直接从三部紧急患者专用电梯入口,用医护人员工作牌扫描后,快速启动医疗急需键,直接进入专用电梯,到达产房产科手术中心,由接到紧急呼叫的产房产科医师分检,确定进手术室还是单间家化产房。

问 11:产后大出血除需要常规的静脉留置针、输液管、盐水以外,还需要哪些东西?

答:产后大出血抢救设备除了常规输液用具外,需要一系列加热保温输血器、中心静脉置管等设备和器械、耗材。下面是西北大学普伦蒂斯妇女医院产房的装备。

(1) 管道车(周围静脉、中心静脉、肺动脉导管等)。

(2) 加压加热输血设备(Hotline,Level One,Belmont ® Rapid Infuser)。

(3) 加热毯。

(4) 产房冷藏冰箱存储有 2～4 单位 O 型 Rh(－)血。

(5) 自体血回收装置:流动血库冰箱(图 0－6)在断电源时能够警报以保证供电制冷。类似储备 O 型 Rh(－)血冷藏箱,还具有开门后血库能即刻自动收到报

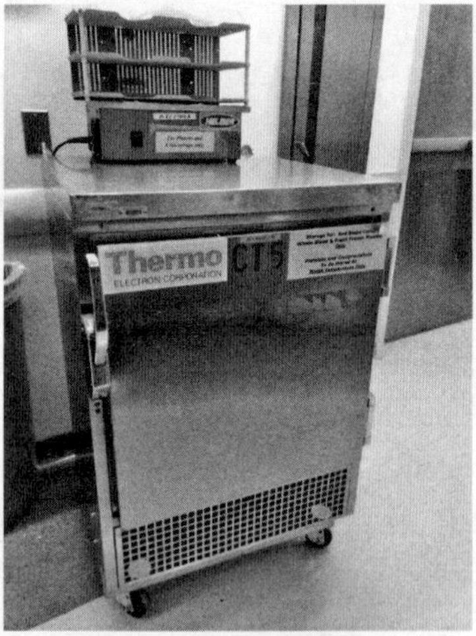

图 0－6　流动血库冰箱
(供特定产后大出血患者专用)

警、得知产房已经进入紧急状态的功能,时刻准备联络和启动大输血程序。

问 12:产科麻醉对产后出血救治的作用是什么?他们能干什么事?

答:美国产科大出血死亡终于在跨入 21 世纪后从死亡原因排行榜上的首位降到了第 2 位,2011 年美国疾病防治中心报告中,已经降到了第 4 位。美国产科麻醉的发展起到了极其重要的作用。产科出血不外乎外科性出血和内科性出血,产科和产科麻醉共同承担起出血的诊治。产科麻醉医师知识、技能、职责决定了他们在这一问题的作用。以西北大学普伦蒂斯妇女医院产房为例,配备了 Belmont®,能达到每分钟 500 ~ 1 000 mL 全自动恒温的输液输血器,为救治产科大出血打下了坚实的基础。它们的一整套管理系统包括:

(1) 指定配血备血输血指南,采用血交叉备血(typing & crossmatching)、血定型抗体预检(typing & screening)和血标本血库备案(drawn & hold)三级配血备血方案,缩短临床紧急情况下血液检测上的时间。

(2) 24 小时不间断储藏在产房手术室冰箱的 O 型 Rh(-)血液。

(3) 保证患者的安全和最大限度地不浪费血库资源。针对产科大出血抢救过程中普遍存在的配血跟不上用血的问题,专门设定了只能由麻醉主治医师全权启动的大出血输血程序(massive blood transfusion protocol)。一旦出现产后大出血患者,流程启动,血库会送一个流动血库(血液专用冰箱)到指定地点,不停地输送与该患者相匹配的血液制品,直到喊停。变“要血—配血—送血—输血”的传统模式为“送血—输血”的超短模式,在大出血的抢救中,血源不再成为瓶颈,赢得了时间,提高了效率。

(4) 开展自体回收输血,节省血源。

(5) 针对医护人员对出血量的估算不准、延误出血患者的治疗问题,专设了计算机教育课程和产科相关科室的现场教育,普及称重法,每两年复试。在每天的临床实践中,强制性报告阴道出血量超过 500 mL、剖宫产出血量超过 1 000 mL 的患者,作为产后大出血临床细则中的一个重要组成部分。

（6）全面实行产后大出血多学科临床实施细则。

产科麻醉部必须过问和介入诊治过程。对于前置胎盘伴有植入的产妇，根据胎盘的位置和植入深度，产前由产科会同麻醉科、护士、放射介入科，制定生产途径、分娩地点（极为严重的植入性前置胎盘会安排到具有人工心肺泵和麻醉人员集中的西北纪念医院大手术室）、避免紧急子宫切除和信息不流畅导致的不良后果，预见—预防—应急，各个环节紧扣。

问13：三产程一体家化产房除了一般产房的功能外，还有哪些其他辅助功能？

答：家庭式产房综合了“家”的温馨和产房的功能，包括：

（1）适合三个产程的产床。

（2）产科、麻醉、新生儿各科的可满足母婴各种需要的操作空间、仪器设备、药物耗材一应俱全，包括可无线胎心监测的母婴一体监测仪。

（3）家属陪伴、休息床椅、家庭共享娱乐音乐、无线上网、保险箱等。

问14：多学科、大量的仪器设备在产房是否造成混乱，或随意挪动，造成管理上的困难？

答：确实存在各种问题。除了上述仪器设备外，还有：

（1）母亲血流动力学监护设备。

（2）胎心宫缩监护记录设备。

（3）产房手术室全套器械（常规产钳胎吸、剖宫产器械包、子宫全切器械包）。

（4）移动超声设备。

（5）困难气道车、分娩镇痛车。

（6）新生儿常规处理包、新生儿复苏包。

（7）心肺复苏车。

（8）自动药房。

这些设备通用的办法是模块管理、专人管理、定期清单，从而保证这些器械设备的正常工作。

问 15：美国产科麻醉同仁的麻醉柜里配有些什么物品？

答：以下是美国西北大学同行们的产房麻醉柜清单。

美国西北大学普伦蒂斯妇女医院产房麻醉柜清单

A. 局麻药盒内含有：	B. 器械、消耗品、控制药品：
0.5% 丁哌卡因（布比卡因）* 30 mL	**静脉通道**
0.25% 布比卡因 30 mL	氯碱消毒棉签
3% 氯普鲁卡因 30 mL	注射器标签
2% 氯普鲁卡因 30 mL	胶带
2% 利多卡因 10 mL	注射器，针头，过滤针
1.5% 利多卡因 20 mL	输血/输液器
1% 利多卡因 30 mL	0.9% 生理盐水 1 000 mL
1% 利多卡因 2 mL	静脉留置针 16#，18#，20#
去氧肾上腺素（新福林）（100 μg/mL）5 mL	**气道用品**
麻黄碱（5 mg/mL）10 mL	面罩/复苏气囊
阿托品 0.4 mg/mL	气管导管 7 号
肾上腺素 1 mg（1∶1 000）/ 1 mL	喉罩 3 号
碳酸氢钠 50 mmol/ 50 mL	直接喉镜
纳布啡 10 mg/mL	**椎管内镇痛用品**
纳洛酮 0.4 mg/mL	一次性硬膜外包
生理盐水注射器 10 mL	笔尖式腰穿针
甲氧氯普胺（胃复安）5 mg/mL	一次性手套
法莫替丁 10 mg/mL	镇痛泵专用输液管
枸橼酸合剂 30 mL	胶粘剂喷涂
昂丹司琼（恩丹西酮）2 mg/mL	**控制药品**
硝酸甘油 5 mg/mL	预配 0.0625% 布比卡因 + 2 μg / mL 镇痛液（100 mL）
丙泊酚（异丙酚）200 mg	芬太尼（控制药品）

* 丁哌卡因，又称布比卡因。考虑到麻醉科及麻醉医师实际工作中普遍使用布比卡因，故本书采用布比卡因这一名词。

问 16：产房里的团队除了传统上的助产士和产科医师以外，还需要包括哪些医师？

答：应该还有麻醉医师和新生儿科医师。前者应该 24 小时驻扎在产房里，负责解决包括产痛在内的所有产妇的生命体征，从而解决产科领域的危急重症这个重大难题。新生儿科医师应该是 24 小时在医院值班。这并不意味着产房的主人们没事可干，而是让他们更专注于自己拿手的知识和技能，把自己的事做得更极致。

从起源来看，其实全部来自产科或产房，更确切地说是围绕着产妇这个主题。产科麻醉的先驱是英国产科医师 James Young Simpson，新生儿科的先驱是美国哥伦比亚大学产科麻醉医师 Virginia Apgar。随着医学的发展，新兴亚专科不断地出现，这是时代发展的趋势。

问 17：现代产房其他人员都基本可以解决，只需要合理安置就行，最难的是麻醉进产房一事。我们怎样才能养活这些麻醉医师从而让他们安心在产房工作？

答：每个国家的医疗体系都有这样和那样的问题，归根结底是因为医疗必须不能和商品等同，但又不能亏钱。寻找一个平衡点是件非常困难的事。

值得欣慰的是，在中国，麻醉 24 小时进驻产房并不存在这一问题。根据“中国行”温州医科大学第二附属医院的自然临床试验发现，分娩镇痛在 50% 以后，整个麻醉部分的收益可以养活 7 名麻醉医师（包括工资、奖金、福利），而实际上仅需要 4 名麻醉医师（当时他们采用 3 名）。同期产科相关科室和全院效益分别增加到了 82% 和 32%，成为医院的大赢家。与此同时，手术有关的收益却明显下降了，产妇平均支付也减少了，从而出现了非常难得的多赢模式。不仅如此，从 2014 年武汉中国母胎医学会议上也传出消息：石家庄妇产医院年平均产妇医疗赔偿费用下降了近 90%。

我们必须清楚地认识到，这一切都需要 50% 的规模效益，从 0 到 50% 的运作中有很多的行政工作需要落实。河北省威县人民医院，仅用了 8 个月时间就完成了年分娩量近万人的 80% 的分娩镇痛率，让世人刮目相看。

安心在产房工作当然还包括专业技能的发展。产科麻醉是多学科知识技能的融合。自身的发展会随着麻醉医师对产科麻醉实际工作的深入了解而发展，通过发现很多未知问题来开拓完善自己的专业特长。从系统运作上，西北大学采用了双学科特长的办法，从事产科麻醉专业的人员兼有其他亚专业特长。在中国现阶段，可以让有其他专业特长并对产科麻醉有兴趣的麻醉医师来兼任。

问 18：如果很多产妇同时要求分娩镇痛，一个人无法应对怎么办？万一打不进硬膜外怎么办？

答：为了尽快尽可能地减轻产妇痛苦，麻醉组采取了一系列临床和行政措施，使得凡事在先、后续方案在握。

产妇一到产房，马上采集病史、体检，确定是否还需要凝血功能等额外实验室的检测，并签署患者知情同意书。只要产妇要求、产程已经启动、没有禁忌证，不管宫口开多少，立刻开始分娩镇痛。常规尽量采用腰硬联合镇痛，让产妇在成功硬膜外置管后 5 分钟左右镇痛，而不是等上 20 多分钟的单纯硬膜外镇痛。

如果同时出现多个分娩镇痛的，在要求分娩镇痛后 30 分钟内完成不了的，可请其他医师或上级医师协助。产科护士也可越级找麻醉主治医师，要求他们亲自操作。住院医师在 3 次进针不能解决问题的情况下，必须报告上级医师。更为重要的是，必须给有可能转为剖宫产的产妇先做，以避免不必要的气道和全麻操作等问题。这种纵向的、上下级配合制度贯穿于日常临床事务中。

问 19：多学科、多人在一个产房里，会不会出现太多的扯皮问题？出现意见分歧时，到底该听谁的？

答：如果没有明确的职责范围，没有明确的分工负责、规章制度和临床流程，扯皮是难免的。已经证明采用以往的模式，根本无法适应产房内变化多和变化快的需要。在紧急情况下,比如需要实施濒死期剖宫产或即刻剖宫产时,如果没有团队的配合,将比登天还要难。

如何面对恶劣的医疗环境,建立一个目标明确、团队合作并能改善临床结局的现代化产房体系是摆在大家面前的重大课题。

首先,各专业必须有非常明确的职责,各种规范细则必须兼顾发挥各学科的专长,经过多学科共同讨论决定。遇到意见分歧时,遵循以病人为中心的目标来进行思维,一切便可迎刃而解。事后,针对出现的问题或漏洞,根据需要,完善已有的细则或制定新的细则。

“中国行”希望把美国同行制定的这些医疗文件与中国的实际情况相结合,从而给国内同行提供一整套的产房“软件”系统,让大家有个更高的“制高点”,从而加快中国产房现代化的进程。

问 20:现代产房会出现什么问题或者副作用?

答:多学科产房运作或者说现代产房运作中一个反复出现的问题就是信息交流不畅问题,经常出现脱节,造成产妇临床险情。对 2011 年美国产科医疗诉讼案分析发现[White, AA et al:(2005). Cause and effect analysis of closed claims in obstetrics and gynecology. Obstetrics & Gynecology, 105(5, Part 1), 1031 - 1038],最常见的三大原因依次为:诊断、治疗、信息交流不畅。

交流不通畅是可以避免的,团队培训结果也证明了这一点。经培训后,产妇的临床结局得以改善[Nielsen, PE, et al (2007). Effects of teamwork training on adverse outcomes and process of care in labor and delivery: a randomized controlled trial. *Obstetrics & Gynecology*, 109(1), 48 - 55.]。

上面只是 2 个例子。如果通过谷歌学术搜寻“miscommunication in labor and delivery”会出现 110 000 条结果。在设计、建造现代产房中,切忌忘了前人的经验教训,对这一问题要有足够的重视。

问 21:在 5 分钟即刻剖宫产,胎儿宫内复苏的实践中发现,最慢、最难解决的问题是医护人员的到位,怎样解决这一问题?能介绍一下美国医院的信息系统吗?

答:在美国法律诉讼中所占比例极高的产房医疗纠纷和产科麻醉并发症引起产妇死亡的原因中,对产妇病史了解不详细是一个很突出的问题,在多学科的大产房这一问题就更为严峻。医院充分认识到了这一问题后,投入了大量的人力和物力来保证信息的顺畅。以下是西北大学普伦蒂斯妇女医院产房的通信系统:

(1) 医院的传呼电话系统:产房使用3套电话系统。

- 医院座机电话供日常事务。
- 医院有线紧急红色电话系统是医院普通电话障碍后供医疗紧急情况用。
- 产房专用手机配备快速反馈功能。

产房专用手机是专机专用,以工作的职责配备,产科麻醉镇痛主治、产科麻醉手术主治、麻醉住院总管、麻醉住院2、3、4,麻醉护士、麻醉研究护士、麻醉技术员等麻醉的一组手机,还有其他专业的几组手机。手机配备快速反馈功能可供各手机持有者在接收到紧急警报后,使用单键回复系统:"收到信息",这便于指导今后工作和职责的安排。手机系统还在没有手机回应的情况下,自动搜寻上一级手机,确保有人接电话,传递信息。

(2) 所有医师有传统的私人BB机和专项值班BB机,麻醉气道、手术主治、麻醉镇痛主治等都有专项BB机,以便管理。

(3) QC系统:是一个医院内网的产房患者信息系统,包括患者姓名、房间、护士姓名、护士的电话、产科医师、产程、宫口、先露、胎位、羊膜、羊水、麻醉镇痛状态、产科特殊情况等信息资料,还有产妇的胎心和宫缩动态图。这些在所有办公室,从预检室到待产分娩室、手术室的计算机荧幕上,并在所有的办公室有多个大屏幕显示。在一个多学科的临床团队中,信息的动态传送是一个必不可少的环节,这个系统节省很多环节。

(4) 碰头会:每天有两次产科、麻醉、护士的碰头会,保证各个级别的医护人员纵横各方,没有信息盲点。

总之,过去的、现在的、新的、滚动的信息的获得和传送,有助于制定全面完整的计划,简单地说,把急诊变成“择期”,充分体现了预见性医学模式。

“无痛分娩中国行”综合了上述各种系统,开发了云盘“苗圃系统”,让国人领悟全方位信息交流的重要性。

(5) 从各“中国行”站点的实施过程中,这一问题在各个“中国行”站点的实施过程中都比较突出。也有的只是因为在传统产房的小空间里,这个问题还没有凸显出来。在美国的大多数医院产房里,都采用一键或/和一号制来解决这个问题。

每个家化产房里都有一个红色警报钮,一按便会让值班的、各学科的专职人员收到一个短信:×××号产房,Emergency 或 Assessment。

西北大学医院还用一号制(55555),通知全院紧急抢救小组。专用 BB 机上会显示:×××号病房,×××事。

问 22:对“中国行”的“产房苗圃系统”一直比较好奇,这个系统对中国产房现代化建设会有什么帮助?

答:在问 21 中已提到了产房通信设备,它们不仅是交流中快捷的一部分,还需要完整的、正式的、一整套的医疗记录,包括病历记录、产程记录、实验室报告、麻醉记录、产后随访记录、医疗质控记录等,并且兼有产房一览表、产房预警、病历的简要实时显示功能,包括患者的姓名、房间、护士姓名、护士的电话、产科医师、产程、宫口、先露、胎位、羊膜、羊水、麻醉镇痛状态、产科特殊情况等一系列信息,还有产妇的胎心和宫缩动态图。这些信息从预检室到待产分娩室、手术室的计算机荧幕上以及所有的办公室里的多个 50 英寸平板显示器上都能实时显示。

在美国的医疗法律诉讼中,对产妇病史了解得不详细是一个很突出的问题,而电子病历查阅不方便也是一个事实。让患者的主要病史、实验室数据实时显示,则解决了这一系统问题,并且也充分利用了电子病历的优势。除此以外,每天还有两次产科、麻醉科、护士的碰头会,从而保证各个级别的医护人员纵横各方面都没有信息盲点。

"中国行"的"产房苗圃系统"是综合了现有西北大学普伦蒂斯妇女医院产房的多项系统,自主研发的,意在给国人一个"眼见为实"的感受。

问 23: 西北大学普伦蒂斯妇女医院的质量控制是如何进行的?

答: 主要由患者随访制 + 高危患者抽查制 + 死亡/并发症患者讨论制组成。

(1) 患者随访制:每天都有住院医师去病房随访,了解产科患者麻醉后的感受和神经系统并发症,以便及时发现能够解决的紧急情况,不延误临床介入的时机,如血肿、中枢神经系统感染等;对普通的周围神经麻痹,明确诊断,寻求康复医师的会诊和恢复;对常见的头痛,进行严格的诊断和鉴别诊断,如果诊断为硬膜穿破后头痛的,则实施规范化处理。

(2) 高危患者抽查制:医院质量控制委员会在既往的质控中,经统计发现 70 岁以上、急诊、体外循环、人工低体温、人工控制性低血压、特殊体位等患者容易出现问题。专责人员会仔细查看这类患者病历,如果发现和麻醉有关的问题,那么会让相关人员书面陈述当时的经历,委员会综合了具体情况后,会把所涉及的临床问题归纳成大多数同行会认同、一半人会认同和大多数不认同三种情况,其中后两种情况会在医院和科室主任处备案,多发性事件会影响到相关人员的医院行医许可。

(3) 死亡/并发症讨论制:科内每两个月一次死亡和并发症大讨论,将问题全面展开,以期教育大家,防止再次发生类似事件。如果是系统问题或系统规范可以解决的,相关人员会组成临时委员会,制定相应的措施,并且以行政手段贯彻执行。一切本着解决问题为目的,这些病例中的当事医护人员实行匿名制。

问 24: 出现新的临床细则,医院是如何操作的?

答: 产房有专职的护理教学主管护士,负责新员工的培训和新临床细则的教育,并帮助实施和监控。对新临床细则,通过专人专项负责制和国人的经济利益挂钩法来实施。

一些需要反复加强的项目,比如产科大出血细则,每隔两年就需要重新考核一次。

问 25:西北大学纪念医院是如何应对医疗诉讼(risk management)问题的?

答:减少医疗诉讼也开始采用“预见性模式”。鼓励自报意外的临床事件,口述具体情况,医院律师记录备案,并展开必要的相关医护人员调查。这个完全独立于质控外的系统,和质量控制委员会互不通气,以保证隐私。医院律师还会具体指导如何应对各种情况,如说话场合、讲话内容、能否讨论等各种细节。医院律师委员会还会分门别类地将这些病例归档,对那些极有可能医疗诉讼的病例,采取针对性的措施,尽一切努力来减少诉讼和赔偿金额。

问 26:经常提到普伦蒂斯妇女医院,能不能大致介绍一下?

答:普伦蒂斯妇女医院作为西北纪念医院集团下的一部分,已在 2007 年 10 月 20 日移至面积 92 903 m^2(1 000 000 平方英尺)的新院址。新院的设计突出了“患者第一”的办院方针,以患者的满意度和医疗安全性为准绳。它是一个专为女性精心设计、极其人性化、极其周到的、美国软硬件最先进的、开创了新纪元的妇女医院(美国的医院通常不包括门诊)。本着一切为患者着想的宗旨,提供最舒适方便的医疗环境,运用全新的医疗设备和技术以及最好的医疗保健专业人员,从孕期保健、产科到妇科和更年期骨健康、乳房外科、整形外科等,为女性所有生命阶段的医疗健康和幸福问题提供最全面最高质量的医疗服务,从而满足她们的特殊需求;院内有礼品店、咖啡馆、24 小时开放的餐厅,还有专门的母乳喂养室和吸奶器;医院的患者图书馆(兼有孕妇学校的功能)提供各种专题讲座、科普和专业图书、视频音频以及模具教学;病房内提供有免费高清大屏幕 LCD 电视、BOSE 音箱、无线上网功能,除各个热门有线电视频道外,还设有专门的常见医疗问题科教片、带有美丽风景画面的音乐频道、

24 小时餐厅的菜谱和点菜频道，为患者营造了一个温馨的、家庭般的、人性化的医疗环境。

院内设有 10 个普通手术间和 30 间单间复苏室，担负着除产科以外的所有各外科专业的手术，2009 年手术量为 6 122 人次。医院的三楼是一个最现代化、能容纳 1 000 人的会议中心。普伦蒂斯妇女医院的产房由 36 个家庭式单间产房和 4 个产科手术室组成。详细的布局在前面已介绍过。

第五节　产科知情同意书

◎ 李成付　蔡贞玉　胡灵群

1. 尊重我的签字权！

大家还记得 2014 年 8 月 10 日，湘潭县妇幼保健医院一名张姓产妇，做完剖宫产手术并产下一子后不幸死亡的事件吧。根据媒体披露的医患双方陈述可以知道事件经过中发生过如下事实：

(1) 胎儿较重，医师建议剖宫产，家属拒绝，后因宫缩过强转剖宫产。

(2) 术中胎儿娩出后即出现产后大出血，护士通知产妇的丈夫赶紧签字，需要输血。

(3) 1 小时后，护士又通知产妇的丈夫赶紧去买止血药。

(4) 上级医院会诊，认同羊水栓塞的诊断，建议切除子宫。患者婆婆因要求生育二胎拒绝切子宫，多方动员近两小时家属方签字，后切下子宫。

(5) 终因抢救无效，死亡。

生命攸关之际，这个知情同意书，耽误了很多宝贵的时间！一条鲜活的生命转瞬即逝！留下刚刚出世、嗷嗷待哺的婴儿和丧失爱妻、悲痛欲绝的丈夫！呜呼哀哉！

再看2007年“孕妇的生死三小时”事件中，孕妇李某某从11月21日16:00～19:25呼吸、心跳停止的全过程：

（1）16:20，医院向患者丈夫肖某某征求是否手术，他认为“不能做手术，做了剖宫手术将来就不能生第二胎了”并签署了“拒绝剖宫手术生孩子，后果自负”的手术知情同意书。

（2）在李某某神志尚清醒的时候，医师曾经征求她的意见，是否同意做剖宫产手术。她摇头，并手指肖某某，示意听从肖某某意见。

（3）17:00，患者血氧饱和度骤降为52%，麻醉科主任实施气管插管辅助呼吸，再次向肖某某交代病情，他仍拒绝手术。

（4）18:24，彩超显示胎死宫内。

（5）19:25，患者最终呼吸、循环衰竭，心跳停止，抢救无效死亡。

该患者是妊娠晚期双侧弥漫性支气管炎合并小叶性肺炎，继发重度肺水肿、急性呼吸窘迫综合征、呼吸循环衰竭。而抢救这类患者的金标准是终止妊娠！又一例因为家属拒绝签字而去的两条生命！呜呼哀哉！

看到这里，你的心情如何呢？痛惜气愤之余我们在想：具有民事行为能力的孕产妇对自己的生命竟没有决定权吗？为什么非要丈夫婆婆来决定呢？虽说这在全国来说可能是个别的特例，但也反映了一个必须面对的问题——如何捍卫广大孕产妇的生命权？如何避免此类事件的再发生？在美国，所有进入产房待产的孕产妇都要提前签好知情同意书，预见风险，防范在前。一旦出现紧急情况便可直接进行手术或者实施任何抢救措施，从而为挽救患者生命争得宝贵的抢救时间，值得国人借鉴。

2. 我需要知道的——手术知情同意书

作为一名患者，有权利知道自己的病情/健康状况，以及医师对自己的病情所采取的相应的治疗手段或手术方案。

患者需要知道医师在产程中有可能实施下列手术：阴道分娩及助产

(产钳术、胎头吸引术、臀位助产以及臀牵引术);剖宫产术;还可能是古典式剖宫产术以及其他具有相关适应证的手术,其中包括子宫切除术等。

问 1:能 100% 保证手术没有风险吗?

答:No! 作为患者,我知道医师所实施的手术并不能 100% 治愈我的疾病,我还知道大多数手术都存在风险,如大出血、血栓形成、感染、过敏反应、器官损伤、心脏病发作、中风甚至死亡。我明白我的医师可能给我输血或血制品(如血小板或血浆等)。我也知道,若我不需要,我也可以拒绝接受输血或血制品。

问 2:在术中,我的医师可以做其他未计划的手术吗?

答:Yes! 作为患者,我明白在我的手术中如果有其他情况发生,我的医师需要加做他们术前未计划的手术,我同意,如果他们认为这些手术是必要的。

问 3:在分娩中或手术中,有麻醉吗?

答:Yes! 我明白我的麻醉医师将为我提供硬膜外或者腰硬联合麻醉做无痛分娩,而且我有能力进行语言表达、自主呼吸和四肢活动;若阴道试产失败,转急诊剖宫产,我的麻醉医师会用上述麻醉技术保证我手术中无痛;若上述麻醉技术不能够满足手术需要,我明白我的麻醉医师将实施全麻技术并行气管插管。

问 4:麻醉或者分娩镇痛有风险吗? 有哪些风险?

答:Yes! 有,腰部穿刺部位出血、感染、脑膜炎、神经损伤、瘫痪、头痛、腰痛、过敏反应、麻醉无效、麻醉知晓、咽喉痛、心搏骤停、卒中甚至死亡。我明白当我发生心跳停止或呼吸骤停时,我的麻醉医师和手术室的相关人员将会竭尽全力挽救我的生命。

问 5:手术中,如果我出现心跳停止或呼吸骤停,我可以要求他们(我的医师)不实施抢救吗?

答:No! 我明白,在手术时,如果我发生意外,我的医师仍将尽全力抢救以挽救我的生命。前面第二个例子中,5 分钟内娩出胎儿是抢救的第一措施。

问 6:产科医师或者麻醉医师是否有必要向患者及家属讨论替代治疗方案或者不同麻醉方法?

答:Yes! 必需的,并要向患者及家属详细说明这些替代治疗方案的优缺点及可能的风险。患者或者家属也表示完全理解并明白不接受任何治疗或者麻醉方案所带来的后果。

问 7:除了签字手术医师与我的讨论外,签字前我还可以详细阅读知情同意书吗?

答:Yes! 肯定的。"我已经详细阅读以上知情同意书并完全理解,我的签字手术医师以及麻醉医师已经解答了我所有提出疑问的问题,我同意签字如下。"

问 8:他人可以代签字吗?

答:Yes! 绝大多数情况下,将由孕妇本人签字,只有当孕妇本人有智障或其他原因不能签字时,将由她的法定委托人、直系亲属或者法院裁决。

问 9:签字有效期多长时间?

答:60 天。

3. 双签字带给人们的法律思考

在中国很多地方,产妇无痛分娩知情同意书需要产妇本人和家属同时签字才有效,大家把它叫做双签字。这个现象看似很平常,然而却给我们带来了一系列的医学伦理和法律合法性的思考。

问 1:让家属同时签字,是针对现在恶劣医疗环境的一大举措,会有什么坏处呢?

答:和谐社会和和谐家庭,是这种双签字假定的前提。也就是说,如果丈夫有谋财害命意图,那么这种双签字对产妇是绝对有害的,在法律上出现了一个非常大的漏洞。假定把上述两个例子中的任何一个丈夫和家属视为存在谋杀嫌疑,那么这一做法就违背了患者本人的意愿。在美国法律比较健全的情况下,医院会因此被起诉。从医学伦理上看,现代医学归根结底需要以患者为中心。任何医疗措施、医疗管理、医疗法规都体现一个至高无上的准则:“不伤害患者”。双签字的做法,显然是对一名完全有自主能力个体的伤害,是对女性的不公和歧视。

何况,这种双签字做法已经出现了很多潜在的法律效力问题。河南洛阳出现过一例因丈夫拒绝签署分娩镇痛知情同意书,产妇自己转而签署了剖宫产知情同意书(只需要单签字),实施了剖宫产分娩。试想,如果这位患者,最后出现了并发症,谁将是承担起这一事件的责任方?

问 2:在患者情况变化,或全麻意识不清情况下,必须家属签字,才能接受下一步的治疗吗?

答:不需要。在整个医疗诊治过程中,患者签署的知情同意书覆盖了一个完整的临床介入过程。同意书中需要有这一部分内容,也应该有对这一部分内容的陈述。例外的情况可以是,女性患者在有自主能力的当时,对手术过程中的不确定因素,已提前委托其法定委托人。比如,在手术过程中出现了意外发现,没有在本次手术知情同意书上写明的情况,例如术前诊断为胆囊炎,结果手术中却发现了阑尾炎,需要切除阑尾。

问 3:产科患者出现手术中大出血,需要切除子宫挽救其生命,这需要让产妇家属签字吗?

答:不需要。剖宫产出现大出血,需要切除子宫是一个相关手术事件。家属有知情权,但没有决定权。无论是孕产妇还是她们的丈夫、父母亲或者公公婆婆,都必须明白:只有孕产妇自己有权力签字,包括无痛分娩、产钳或者胎头吸引助产、剖宫产、子宫切除、输血以及是否同意做心肺复苏、人工呼吸等。家人是不能在没有授权情况下签字的。除非,产妇清醒时,针对这一问题有过专门的委托。

问 4:我们的知情同意书中,没有具体列上这些并发症,比如,羊水栓塞、心搏骤停等，没有家属的同意，怎么能切除子宫呢？

答：切除子宫是为了保全产妇生命的一个重要治疗措施。当然，在不同文化中，子宫对于一个女性的意义会有不同。然而，对于一个清醒健全的个体，很难理解一位女性愿意以牺牲自己的生命为代价来保全自己的子宫。这是大家共同的认识。一个医疗手段，都有各自的适用范围，就像不能每个人都剖宫产分娩一样，剖宫产只是一个迫不得已的保全母婴安全的次选办法。作为一个家属，在没有获得一个法律授权情况下，还属于法律上的局外人（医护人员和患者是局内人），由于自己利益（不一定是谋财害命，可以是想保留生育功能）驱使，做出一些违反常规的决定。因此，这种局外人不代表患者自己的意愿，也间接导致了上述两个恶性事件的发生。

知情同意书，应该是一个笼统的、涵盖各个方面的、简单的、不超过一页纸的医疗文书。想把所有的并发症罗列出来是不可能的，医学还在不断地发展，很多药物、很多手术的并发症都不是完全清楚。罗列只会驱使上面的恶性事件的发生，也是对患者的不负责任。让患者在短短 5 分钟内，签下需要 30 分钟都不能读完、充斥医学术语的知情同意书，在法律上会受到责疑。

问 5：在第二个例子中，医院有否权力强制性执行医疗措施，挽救产妇的生命？

答：可以。健全法律制度的一个重要方面是，找出法律程序中的各种漏洞，采用一些做法，避免这类事件的再发生。如果此事出现在美国的一家医院，患者是处于昏迷、无自主能力或不能自行签字的状态，又没有预定的法定监护人，医院可以在法院备案后，强制实行有利于患者生命、反映她们自身意愿的决定。在最短时间内娩出胎儿是世界范围公认的、最佳的挽救孕产妇生命的临床举措，需要在 5 分钟内完成。我们的法律程序必须围绕并服务于临床实践，而不是反方向的。“不伤害患者”是这里的核心所在。

合法签字人依次由患者本人、法定委托人、直系亲属、法院裁决担任。若有合并手术，如输卵管结扎术、子宫肌瘤剔除术等，也同样如此。另外，在法院裁决之前，如果两名外科主治医师都认为是不能耽误的急诊手术，可由该两名外科主治医师签字后直接进行手术。这种非患者本人的签字，主管医师还可以通过电话口头知情同意，由证人（如护士，或其他产科/麻醉科医师）和主管医师签字 。

4. 其他问题

问1：除手术医师和麻醉主治医师外，是否还有其他人员参与我的手术？

答：Yes！还分别有产科及麻醉科的住院医师、护士甚至医学生，我明白并同意他们都必须在主治医师的监视下实施任何手术操作。

问2：还需要什么人同时签字吗？

答：Yes！还需要手术签字医师及一名证人（如护士，或其他产科/麻醉科医师）同时签字。

问3：你同意术中输血或血制品吗？

答：Yes！我明白并接受手术中，我的医师可能会给我输血或血制品（在我必要时），是为了防止有可能的大出血所导致的休克、心衰或者死亡。我也完全理解并明白拒绝接受输血或血制品所带来的后果。

问4：输血有风险吗？

答：Yes！除了极不常见的输血反应及急性肺损伤外，医院根据法规竭尽全力筛查并预防所有可能的感染，但这些感染仍然可能发生，包括乙肝、丙肝、艾滋病等。

问5：感染的可能性高吗？

答：No！这些感染都非常罕见。如丙肝（在美国 1/1 600 000）、艾滋病（在美国 1/1 780 000）和乙肝（在美国 1/60 000）。

第四章　无痛分娩中国行

第一节　"无痛分娩中国行"取名记——无痛传奇

◎ 胡灵群,蔡贞玉,唐琳

众所周知,中文有"文言文"和"白话文"之分;英文也不例外,有"书面语"(Written English)和"大白话"(Plain English)之分。在美国,为了使参加临床研究的患者或者受试者能够充分理解并签署知情同意书,文书在规范、严谨的基础上,还应尽量通俗易懂,不超过高中毕业生的英语阅读水平。为此,"局麻药"不能写"局麻药"(Local anesthesia),而是非得写成"在您身体一个小小的部位打上一针让人发麻的药,使您对痛觉不再敏感"不可(creation of insensitivity to pain in a small, local area of the body, usually by injection of numbing drugs)。要把所有的医学术语都转换成这种大白话,绝对是个让撰稿者伤透脑筋的活儿。所以,美国各医学院伦理委员会专门把这些大白话模板列在网上,供大家遵循。

"无痛传奇"始于2006年。计划"无痛分娩中国行"时,我首先想到的是现在美国老百姓都把椎管内分娩镇痛叫作硬膜外(Epidural),虽然还不是百分百的大白话,但大家都知道这个词儿,不然就太"OUT"了。可要直接转成中文,不说中国普通百姓不知道,就是大学生也多半不知道"硬膜外"是什么玩意儿吧。于是我就想到了把英文和中文里都曾经用过多次的"No Pain"和"Labor & Delivery"合二为一:"无痛分娩"(No Pain Labor & Delivery)。虽然无痛分娩这词有过夸张的历史,但"无痛"毕竟是产妇们梦寐以求的,也符合当今国际的趋势,更反映全程分娩镇痛的实质。“无痛”(No Pain)一词平白朴实,对应的英文书面语是“镇痛”(Analgesia),“分娩”(即生小孩,Labor & Delivery)是各医院产房通用的词汇(例如 Labor & Delivery Suites/Rooms)。美国民众尽管习惯叫“硬膜外”,但应该不会误解“无痛分娩”,对应的英文名称“No Pain Labor & Delivery”对在美国号召和集资很有帮助。中国百姓也应该能理解“无痛分娩中国行”(以下简称“中国行”)——生小孩不痛的技术到中国来了!两全其美,就这样!

可事与愿违,“无痛分娩”这个名字落地后开始“水土不服”。记得那是“中国行”的第二年——2009 年,有专业人士指出,“无痛分娩”应该改成“分娩镇痛”。我十分不解,干嘛一定要用这种阳春白雪、老百姓听不懂的专业术语呢?“中国行”通过电话、email、丁香园论坛……到处解释,到了 2010 年、2011 年,连“中国行”站点的合作医院都有擅自改名的,媒体上就更五花八门了,有的干脆叫什么“美式分娩镇痛”。记得还有家医院很艺术地动了一个字,改成“镇痛分娩中国行”,算是暂时平息了争议。

事后发现,解释是多余的。喜欢叫“分娩镇痛”的人们,其实是不相信存在“无痛分娩”。一位北京顶级医院的医生断言:“能无痛分娩的,一定能得诺贝尔医学奖!”是中国医护人员没开展过“无痛分娩”,底气不足;还是他们经验十足,百分百自信生孩子这事儿没法“无痛”?既然不让叫“无痛分娩”,那我给这个公益计划起名的一番良苦用心也便付诸东流了。可是,大家怎么就不忌讳叫“无痛人流”、“无痛胃肠镜”呢?!

经历了相对平静的 2012 年、2013 年,2014 年“中国行”的“改名运动”烽火再起,使得这个“无痛传奇”着实热闹了一番。这回,人们用了一个“皆大欢喜”的“分娩镇痛中国行”,可能是嫌 2011 年的那个“镇痛分娩中国行”改得不够彻底。这可正是有人在微博上吐槽“谁发明的无痛分娩,真应该年年得诺贝尔奖”的年头呢。再寻究竟,一位负责“中国行”采访的记者告知,中国人讲究排场,起名得高大上;咱们会议的听众主要是大夫,医院可能考虑到这一点给改成了这个名字。看来,这回还真是嫌咱

"无痛分娩"太土了。

大家都有觉得别人名字好玩或奇怪、就给人起个绰号的时候。大学有位同学叫"郑景璋",班里同学除了叫他"真紧张"以外,并没有人劝他改名字。我至今还记得有位前同事的小孩叫"谷满仓",这位同事的爷爷是前浙江省文联主任,老爸是前《科学 24 小时》主编,看来不嫌弃土气名字的文人也是有的,有时候土气名字还透着拙朴可爱的韵味呢!

一个面向大众的公益项目的确需要有个通俗易懂而又雅俗共赏的"土名字":土到全体百姓包括没有上过学的,都知道这个项目要干什么;而"雅"的一面,要迎合所有人的"胃口"或"包罗万象",还真是不容易。

这不,一位任医院院长的产科界知名人士听完介绍后,说没有取对名:"你们搞的是高危产科,我们在高危产科年会上开个产科麻醉专栏吧,你们帮我们选题选人。"

一位助产士知名人士听完介绍后,说没有取对名:"你们的目的是要提高母婴安全,请帮我们编本书吧。"

那位记者听完介绍后,说:"作为一个不算内行的人,我认为无痛分娩更加吸引人而且通俗易懂。"

一位接纳过"无痛分娩中国行"医院的院长说,"无痛分娩已在我们这里喊开了。群众希望的'无痛',不在于名字本身,而是实实在在满足她们的医疗需求。"

而咱们可爱的产妇和家属听完介绍后,说:"哦,能给上'无痛'啊?那生小孩不就不痛了嘛,太好了!"

也许正是"无痛分娩中国行"这个"土名",才赋予了这项公益计划无数的传奇故事。一位住在北京的河北威县媳妇,不肯在北京生小孩,给偏僻的威县人民医院麻醉科主任打电话,要回威县"无痛分娩";一位山东聊城市的局长,在报纸上看到美国人到聊城市东昌府区妇幼保健院,从院长那里走后门,让自己的女儿到这个区医院"无痛"生孩子;石家庄妇产医院这家 2010 年前名不见经传的市级医院,4 年后分娩量翻了三番,至

24 000 例,成为百姓“无痛分娩”圣地,引起省级医院的“恐慌”……从南到北,中国百姓已经开始习惯用“无痛”——一个比美国人“硬膜外”更确切的大白话——来称呼“椎管内分娩镇痛”!

其实,“无痛分娩中国行”的葫芦里卖的是“现代产房中国行”,“无痛传奇”的奇妙之处正在于循序渐进,一层层揭开面纱,让中国产妇和新生儿健康受益,也让中国医护人员看到产科麻醉的一道道风景……大家逐渐开始理解“产科麻醉”并不仅仅只有“分娩镇痛”一个内容,更不是“硬膜外打一针”这么简单。产科麻醉的建立铺平了现代产房建设的道路。

实践了大量分娩镇痛的中国产科麻醉元老,听完“高级产科麻醉 1 + 2 + 3 计划”介绍后极为振奋:“赶紧给我你的计划,什么时候到我们医院来指导?”昆明医学院附属第一医院,石家庄妇产医院采用“无痛分娩中国行”《5 分钟即刻剖宫产细则》进行急诊演习,启用了封存了多年的产房手术室。南京市妇幼保健院、温州医科大学附属第二医院、深圳市宝安区妇幼保健院等盖上了新产房,开始了现代产房的思维。

待到“无痛分娩中国行”“山花烂漫”时,这个名字也许只是个历史的标记;而到那时,再不知道产房里可以“无痛”的国人,或以为产科麻醉就只是“硬膜外打一针”的麻醉医生,那可就真的“OUT”了。

第二节　“无痛分娩中国行”工作计划书

◎ 胡灵群,李韵平,夏云,陶为科,赵培山

1. 产科麻醉基本建设计划

计划目的:在有产房基础上,建立健全产科麻醉的框架。

计划方向:全国范围内,“无痛分娩中国行”没有到达过的区域(上海市、西北西南各省、内蒙古,东北三省)的医院符合:①年分娩量超过 5 000 人。②愿意建立产科麻醉,24 小时麻醉进驻产房。③有医院领导支持并

出面联系。

计划运行：筛选程序后签订协议书，派海外多学科产房医疗小组一行10余人，按照计划—内容—总结规范的教学流程，实行每天一重点的临床床边教学一周。

教学内容：

（1）基本准备日：

- 麻醉组：职责、病史体检、产房麻醉记录、产后随访、麻醉车。
- 护士组：职责、产程记录、产褥记录。
- 产科组：产科入院录。

（2）母亲安全日：

- 麻醉病史体检。
- 禁食，误吸。
- 出凝血。
- 高危产妇。
- 静脉通路，监护，体位。
- 试验剂量，局麻药中毒。

（3）小孩安全日：

- 胎心监护。
- 宫内复苏。
- 左侧斜卧预防体位性低血压。
- 子宫收缩过频。
- 早产儿。
- 阿片类药物。
- 新生儿复苏。
- 母乳喂养。

（4）无痛分娩日：

- 潜伏期镇痛。

- 起始剂量。
- 维持药袋配置。
- 硬膜外泵,泵的设置。
- 第二产程镇痛。
- 剖宫产麻醉。
- 产后镇痛。

(5) 患者满意日:

- 神经并发症。
- 恶心呕吐,瘙痒,发热,发抖。
- 头痛,腰痛。

(6) 紧急抢救日:

- 5 分钟即刻剖宫产。
- 孕产妇心搏骤停复苏。
- 不能通气不能插管。

(7) 大会交流日。

2. 高级产科麻醉 1 +2 +3 计划

计划目的:在产科麻醉基本建设初步完成以后全方位开展产科麻醉。

计划方向:完成产科麻醉基本建设计划或产科麻醉扶植计划的医院,并符合:

(1) 一周 7 天、一天 24 小时麻醉进驻产房。

(2) 严格遵循"无痛分娩中国行"分娩镇痛细则及各项职责。

(3) 椎管内分娩镇痛率达到 50% 。

(4) 医院领导、产科、产房、麻醉四方意见统一,每月一次协调会,紧急情况随时协调。

计划运行:筛选、协议后,派海外产科和产科麻醉医师到产房,专项实施产科—麻醉—助产/护理合作的相关内容。强调团队合作,尤其是原产房医护人员和麻醉医师的合作。切实贯彻各项细则，充分体现预防—预见—应急—补救方针，全面提高产房的母婴安全水平和现代化管理水平，成为名副其实的现代化产房。

教学内容：一个门诊，二个机制，三个高危。

(1) 一个高危产科麻醉门/会诊制度：

- 疑似前置胎盘/植入性胎盘/穿透性胎盘。
- 孕期需要非产科手术。
- 产妇有心脏疾病或严重肺部疾病。
- 出血性疾病、血小板减少症、各种原因所致的肝硬化。
- 有恶性高热病史或既往有其他麻醉并发症。
- 有背部手术史、慢性腰痛、神经系统疾病或其他可能产生的椎管内阻滞相关并发症。
- 非上述疾病范围、不能确定是否需要会诊的。
- 病态肥胖症
- 孕产妇要求

(2) 两个应急机制：

- 5 分钟即刻剖宫产机制。
- 产后大出血预防、预警、应急机制。

(3) 减少三大高危产妇剖宫产：

- 外倒转。
- 瘢痕子宫阴道试产。
- 子痫前期阴道产。

3. 产科麻醉扶植计划

计划目的：针对需要建立产科麻醉的医院，发挥“无痛分娩中国行”产科麻醉基本建设计划的最大效益。

计划方向：

(1) 产房规模没有达到基本建设计划要求的全部三个条件的医院。

(2) 由于种种原因,错过了“中国行”在本区设点机会的医院。

计划运行:筛选、协议后,医院派产科、麻醉、助产护理多学科小组,在无痛分娩中国行活动周期内,去指定医院产房观摩产科麻醉基本建设计划实施经过,旁听每天下午的总结,参加周末的学术大会。

教学内容:参看产科麻醉基本建设计划相关部分。

第三节 英文围产医学资讯

◎ 胡灵群

1. 母胎医学和妇产科学会

(1) 北美母胎医学会(The Society for Maternal-Fetal Medicine, SMFM)

官方网站:http://www.smfm.org

官方杂志:American Journal of Obstetrics and Gynecology

杂志网站:http://www.ajog.org

(2) 美国妇产科医师学会(The American Congress of Obstetricians and Gynecologists, ACOG)

官方网站:http://www.acog.org

官方杂志:Obstetrics & Gynecology

杂志网站:http://www.greenjournal.org

(3) 妇产科国际联合会(The International Federation of Gynecology and Obstetrics, FIGO)

官方网站:http://www.figo.org/

官方杂志:International Journal of Gynecology and Obstetrics

杂志网站:http://www.ijgo.org/

（4）澳大利亚和新西兰产科医学学会（The Society of Obstetric Medicine of Australia and New Zealand，SOMANZ）

官方网站：http://www.somanz.org

（5）北美全科产科医学协会（The North American Society of Obstetric Medicine，NASOM）

官方网站（以全科为主）：http://www.isomnet.org/nasom/home.cfm

2. 产科麻醉和麻醉机构

（1）（北美）产科麻醉和围产期学会（The Society for Obstetric Anesthesia and Perinatology，SOAP）

官方网站：http://www.soap.org

官方杂志：Anesthesia & Analgesia

杂志网站：http://www.anesthesia-analgesia.org

（2）（英国）产科麻醉医师协会（The Obstetric Anaesthetists Association，OAA）

官方网站：http://www.oaa-anaes.ac.uk

官方杂志：International Journal of Obstetric Anesthesia

杂志网站：http://www.journals.elsevier.com/international-journal-of-obstetric-anesthesia/

（3）美国麻醉医师学会（The American Society of Anesthesiologists，ASA）

官方网站：http://www.asahq.org

官方杂志：Anesthesiology

杂志网站：http://www.anesthesiology.org

（4）（美国）麻醉病人安全基金会（The Anesthesia Patient Safety Foundation，APSF）

官方网站：http://www.apsf.org/

通信网站:http://www. apsf. org/resources. php

(5) 美国麻醉质控中心(Anesthesia Quality Institute,AQI)

官方网站:http://www. aqihq. org/

(6) 国际麻醉研究会(The International Anesthesia Research Society, IARS)

官方网站:http://www. iars. org

官方杂志:Anesthesia & Analgesia

杂志网站:http://www. anesthesia-analgesia. org

教育网站:Open Anesthesia:http://www. openanesthesia. org/

产科麻醉大查房视频(月刊)

(7) 加拿大麻醉医师协会(The Canadian Anesthesiologists' Society, CAS)

官方网站:http://www. cas. ca/

官方杂志:Canadian Journal of Anesthesia

杂志网站:http://www. cja-jca. org/

(8) 英国皇家麻醉医师学会(The Royal College of Anaesthetists, RCA)

官方网站:http://www. rcoa. ac. uk/

官方杂志:British Journal of Anaesthesia

杂志网站:http://bja. oxfordjournals. org/

(9) 美国区域麻醉和疼痛医学学会(The American Society of Regional Anesthesia and Pain Medicine,ASRA)

官方网站:http://www. asra. com

官方杂志:Regional Anesthesia and Pain Medicine

杂志网站:http://journals. lww. com/rapm/pages/default. aspx

(10) 产科麻醉文摘(Obstetric Anesthesia Digest)

官方网站:http://www. obstetricanesthesia. com

3. 新生儿和儿科学会

（1）国际胎儿医学和外科学会（The International Fetal Medicine and Surgery Society，IFMSS）

官方网站：http://www.ifmss.org

（2）美国小儿科学会（The American Academy of Pediatrics，AAP）

官方网站：http://www.aap.org

官方杂志：Pediatrics

杂志网站：http://pediatrics.aappublications.org/

4. 助产和产科护士协会

（1）妇女健康，产科和新生儿护士协会（The Association of Women's Health，Obstetric and Neonatal Nurses，AWHONN）

官方网站：http://www.awhonn.org/awhonn/

（2）美国护士—助产士学会（American College of Nurse-Midwives，ACNM）

官方网站：http://www.midwife.org/

5. 政府监管和信息网站

（1）美国疾病控制与预防中心（The Centers for Disease Control and Prevention，CDC）

官方网站：http://www.cdc.gov/

（2）英国母婴健康保密咨询（Confidential Enquiries into Maternal and Child Health，CEMACH）

官方网站：http://www.cemach.org.uk

（3）美国医学科学院尤尼斯·肯尼迪·施莱佛儿童健康与人类发展研究所（Eunice Kennedy Shriver National Institute of Child Health and

Human Development,NICHD)

官方网站:http://www.nichd.nih.gov/about/org/Pages/index.aspx

(4)(美国)卫生保健研究与质量署(The Agency for Healthcare Research and Quality,AHRQ)

官方网站:http://www.ahrq.gov

6. 医学综合网站

(1) Cochrane 荟萃分析协作网

官方网站:http://www.cochrane.org

(2) 美国医学科学院公共医学文献[Pubmed,National Center for Biotechnology Information (NCBI) at the National Library of Medicine® (NLM)]

官方网站:http://www.ncbi.nlm.nih.gov/pubmed/

选读建议

《Chestnut 产科麻醉学——理论与实践》,Darid H. Chestnut 等主编,连庆泉主译,人民卫生出版社,2016 年

第 11 章《母体安全和团队训练》

第 33 章《产科麻醉法律问题》

附件:

《产科椎管内麻醉管理指南》

《产科麻醉基本要求》

《产科麻醉资讯》

《产科麻醉:原理与临床》,吴新民主编,人民卫生出版社,2012 年

第 3 章《产科麻醉服务的组织运作》

第一篇　产科麻醉基本建设计划

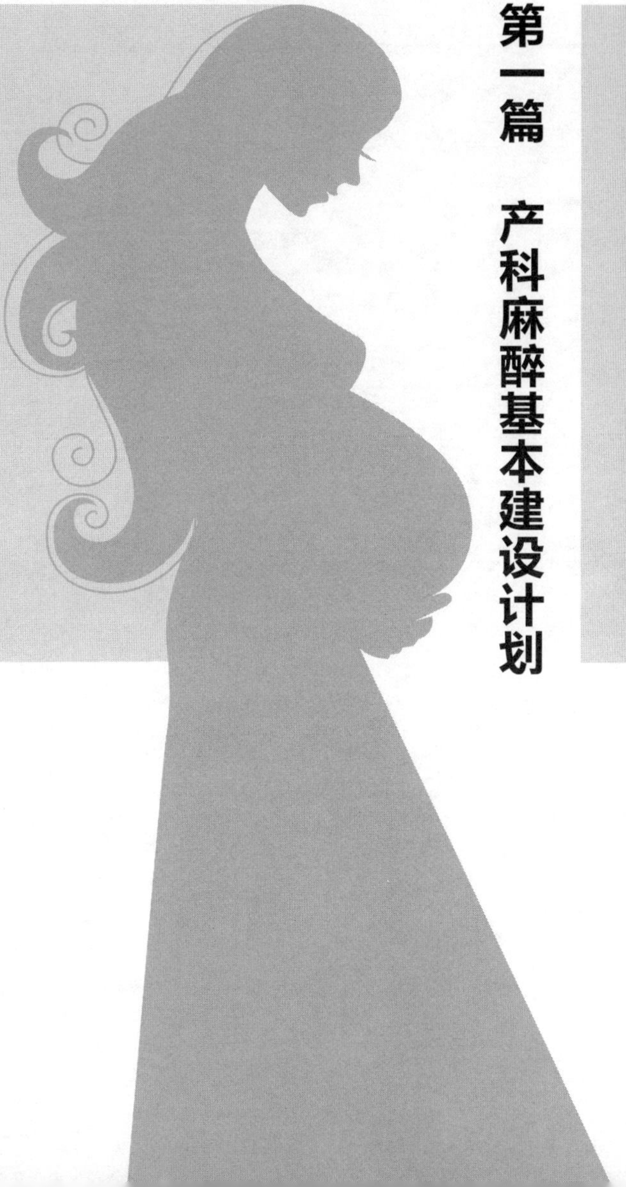

第一章　基本准备日

本章目的

鉴于无痛分娩中国行的队员来自全美不同的医院，大多数人既没有一起合作工作的经历，也没有和中国同行共同工作的经历；中美两国医务人员不仅存在语言的差别，两个医疗系统也不尽相同；本章将把“中国行”期间所用的产房各科基本的专业规范、临床细则、病历病程记录单、麻醉车的内容逐一给予介绍。这些文献均以中英文双语书写，为“中国行”的“产科麻醉基本建设计划”（简称“基建计划”）做好充分准备，后者也是“高级产科麻醉 1 +2 +3 计划”（简称“123 计划”）的根本保证。

更为重要的是，这些细则和规范是美国医护工作者，通过总结每个患者和日常工作的临床实践并结合最新理念写成的。它们的临床可操作性、各专业间团队合作的紧密性、产房管理整合性等，在当今教科书和文献中是罕见的。不仅仅给中美双方医护人员提供了交流平台，也为一周的工作架起了坚实的框架，并将成为以后产房工作中不可多得的参考资料，具有深远的临床意义和价值。

麻醉专业是所有医疗专业中，贯彻预见性医学模式最早、最多、最有成效的专业。2005 年 6 月 21 日，在纪念美国麻醉医师学会成立 100 周年时，美国《华尔街日报》曾发表文章，以“一朝被‘咬’，另辟蹊径（*Once Seen as Risky, One Group Of Doctors Changes Its Ways*）”为题，描述了一个惊人的事实：历史上的美国麻醉界一直以高危职业著称，患者死伤多，法律诉讼多，医疗事故保险费自然也高。然而，近百年来麻醉界并没有发生沿袭所有其他专业的保险费逐年上涨的趋势，却一反常规地逐年下降。这让人想起美国麻醉界推崇的有别于传统医疗模式(有病治病,无病无忧的反应性医疗模式)的预见性医疗模式。预见性医疗模式的益处,已经反复得到证实,急症手术比择期手术并发症和死亡率高是其中的一个例子。

预见性医疗模式并不是大家陌生的。现在已经没有人怀疑手术前的消毒铺巾、大手术前的全麻插管了,大家毫无疑问地知道不这么做的后果。100%可能发生的事件,如果采用传统的发现问题、解决问题的反应性模式,则亡羊补牢,为时过晚。

手术中严重心律失常、心搏骤停、羊水栓塞等小概率事件,现代医学一改以往依赖于经验和专家的过去,而引入了模拟人医学教学的模式,采用团队合作的方式,打破时间限制,用细则把握质量,保证抢救成功率。在麻醉术前、产前,通过病史、体检、实验室数据而发现的一些相对简单的临床问题,如高血压、糖尿病、反胃性疾病等,针对手术中、产程中可能面临的问题,做出充分的准备。

实际临床工作中,介于上述两种极端情况的临床事件更多,处理的形式也多种多样。对于大于50%的发生率的事件,更多的人会采取预防的办法,因为它的NNT到了2.0。例如,对于50%~65%可能发生乳房癌的BRCA1/BRCA2基因携带者,美国现行指南建议做预防性切除。剖宫产腰穿有50%出现低血压,已经广泛地采用放开输液的同时给予去氧肾上腺素(新福林)微泵预防的方法:20%~30%手术后恶心呕吐,采取筛查高危人群预防的方法,获取高性价比,减少不必要的药物不良反应和费用。或者通过监护,及时发现及时处理。比如,在处理椎管内分娩镇痛时发生率在46%的低血压问题,除前面提到的预防措施外,还通过把升压药物稀释后备用、增加血压测量频率的方法,在患者出现不适症状和不良后果前,有针对性地解决临床问题。一个前置胎盘、胎盘早剥或贫血产妇的备血;对于最常发生宫缩乏力性产后出血的多胎妊娠、巨大儿、产程时间长、宫内感染等孕产妇的宫缩剂床边备用;围产期心脏疾病产妇阴道产或剖宫产中的监护、心血管药物应用、专责人员的配备……更多采用的是通过监护中的信息分析,“陷阱式”临床处理方式,而不再是"内科式"的:临床表现—诊断—治疗按部就班。

无痛分娩中国行提倡进产房的产妇必须人人有麻醉病历、镇痛记录、产科随访记录,来解决这种预见性医学模式。中国行"123 计划"更加强调高危产妇的详细病历和门诊会诊制度,已看到它们在母婴安全和减少医疗失误上的作用。

本章范围

(1) 麻醉:麻醉医师职责、麻醉病史体检表、麻醉记录单、麻醉随访单、麻醉车清单、产科麻醉细则。

(2) 产科:产科入院记录单。

(3) 产房护士:产科护士职责、产程记录单。

(4) 新生儿:新生儿护理常规。

非本章范围

(1) 围产期检查、产房产前准备、麻醉产前特殊病史体检和实验室检查(第二章《母亲安全日》)

(2) 胎儿、新生儿复苏准备 (第三章《小孩安全日》)

(3) 产房的科学设置(第六章《紧急抢救日》)

第一节　产科麻醉部分

◎ 胡灵群,李成付

1. 24 小时进驻产房

2. 麻醉交接班常规

1) 即刻剖宫产准备

(1) 麻醉机安全检查。

(2) 手术室内准备检查:监护仪、吸引器、气道处理设备、电池。

(3) 药物准备:预防反流/误吸,甲氧氯普胺(胃复安)、雷尼替丁、枸橼酸合剂或 50 mL 碳酸氢钠。

(4) 麻醉药物:丙泊酚、氯琥珀胆碱(司可林)、3% 氯普鲁卡因或 2% 利多卡因混合物(碱化)。

2) 麻醉车清单

详见表 1-1

(1) 药物准备,包括试验剂量。

(2) 气道处理设备。

(3) 静脉输注液体。

(4) 记录单。

3) 患者当前状况核查

(1) 特殊病史、体征、气道检查、实验室检查结果、凝血功能及其他风险。

(2) 当前椎管内阻滞情况。

(3) 开始时间。

(4) 功能状况(再次给药时间、麻醉平面、患者满意度)。

(5) 未决情况:病史及体格检查、实验室检查、麻醉计划。

(6) 剖宫产和产后出血的风险。

3. 日常工作

1) 每个入产房患者的病史,体验,签知情同意书

详见表 1-2。

2) 椎管内阻滞前麻醉核查

(1) 与护士、妇产科医师及麻醉主治医师沟通。

(2) 接监护仪、开放静脉通道、补液。

(3) 核对:患者住院号、病史、体格检查、实验室检查、过敏药物、目前用药、知情同意书。

（4）麻醉车内已经准备好了药物、设备、静脉输液等其他辅助物品。

3）麻醉结束后核查

（1）拔除硬膜外导管，记录导管顶端是否完整。

（2）丢弃剩余药物并做文字记录。

（3）完成麻醉镇痛记录单（详见表1－3）

4）定期查房

每一两小时查视每一位产妇的情况：疼痛指数、镇痛平面、血压、其他主诉。

5）随访

详见表1－4。

（1）麻醉医师是否评估了昨天以来所有产后患者？

（2）是否有患者主诉任何并发症：比如头痛、神经症状或背痛？

（3）有并发症的患者是否已经恰当处置？（病史、体检、可能的影像资料、药物治疗等）。

4. 产科麻醉记录

和其他的手术麻醉记录一样，产科麻醉记录是产科质量监控和医疗行为规范化、合法化的一个非常重要组成部分。完整的麻醉记录是对临床医疗纠纷进行辩护的重要法律依据。许多律师、法官和陪审团成员们的观点是：没有记录就是没有做。结果自然对医方不利。这在医闹频发、医疗纠纷高发的产房，后果将是不可想象的。众所周知，医疗文件也是医学研究和发展进步的宝贵财富。医疗文件必须及时、完整、准确、清晰，绝不能被故意破坏或涂改。

产科麻醉记录至少应当包括三个方面：产前、分娩（产中）和产褥（产后）。

1）产前和术前麻醉访视记录

应全面描述产前的状态，包括分娩史、现病史、既往史、麻醉手术史、用药史、药物过敏史、实验室检查，体格检查以及ASA分级。还包括麻醉

表 1－1　麻醉流动车的配置 Mobile Cart（12 小时用量 based on 12 hours usage）

Medications	N	药　　物	Others	N	用　　品
0.5 mg/mL Atropine	2	0.5 mg/mL 阿托品	Alcohol swabs	10	酒精 棉签
1 mg/mL Epinephrine（1:1000）	10	1 mg(1:1000)/ 1 mL 肾上腺素	Povidone Iodine preps	20	氯碱/碘消毒棉签
30 mg/mL Ephedrine	20	30 mg/mL 麻黄碱	Labels for syringes	1e	注射器标签
10 mg/mL Phenylephrine	5	10 mg/mL 去氧肾上腺素(新福林）	Glass cutter	1	齿轮
5 mg/mL Nitroglycerine	2	5 mg/mL 硝酸甘油	Syringes，needles	30e	注射器 5 mL,10 mL,20 mL 针头
10 mg/mL Metoclopramide	10	10 mg/mL 甲氧氯普胺(胃复安)	1 mL TB syringes	10	1mL 胰岛素注射筒
5% 250 mL $NaHCO_3$(50 mL = Bicitra 30 mL)	1	5%/250 mL 碳酸氢钠 (50 mL 口服)	Epidural kits/CSE kits	10	硬膜外包/腰硬联合包
20 mg Famotidine（＊50 mg Ranitidine)	10	20 mg 法莫替丁(*50 mg 雷尼替丁)	Spinal needles 25G，27G	20	腰穿针 25G 或 27G
10 mL 0.75 % Ropivacaine	25	10 mL 0.75% 罗哌卡因	Extra epidural catheters	5	无菌硬膜外导管
*10 mL 0.5% Bupivacaine	25	*10 mL 0.5% 布比卡因	PCEA tubing	10	镇痛泵专用输液管
*10 mL 0.75 Levobupivacaine	25	*10 mL 0.75% 左旋布比卡因	100 mL Bags	2	100 mL 药袋
＊3% 2-Chloroprocaine（powder +15 mL)	5	*3% 2-氯普鲁卡因(水剂)	Tape 2”	3	2 英寸胶带
5 mL 2% Lidocaine	25	2% 利多卡因 5 mL	Adhesive spray	1	胶粘剂喷涂
20 mL 2% Lidocaine	10	2% 利多卡因 20 mL	Pumps	5	泵
100 μg /2 mL Fentanyl（control substances)		100 μg/2mL 芬太尼（控制药品)	Mask/Ambu bag	1e	面罩/简易呼吸器
4 mg/2 mL Ondansetron / Tropisetron	5	4 mg/2 mL 恩丹西酮 /*托烷司琼	ETTsize 7.0，*2.0	1e	气管插管 7 号，*2 号
1 g/10 mL Calcium Gluconate	5	1 g/10 mL 葡萄糖酸钙	LMA Size 3,4	1e	喉罩 3 号,4 号
0.4 mg/mL Naloxone	1	0.4 mg/mL 纳洛酮	Laryngoscope Mac 3,4	1e	直接喉镜 Mac 3，4

（续表）

Medications	N	药　　物	Others	N	用　　品
20 mL 10% Propofol	5	丙泊酚 200 mg	Bougie	1	藤条（USA 带）
200 mg/10mL Succinylcholine	1	200 mg/10mL 司可林	Blood tubing	2	输血输液管
20% Intralipid 500 mL	1	20% 脂肪乳剂 500 mL	Angiocath16G, 18G, 20G	5e	静脉穿刺针 16, 18, 20 号
0.9% NS 10 mL	10	0.9% 生理盐水 10 mL	Mask	1bx	口罩
0.9% NS 100 mL	20	0.9% 生理盐水 100 mL	Antiseptic lotion	1	洗手消毒液
0.9% NS 500 mL	5	0.9% 生理盐水 500 mL	Gloves	20	手套
Documents 病历	Consents 知情同意书　Preop Sheets 麻醉病史体检　Analgesia Records 分娩镇痛记录单　F/U Sheets 麻醉访视单				

Self-Made Daily/shift Bags 每班(every 12h)需要配制的药物

Medications/Bags 药物和药袋		Dilution 配方
Ropivacaine or Levobupivacaine PCEA bags 罗哌(左旋布比)卡因镇痛药袋	1	0.1% Ropi 罗哌 +2 μg/mL Fentanyl 芬太尼 =16 mL 0.75% Ropi +5 mL Fentanyl.(250 μg) +100 mL NS =120 mL
Bupivacaine PCEA bags 布比镇痛药袋	1	0.0625% Bupivacaine 布比 +2 μg/mL Fentanyl 芬太尼 =15 mL 0.5% Bupivacaine +5 mL Fentanyl +100 mL NS =120 mL
Crásh C-Section 紧急剖宫产利多卡因	1	20 mL 2% Lidocaine 利多 +2 mL Fentanyl 芬太尼 +3 mL 5% $NaHCO_3$ 碳酸氢钠 + 0.1 mL Epinephrine 肾上腺素 1∶1000.
Test Dose(20 mL)试验剂 1.5% Lido + Epi	1	15 mL 2% Lidocaine 利多卡因 +5 mL NS +0.1 mL Epinephrine 肾上腺素 1∶1000. =20 mL
100 μg/mL Phenylephrine 去氧肾上腺素(新福林)	1	1 mL 10 mg/mL Phenylephrine 去氧肾上腺素(新福林) +100 mL NS =100 mL
3 mg/mL Ephedrine 麻黄碱	5	1 mL 30 mg/mL Ephedrine +9 mL NS =10 mL
50 μg/mL Nitroglycerine 硝酸甘油	PRN	1 mL 5 mg/mL Nitroglycerine 硝酸甘油 +100 mL NS, or double diluting 双稀释法

*Optional if others not available 根据情况选择

表 1-2　麻醉及产科术前病史和体检表

No Pain Labor & Delivery – Global Health Initiative

无痛分娩中国行

PREOP EVALUATION OF SURGERY &ANESTHESIA

麻醉及产科术前病史和体检表

Patient's Name 患者姓名

Hospital #住院号

DATE 日期

Hx of Present Pregnancy and Illness 现病史和妊娠史： G 孕___P 产_____Gestational Week days 孕期_______ HTN 高血压;Edemas 水肿：+，++，+++;Headache 头痛;Blur Vision 视物模糊; Hyperglycemia 高血糖;Abdominal Pain 腹痛;Vaginal Bleeding 阴道出血		Current Medications 现用药物
Previous Anesthesia & Surgeries 麻醉/手术史	Allergies/Intolerances 药物过敏/不良反应史	
Family Hx of Anesthesia/Medical/Surgical Cx 麻醉/内科/外科并发症		
SYSTEM REVIEW 系统回顾 / Normal 正常 or COMMENTS 详细描述（Space on the back）		LABORATORY 实验室检查
Normal 正常 CARDIOVASCULAR 心血管：HTN 高血压，CAD/MI 冠心，Valvular Dz 瓣膜病，CHF 心衰，Arrhythmia 心律失常，PVD 周围心管病，CVA/ITA 中风		EKG 心电图，Echo（心超） CXR 胸片，ABG 血气分析
Normal 正常 RESPIRATORY 呼吸道：Asthma 哮喘，COPD 慢阻肺，Snoring/OSA 睡眠呼吸暂停，Recent URI/Pneumonia 新近上呼吸道感染/肺炎		Liver Function Test 肝功能
Normal 正常 GI / HEPATIC 消化道：LiverDz 肝病/Heptitis 肝炎，HiatalHernia 食道裂孔疝，GERD 胃食管反流		
Normal 正常 RENAL / ENDOCRINE 肾脏/内分泌：DM 糖尿病，Steroid 糖皮质醇，Thyroid Dz 甲状腺病，Renal Failure 肾衰		CHEMISTRIES 生化 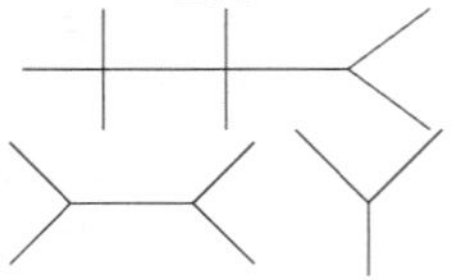
Normal 正常 NEURO/MUSCULOSKELETAL 神经/肌肉骨骼：Seizures 癫痫，Paralysis 瘫痪，Arthritis 关节炎：Neck 颈，Scoliosis（脊柱畸形），LBP（腰痛）		

（续表）

<table>
<tr><td colspan="4">Normal 正常 HEMOTOLOGY 血液病：Bleeding Dz 出血病，Anemia 贫血，Transfusion 输血</td><td colspan="2">LMP 末次月经</td></tr>
<tr><td>Smoking Hx 吸烟史</td><td>Alcohol Use 饮酒史</td><td>Substance Use 吸毒史</td><td colspan="3">Social Situation 社会情况：</td></tr>
<tr><td rowspan="4">AIRWAY 气道
TMJ Opening 下颌开启________
Neck Movement 颈活动度
□Full ROM　□________
H-M Distance 舌颌距离________
Mallampati Class ________
Dental 牙齿：
Chipped 缺损，Missing 缺失，Loose 松动，Capped 假牙，Bonded 矫正牙，Bridge 桥，Carious 蛀牙
AirwayPath 病理气道：</td><td colspan="5">PHYSICAL EXAMINATION 体检（Space on the back）</td></tr>
<tr><td colspan="2">HEART
心脏</td><td colspan="3">LUNGS
肺</td></tr>
<tr><td colspan="4">OBSTETRICAL EXAM（产科检查）：</td><td>BP　mmHg
HR　B/m
RR　T/m
SaO_2　%
T　℃
Ht 身高
wt 体重</td></tr>
<tr><td colspan="5">OBTESTRICAL DX（产科诊断）：　ASA Physical Status 麻醉科指征：I　II　III　IV　V　E
FASTING STATUS 禁食：Last Solid 固体@ ________　Last Liquid 液体@ ________</td></tr>
<tr><td>ANESTHETIC PLAN 麻醉计划
CSE 腰硬联合，Epidural 硬膜外，Spinal 腰麻，GAET 全麻插管，
Others 其他：</td><td>OBSTETRICAL PLAN 产科计划
Vaginal（阴道）
C-section（剖宫产）
Others 其他：</td><td colspan="2">Obstetrian 产科医师：

Anesthesiologist 麻醉医师：</td><td colspan="2">Date 日期：

Time 时间：</td></tr>
</table>

表 1-3 分娩镇痛记录单

No Pain Labor& Delivery – Global Health Initiative
无痛分娩中国行
LABOR ANALGESIA RECORD
分娩镇痛记录

Name 姓名

Hospital #住院号

Date 日期

DIAGNOSIS 诊断	STRT	DATE 日期	AGE 年龄	HT 身高	WT 体重	PAGE 页码 /
PROCEDURE 操作	起始	TIME 时间	GRAVIDA 孕次	Para 产次	Gest. Age 胎龄(周)	ASA PS 体检分级
OBSTESTRICIAN 产科医师	END	DATE 日期	HISTORY 病史			1 2 3 4 5 6 E
ANESTHESIOLOGIST 麻醉主治医师	结束	TIME 时间	MEDICATIONS 用药			
TRAINEE 住院医师	LDR 产房#		Allergies 过敏/副反应			

☐ EQUIP/DRUGS CHECKED 检查药物/器械 ☐ SPECIAL ACCESS 特殊通道 A LINE 动脉#___ LOC 部位_____ C. LINE 中心静脉#___ LOC 部位_____ PA CATH 肺动脉导管#___ LOC 部位___	**ANESTHETIC TECHNIQUE** 麻醉操作 ☐ EPIDURAL 硬膜外 — PREP 皮肤准备。______ Position 体位______ ☐ SPINAL 腰麻 — Epidural Needle 硬膜外针#_____ ☐ L-O-R 阻力消失 ☐ CSE 腰硬联合 — Spinal Needle 腰麻针#______ ☐ CSF 脑脊液 ☐ +PCEA 病人自控镇痛 — Site 部位# 1 ___2 ___3 ___ CathinSpace 腔内留管___cm, At Skin 皮肤___cm ☐ +AMBULA-TORY 行走 — Test Dose via Cath 硬膜外置管试验：☐ Neg. 阴性 ☐ Pos. 阳性	**EVENTS** (if any) 事件 ☐ +CSF w/ 脑脊液(由) ☐ epid needle 硬膜外针 ☐ epid cath 硬膜外导管 ☐ +Blood w/ 血液(由) ☐ spinal needle 腰穿针 ☐ epid needle 硬膜外针 ☐ epid cath 硬膜外导管 ☐ +Parasthesis w/触电感(由) ☐ spinal needle 腰穿针 ☐ epid needle 硬膜外针 ☐ epid cath 硬膜外导管 ☐ Left 左 ☐ Right 右 ☐ transient 一过性

Rte 途径	Drugs 药物												Total 总量	
	Oxygen 氧气													Drugs 药物
	Bupivacaine 布比卡因 %													
	Ropivacaine 罗哌卡因 %													
	Lidocaine 利多卡因 %													
E 硬膜外	Lidocaine1.5% +epi 试验剂													
	Fentanyl 芬太尼 (mcg)													
IV 静脉	Ephedrine 麻黄素 (mg)													
IV 静脉	Phenyephrine 正肾 (mcg)													
E 硬膜外	Bupivacaine 0. 06% + Fentanyl 2mcg/cc													
Fluids 液体														Fluids 液体
	Blood 输血													
	Blood Loss 出血量													
	Urine O/P 尿量													

（续表）

PAIN SCORE 疼痛分值（0–10）			COMMENTS 记录： ☐ Attending Available 主治在病房
SENSORY LVL 感觉平面	Left 左		
	Right 右		
OB 产科	Dilation 宫口		
	Station		
TEMPERATURE 体温			
CV/Resp 心肺监护	ECG 心电图		
	SPO_2血氧饱和度		
RESIDENT PRESENT 住院医师到场			DELIVERY 产出： ☐ NSVD 自然 ☐ VAC 吸引 ☐ Forceps 产钳 ☐ C/S Reason 剖宫产原因______
ATTENDING PRESENT 主治/住医师到场			
	TIME 时间		
LEGEND 符号：	200		
☐ = Cuff BP ☐ 血压	180		Time 时间______
	160		Apgar 阿普加____ ____/______
⊥ = A. Line BP ⊤ 动脉压	140		RECOVERY 恢复：
■ = HR 心率	120		☐ D/C Cath @ 拔管时间______
Δ = Fetal HR 胎心率	100		☐ Tip intact 管头完整
	80		CONTROLLED
	60		DRUGS 控制药物 mL wasted 浪费
	40		initial 处方 Fentanyl 芬太尼
	20		Other 其他
			Infusion of 滴注液

表 1-4　产后随访表

a 编号　　　　　　　　联系电话：　　　　　　　　b 姓名拼音缩写

A 基本资料	aa 年龄	ab 分娩日期 yyyy/mm/dd	ac 身高 cm	Ad 孕前体重 kg	ae 现在体重 kg	af 孕周 W^d	ag 产次			
B 进院状况	ba 产程开始时间(24 小时制) 点:分	bb 进院时间时间 点:分	bc 进产房时间 点:分	bd 宫缩频率(次) /10min	be 宫口 cm	bf 规则宫缩 □(1)	bg 宫颈成熟度 %	bh 先露高度 -2(1),-1(2),0(3),1(4),2(5)	cc 非枕左前位 □(1)	bj 破羊膜 □(1)
C 高危产科	ca 子痫前期 轻 1,中 2,重 3	cb 产前诊断巨大儿 □(1)	cc 糖尿病 □(1)	cd 前置胎盘 □(1)	ce 胎盘早剥 □(1)	cf 子宫手术史 □(1)	cg 其他高危因素			
D 分娩镇痛	da 静脉镇痛药物 哌替啶(杜冷丁)1,吗啡 2,芬太尼 3,舒芬 4	db 椎管内镇痛类型 腰硬 1,腰麻 2,硬膜外 3	dc 局麻药 布比 1,左旋 2,罗哌 3,甲磺酸 4,氯普 5	dd 起始时宫口 cm	de 起始浓度 %	df 最高浓度 %	dg 最大容量 mL/小时	dh 手工追加次数 次	di 重新置管次数 次	
	dj 第二产程是否停药 □(1)	dk 第一产程最低疼痛指数 /10	dl 第一产程平均疼痛指数 /10	dm 第一产程最高疼痛指数 /10	dn 第二产程最底疼痛指数 /10	do 第二产程平均疼痛指数 /10	dp 第二产程最高疼痛指数 /10			
E 缩宫素 (催产素)	ea 是否引产 □(1)	eb 起始时宫口 cm	ec 起始时先露高度 -2(1),-1(2),0(3),1(4),2(5)	ed 最高浓度 U/小时	ee 启用时间 点:分	ef 最高浓度时间 点:分				
F 产程进展	fa 宫口开全时间(24 小时制) 点:分	fb 胎儿产出时间(24 小时制) 点:分	fc 阴道检查时间(24 小时)： ，，，，，，点:分							
G 胎儿产出途径	ga 顺产 □(1)	gb 产钳 □(1)	gc 吸引器 □(1)	gd 会阴侧切 □(1)	ge 剖宫产原因 胎儿窘迫 1,第一产程停滞-宫口停滞扩张 2,第二产程胎儿下降停滞 3,其他 4					

（续表）

<table>
<tr><td rowspan="3">H
产后经过
（AOI）</td><td>ha 产妇死亡
大出血 1，栓塞 2，心血管 3，感染 4，其他 5</td><td>hb 子宫破裂
□(1)</td><td>hc 会阴撕裂度数
I(1)，II(2)，III(3)，IV(4)</td><td>hd 产伤（除产道撕裂）
□(1)</td><td>he 产后尿失禁
□(1)</td><td>hf 产后大便失禁
□(1)</td><td>hg 产后回产房或进手术室
□(1)</td><td>hh 入住 ICU 天数
天</td></tr>
<tr><td>hi 头痛
□(1)</td><td>hj 神经并发症
□(1)</td><td>hk 产后腰痛
□(1)</td><td>hl. 感染
子宫内膜炎 1，伤口 2，尿路感染 3，其他 4</td><td>hm. 产程中最高温度
0C</td><td>hn 产后 1st 血白细胞
/cm³</td><td>ho 用抗生素天数
天</td><td>hp（部分）母乳喂养
□(1)</td><td>hq 母乳喂养（3 个月）
□(1)</td></tr>
<tr><td>hr 产道血肿
□(1)</td><td>hs 总出血量
mL</td><td colspan="3">ht 宫缩乏力需宫缩剂
催产素 1，欣母沛 2 甲基麦角新碱 3，米索 4</td><td>hu 总输血量
单位</td><td>hv 血小板
单位</td><td>hw 血浆
单位</td></tr>
<tr><td>I.
QoR8
0：没有
1：有时
2：经常</td><td>ia 自身感觉好
0，1，2</td><td>ib 有周围人（特别是医护人员）帮助
0，1，2</td><td>ic 头脑清晰，明白医护人员的指示及建议
0，1，2</td><td>id 照顾个人卫生，正常梳洗
0，1，2</td><td>ie 能正常大小便
0，1，2</td><td>if 呼吸不费力
0，1，2</td><td>2 没有
1 有时
0 经常</td><td>ig 头痛，腰酸背痛或肌肉疼痛
2，1，0</td><td>ih 恶心呕吐，干呕
2，1，0</td><td>ii 剧痛的经历、或持续性中等度疼痛
2，1，0</td></tr>
<tr><td>J
婴儿</td><td>ja 一分钟阿普加评分
分</td><td>jb 五分钟阿普加评分
分</td><td>jc 婴儿体重
Kg</td><td>jd 羊水清晰度
清 1，血性 2，粪性 3，感染 4</td><td>je 难产
□(1)</td><td>jf 入住新生儿科天数
小时</td><td>jg 纳洛酮总量
mg</td><td>jh 气管插管
□(1)</td><td>ji. 输血量
mL</td><td>jj 脑瘫
□(1)</td><td>jk 小孩死亡
□(1)</td></tr>
<tr><td>K 喜欢的生产方式
（依喜好圈 4 个次序 1,2,3,4）
1 最喜欢，4 最不喜欢</td><td>ka 择期剖宫产
1,2,3,4</td><td>kb 阴道产合用无痛分娩
1,2,3,4</td><td>kc 没有无痛分娩的阴道产
1,2,3,4</td><td>kd 试产后改成剖宫产
1,2,3,4</td></tr>
<tr><td>L 病人总满意度</td><td colspan="4">__________ %</td></tr>
</table>

计划(硬膜外、腰麻、腰硬联合麻醉)和麻醉前知情同意书。对于整个产程管理十分重要。

产房虽然是个高风险部门,却有一个非常优越独特的有利条件:产妇在40周前后分娩。这给医护人员足够的时间了解孕产妇,并制定周密的麻醉计划,这应该成为产前检查的一个重要组成部分。研究已经发现,产房中的大多数危险情形是可以预见和预防的。比如,产妇第一死因——产后大出血的90%以上是可以避免的。为此,无痛分娩中国行"123计划"的第一项就是建立高危产科麻醉会诊制度。每个产妇需要麻醉病史、体检,以便及时发现高危因素,做好针对性的准备。提倡高危产妇的超前置管。

麻醉知情同意书应包括至少以下方面:建议采用的麻醉方法的优点和劣势、麻醉风险和可能发生的并发症、备用方案,并充分理解产科麻醉对产妇保驾护航的作用。谈话的产妇或(和)家属提前签字,以免出现紧急情况下,草率从事,埋下医疗纠纷的隐患。提前做好知情同意书,以使产程中的镇痛实施、应对产程中的紧急事件,不仅有充足的时间,而且更客观,也更符合知情同意的理念。

医患关系对于麻醉医师非常重要,可麻醉医师通常只有在产妇到达手术室或产房时才能见到她们。而且多数情况下,产程已经处于活跃期。在一个非常短暂、常常是急促的时间内,让产妇对麻醉医师产生信任,甚至可能在全麻意识消失状态下实施紧急剖宫产,作为她们的生命保护者,麻醉医师是需要很多智慧的。产前和产后访视,将是唯一可以施展这些智慧的时间。

2) 分娩时(产中)和手术时

产科麻醉记录是临产时产妇情况的真实反映,也是保证产科质量的工具。它有除了上面提到的法律、研究等很多目的和功能外,对为患者本人将来的麻醉也提供参考(如硬膜外置管或插管困难)。更为重要的是,实行麻醉镇痛记录和每小时定期查房制度,可以及时发现问题,起到预警作用,也促进麻醉、产科、护理部的及时对话交流,通报产妇产程变化,调

整处理方案,通力合作。总体上包括以下内容:

(1) 简要总结产前评估(在开始实施硬膜外、腰麻或者腰硬联合麻醉之前)。

(2) 核实实验室检查(比如,血红素、血小板、PT/APTT 和出、凝血时间等)。

(3) 全面的监测(镇痛严密观察期间或剖宫产术中每 5 分钟记录一次生命体征并填写麻醉记录单)。

(4) 给药、液体途径和剂量。

(5) 操作记录。

(6) 重要麻醉意外和并发症发生的时间和过程。

(7) 会诊记录。

例如,“硬膜外导管按照常规方式放置”并非规范化的病历记录,正确的文书应当写成:取坐位或者侧卧位,于后背部消毒铺单,1% 利多卡因局麻下用 18 号穿刺针于 L_{3-4}间隙穿刺。生理盐水测试穿刺有落空感,无血液和脑脊液流出,无感觉异常,硬膜外腔留置导管留 5 ~6 cm。常规给予 1.5% 利多卡因 3 mL 加肾上腺素作为试验剂量。最高平面达 T_{10}水平。整个过程患者耐受良好。置管前 FHR 130 次/min,置管后达 140 次/min。局麻药的浓度、冲击量及维持量等等,都要详细记载。

如果产后因为硬膜外脓肿或者血肿导致脊髓损伤,以上正确的麻醉记录可以帮助避免法律诉讼或医疗纠纷并打赢官司。

3) 产后和术后回访

除了产妇一般情况的记录外,应包括她们对分娩镇痛的满意度、下床活动、排尿时间和排尿情况、头痛和后背痛的发生情况,椎管内穿刺点的检查以及对并发症的评估等。产后随访能及时发现并发症,及时妥善处理,将起到亡羊补牢的作用,是改善临床结局、增加产妇满意度的重要环节。对于这些患者的产后回访记录还需要包括会见家属及患者的情况、会诊及是否需要远期随访和随访目的的记录。

病历记录越详细、越客观、越充分,越能反映规范化麻醉管理的水准,意义非凡。

第二节　产科麻醉实施细则

◎ Cynthia Wang,胡灵群

1. 分娩镇痛篇

1）产妇准备

操作前/中，用16G静脉导管开放输林格液或生理盐水500～1 000 mL,血压、脉搏氧饱和度，胎心监护(有可能的话)，卧位时绝对保持子宫左倾位(右侧腰背部垫高)。

2）操作

产妇坐位或侧卧，硬膜外负压法,平均深度4 cm，置管4～5 cm，去脂喷雾加贴保护导管，产妇取子宫左斜位，试验剂3 mL (1.5%利多卡因+1∶200 000肾上腺素，血管内置管阳性者:45秒钟内心率增加15次/min);或3 mL 3%氯普鲁卡因(血管内置管阳性者:短暂一过性耳鸣、口唇麻木、金属味)，两者蛛网膜下置管阳性：3分钟内下肢肌力为III/V以下。阴性后，局麻药镇痛(见“药物选择”)。

3）无痛的定义

几乎不痛,但能感受到宫缩压迫感。早期(第一产程)应达到T_{10}平面，晚期(第一产程末)需要骶部的镇痛。

4）药物选择

(1）第一($T_{10}-L_1$)、第二产程(S_2-S_4)。

① 硬膜外镇痛:潜伏期或产程早期的初/经产妇、疑有困难气道或有可能剖宫产者:

A. 初始量:0.125%布比卡因10～15 mL ＋芬太尼50～100 μg，或

以下维持量 B 的药液 20 mL,10 ~ 12 分钟内起效。

B. 持续量: 0.06% 布比卡因 + 芬太尼 2 μg /mL; 8 mL /h, 8 mL /次，最大量 32 mL /h（患者自控泵），或 12 ~ 15 mL /h(单纯微泵)。

② 腰硬联合:可以用于各期产程的产妇,但初产妇潜伏期的用药不一样,用 4 ~ 5inch(约 10.2 ~ 12.7cm)的 Whitacre 腰穿针配硬膜外包或腰硬联合包,硬膜外针到位后,通过硬膜外针孔进腰穿针，给腰麻药，退针，置硬膜外管，给试验剂，微泵硬膜外持续量

A. 初产妇宫口 3 cm 以下

腰麻 :25 μg（0.5 mL）芬太尼。

B. 初产妇宫口≥4 或经产妇(含第二产程)。

腰麻: 15 μg(0.3 mL)芬太尼 +0.5% 布比卡因 0.5 mL(无防腐剂）。

C. 持续量：见上。

（2）罗哌卡因的剂量是布比卡因/0.65(腰麻),布比卡因/0.6(硬膜外)的量。

5）器械助产的镇痛

（1）硬膜外置管者: 置产妇坐位或半卧位(60° ~ 90°)，镇痛平面 S_{2-4}。

10 ~ 12 mL 3% 2 -氯普鲁卡因(有胎儿窘迫可能的紧急情况)，或 2% 利多卡因(5 ~ 8 分钟起效)。

（2）无镇痛者:腰麻:40 ~ 50 mg 5% 高比重(或 2% 等比重)利多卡因。(比重虽不再使用,但高比重、等比重的概念在麻醉学和麻醉界中普遍应用,故予以保留。——编者注)

6）疑难排解

（1）镇痛不全:

① 第一产程中双侧感觉平面低于 T_{10}:

追加 0.125% 布比卡因 10 ~ 12 mL ＋调高微泵 3 ~4 mL/h。

② 加 0.125% 布比卡因后，双侧感觉平面在 T_{10}，镇痛仍不完全:

追加0.25%布比卡因 10 mL 仍不满意者，重新置管，改成微泵0.1%布比卡因 +1.6 μg/mL 芬太尼。

③ 斑片型“镇痛不全”：

A. 卧于痛侧位。

B. 追加0.125%布比卡因 8 ~ 10 mL。

C. 调高微泵 2 ~ 3 mL/h。

④ “腰背痛”常见于胎枕后位：

A. 追加 50 μg (1 mL)芬太尼 +0.125%布比卡因 10 mL。

B. 改成微泵 0.1%布比卡因 +1.6 μg/mL 芬太尼 15 ~ 18 mL/h。

⑤ 第二产程镇痛不全：

A. 产妇起坐[(半)坐式分娩]，追加 7 ~ 10 mL 0.125%布比卡因。

B. 调高微泵 3 ~ 4 mL/h。

⑥ 经上项处理后，第二产程镇痛仍不满意者：

A. 追加 5 ~ 8 mL 0.25%布比卡因。

B. 再上调微泵 3 ~ 4 mL/h。

(2) 硬膜外导管移位(产妇的感觉平面不清楚)：

追加 8 ~ 10 mL 2%氯普鲁卡因或 8 ~ 10 mL 1%利多卡因，5 分钟内均应起效；否则，重新置管，切忌拖延误事

(3) 低血压：收缩压低于 100 mmHg 或 20%的基础收缩压：

① 快速输晶体。

② 静注麻黄碱 6 ~ 12 mg 或去氧肾上腺素(新福林)100 μg 争取时间。

(4) 分娩镇痛后 15 ~ 30 分钟的胎心过缓

① 查感觉平面排除高位或全脊柱麻醉。

② 排除低血压。

③ 左侧卧位。

④ 加快静脉输液。

⑤ 给氧。

⑥ 静注麻黄碱5～10 mg（即使产妇血压正常）。

⑦ 暂停缩宫素(催产素)。

⑧ 考虑硝酸甘油100 μg静注，或0.8 mg硝酸甘油片舌下含服,或特布他林（β_2肾上腺素受体激动剂)皮下注射，以减缓宫缩。注意低血压发生时,合用麻黄碱或去氧肾上腺素可以防止。

2. 剖宫产篇

1）常规

（1）术前：30 mL枸橼酸合剂口服,10 mg甲氧氯普胺(胃复安）+50 mg雷尼替丁iv静注。

（2）术中：

① 双侧T_4平面，常见低血压和恶心、呕吐。

② 缩宫素(催产素)静滴，20 u/L，始于夹断脐带，宫缩满意后减量。

③ 产妇子宫左斜位。

④ 总液体量约2 000 mL 。

⑤ 总失血量800～1 000 mL。

（3）术后:术后镇痛选择如下。

① 夹断脐带后，硬膜外置管内注射氢吗啡酮0.6～1.0 mg或3.5～4 mg（0.5 mg/mL，7～8 mL）无防腐剂吗啡(需要40分钟起效)。

② 蛛网膜下腔氢吗啡酮25～50μg或无防腐剂吗啡150 μg（0.5 mg/mL，0.3 mL）。

注意！上述两项都需专项术后医嘱，以防合用其他吗啡类镇痛剂，导致过度呼吸抑制。

③ 产妇自控静脉镇痛。

2）择期剖宫产

（1）腰麻(也可用于急诊剖宫产),快速输液1～1.5 L的同时

0.75%高比重布比卡因1.6 mL(或同量的2%等比重)+芬太尼15 μg(0.3 mL)。

(2)硬膜外，在快速输液1~1.5 L的同时3% 2-氯普鲁卡因20~25 mL,或2% 利多卡因20 mL+5%碳酸氢钠3 mL+100 μg芬太尼(2 mL)+10 μg肾上腺素(共20~25 mL用30 mL针筒)。

3）即刻剖宫产

(1)有硬膜外置管者:3% 2-氯普鲁卡因20~30 mL。(3~5分钟内全部给完)

(2)全麻：

① 检查气道，口服枸橼酸合剂30 mL，左子宫位(20°侧卧位)，四次深呼吸，查胎心。

② 产科医师没有做好准备，手术刀不在手，绝不诱导!

③ 环状软骨加压,1~1.5 mg/kg丙泊酚+1 mg/kg琥珀酰胆碱快速诱导，听呼吸音,测到CO_2,让产科动刀。

④ 胎儿产出前，50%氧+50%氧化亚氮(笑气)+异/七氟烷1 MAC(MAC是麻醉气体单位——编者注)。

⑤ 胎儿产出后，30%氧+70%氧化亚氮(笑气)+异/七氟烷0.5 MAC(必须减量)+静脉150~250 μg芬太尼+去极化肌松剂(不一定需要，硫酸镁静滴增加肌松剂的作用)。

⑥ 必要时考虑咪达唑仑以防术中知晓。

⑦ 胃管排空胃内容，清醒拔管。

4）产后出血的药物选择

(1)缩宫素(催产素)20~30单位/1 000 mL液体内。静滴。

(2)麦角新碱：0.2 mg IM(绝对不能静脉注射，高血压忌用)。

(3)卡前列素氨丁三醇(前列腺素F2α)：0.25 mg IM(绝对不能静脉注射，哮喘忌用)。

(4)米索前列醇:0.4~1.0 mg纳肛。

以上可由产科医师子宫肌内注射。

3. 胎盘滞留刮宫

大号静脉通道(16 G 以上);血型配血(至少 2 单位);口服枸橼酸合剂 30 mL，输液扩容。

1）麻醉选择：

（1）麻醉监护 + 宫颈旁阻滞(可能需要较深的催眠深度)。

（2）有硬膜外置管者:10 ~ 15 mL 3% 2 -氯普鲁卡因(胸$_{10}$平面)。

（3）腰麻：5% 高比重利多卡因 40 ~ 50 mg 或同量的 2% 等比重。

（4）全麻(很少用)。

快速诱导：低血压者，用 0.2 mg/kg 依托咪酯或 2 mg/kg 氯胺酮诱导；50% 氧 + 50% 氧化亚氮(笑气) + 异/七氟烷 1.5 ~ 2 MAC 维持，刮宫干净后减至 0.25 MAC。

2）子宫肌松(剖宫产或胎盘滞留刮宫中可能需要)：

（1）根据作用和孕妇血压，静脉硝酸甘油 100 μg 起步，逐渐加量，通常 100 ~ 250 μg。

（2）全麻，气管插管，吸入麻醉至 3 ~ 4 MAC。

4. 宫颈环扎术麻醉选择(T_{10}平面)

（1）快速输液 1 ~ 1.5 L 的同时做腰麻。

（2）腰麻:5% 高比重利多卡因 40 ~ 50 mg(1 mL)，或同量的 2% 等比重。

5. 输卵管结扎术麻醉选择(T_{10}平面)

（1）有硬膜外置管者:15 ~ 20 mL，2% 利多卡因。

（2）腰麻：5% 高比重利多卡因 75 ~ 100 mg，或同量的 2% 等比重。

第三节　产科入院记录

◎ 胡灵群

本节内容详见下页表 1 - 5 产妇入院记录、表 1 - 6 护士产程记录。

第四节　助产护士

◎ 潘皓瑜，胡灵群

1. 交接班程序

1）交接班内容(SBAR)

产科医师、麻醉医师参与

（1）S - situation 当前情况：

① 产科病史：①胎次、流产、产次、孕周、宫高腹围、骨盆出口径线；②胎膜完整性；破膜与否、破膜原因、破膜时间、羊水颜色、性状；③子宫收缩节律、强度；④胎心（Ⅰ、Ⅱ or Ⅲ级）。

② 药物方面：①过敏史；②当前用药。

（2）B - background 背景：

① 外科内科既往史。

② 个人家族史。

③ 感染史（艾滋、疱疹、乙肝、风疹、滴虫、梅毒、淋病），隔离状态（C Diff、MRSA、VRE）。

（3）培养结果 A - assessment 检查。

① 生命体征。

② 血型（包括 Rh，GBS），胎儿抗体。

③ 各种实验室阳性数据（尤其是子痫前期的）。

表 1-5 产妇入院记录

No Pain Labor and Delivery

无痛分娩中国行

OBSTETRICAL ADDIMISSION RECORD

产妇入院记录

Name 姓名

Hospital #住院号

Date：日期

TIME 时间	ARRIVED FROM 来自： ☐ ED 急诊☐ Home 家☐ Clinic 门诊☐ Floor 病房☐Transfer from 外院______	ACOMPANIED BY 陪同：
UNIT 部门	ADDMITTING NURSE 接待护士	VIA 通过：☐Wheelchair 轮椅☐ Cart 推车☐ Ambulatory 步行 ☐ Ambulance 救护车☐ Other 其他______

ADMISSION COMPLAINT 入院主诉：

☐ R/O Labor 排除临产

☐ R/O PTL 排除早产

☐ R/O SROM 排除破水

☐ R/O PIH 排除妊高征

☐ Decrease Fetal Movement 胎动减少

☐ Headache 头痛

☐ Nausea /Vomiting 恶心/呕吐

☐ Status Post Fall/MVA 摔倒/车祸

☐ Scheduled Procedure 预约操作：______

☐ Other 其他：______

AGE 年龄	GRACIDA 孕次	TERM 足月	PRETERM 早产	Antibdy 抗体	LIVING 存活
LMP 末次月经	EDC 预产期	EGA 胎龄	HT 身高	WT 体重	Wt Gain 增重

ULTRASOUND 超声：

☐Done 有 ☐Not Done 无☐Available 能做☐Not Available 不能做

Initial Date 首次日期：______

EDC by US 预产期______ EGA by US 胎龄(周)______

FINAL EDC 最后确定的预产期______

OB ASSESSMENT：(**Subjective**)产科评估(主观指标)

Uterus：☐Soft 软 ☐NonTender 不硬☐Tender 硬 ☐ Ridge 极硬

(子宫)Contractions 宫缩 q ___ Date/Time 时间______

Fetal Movement：☐ Present 有☐ Absent 无☐ Decreased 减少

(胎动)Last movement：Date/Time 末次时间______

Membranes：☐DeniesRupture 没破☐Rupture 破☐Unsure 不清

(羊膜)Rupture Date/Time 破膜时间：______Color 颜色______

R/O PTL 排除早产：

Recent Intercourse Time 末次性交时间______

S/P Fall/MVA point of Impact 摔倒/车祸涉及部位______

PREVIOUS BLOOD TRANSFUSION 输血史

☐ No 无☐ Yes 有☐ Reaction 反应______

Previous C/S 剖宫产史 ☐ Yes 有 ☐ No 无

Attempted VTOL 剖宫产后阴道分娩 ☐ Yes 有 ☐ No 无

LAST INTAKE 末次饮食

Solid 固体：Date/Time：日期时间______

Fluid 液体：Date/Time：日期时间______

（续表）

PRENATAL LABS：产前实验室

☐Done 有　☐ Not Done 无

☐Available 能做☐Not Available 不能做

Blood Type 血型 ________

Antibody 抗体 ________

Rubella 风疹 ________

HBsAg 乙肝表面抗原 ________

VDRL 梅毒 ______ Date 日期 ______

GBBS（ASO） ________

HIV 艾滋病毒 ________

PPD 结核菌素试验 ________

CXR 胸片 ________

CURRENT MEDICATIONS 目前服用药物：

CURRENT RISK FACTORS / OB COMPLICATIONS 目前危险因素/产科并发症：

PRIORPREGNANCY RISK FACTORS 怀孕前危险因素：

MEDICAL/SURGICAL Hx 内/外科病史：

ALLERGIES 过敏/不良反应史：________

Reaction 表现：________

☐ NKDA 无药物过敏　☐ Allergy Bracelet Applied 戴上药物过敏警示手镯

PROCEDURES：（**Objective**）操作（客观指标）

IV Start 静脉：Location 部位 ________ Size 针号 ________

Fluid 液体 type / Rate 种类/滴速 ______ Glucose 血糖 ______

SSE：Examiner 检查人 ________ Date/Time 时间 ________

☐ Intact 完整 ☐ ROM Color 破膜羊水颜色 ________

Ferning 羊齿状结晶：☐ Absent 阴性　☐ Present 阳性

Nitrazine 石蕊试纸：☐ Absent 阴性　☐ Present 阳性（碱性）

Pooling 羊水池：☐ Absent 阴性　☐ Present 阳性

☐ Labs Sent 送血检 ________ ☐ Urine sent 送尿检 ________

☐ Cultures sent 送培养 ________ ☐ Other 其他 ________

URINALYSIS 尿常规：S-Gravity 比重 ______ Color 颜色 ______

Apprnce 外观 ______ Leuko. 白细胞 ______ Heme 尿红素 ______

Glucose 糖 ______ Ketones 酮 ______ Protein 蛋白 ______

RESEARCH SUDIES 参加研究：

☐No 无 ☐Yes 有 ________

AMBULATION 活动

EFM off 无胎心监护 ______ Walking for 行走 ______ Hrs 小时

DISPOSITON 出产房 **Date/Time** 时间 ________

☐ Admitted to 住院病区 ________

Via 通过：☐ Ambulatory 行走☐Wheelchair 轮椅☐Cart 推车

Report given to 交班给：________

☐ID Band Applied 病人手镯 ☐ Clinical Nutrition Consult 营养师会诊

☐Home w/ Instructions 带出院指导回家

☐Verbalizes Understanding 能理解口头交代

☐Discharge AMA 自动离院

☐Social Work/Wellness Center Consult 社区服务中心

表 1－6　护士产程记录

No Pain Labor and Delivery
无痛分娩中国行
NURSE OBSTETRICAL PROGRESS SHEET
护士产程记录

Patient's Name 患者姓名

Hospital #住院号

DATE/SHIFT 日期/班次

AD DATE 入院日期	BLOOD TYPE 血型	EDC 预产期	GESTA-TION 孕周	GRAVIDA 孕次	TERM 足月	PRETERM 早产	ABORTIONS 流产	LIVING 存活	B 羊□INTACT 完整 O 膜□SROM 自然破 M 囊□AROM 人工破	ALLERGIES 过敏/不良反应

ATIENT 患者	TIME(24hrs) 时间																	NOTES 详细记录
	Temp 体温																	
	Pulse 脉搏																	
	RR 呼吸频率																	
	BP 血压																	
	PAIN(0－10) 疼痛程度*																	
	LOC 神志*																	
	Psychosocial 心理社会*																	
	Wt(Kg) 体重																	
	Activity /Position 活动/体位																	
	N/V 恶心呕吐																	
	CNS C/O 中枢神经系统主诉																	
	Reflexes/Clonus(DTRS) 反射/阵挛																	
	Homan's Sign 霍曼斯征																	
	Edema 水肿																	
	Breath Sounds 呼吸音																	
	Fundus 宫底																	
	Lochia 恶露																	
	Episiotomy 会阴侧切																	
	Bladder/Voiding/Foley 膀胱/排尿																	
	Heart RatePatterns 胎心模式*																	

（续表）

AD DATE 入院日期	BLOOD TYPE 血型	EDC 预产期	GESTA-TION 孕周	GRAVIDA 孕次	TERM 足月	PRETERM 早产	ABORTIONS 流产	LIVING 存活	B 羊□INTACT 完整 O 膜□SROM 自然破 M 囊□AROM 人工破	ALLERGIES 过敏/不良反应

	TIME(24hrs) 时间																	NOTES 详细记录
Fetal 胎儿	Variability 胎心变异性*																	
	FHR/FHT/FM 胎心胎心音胎动																	
	Frequency 频率																	
	Duration 持续时间																	
CONTRACTIONS 宫缩产道	Quality(Intensity) 强度*																	
	Resting Tone 静止期子宫张力*																	
	Position/Station 先露/高度																	
	Cervical Eff 宫颈成熟度																	
	Cervical Dil 宫口大小																	
	Vaginal Drainage 阴道排泄物																	
	Oxytocic/Tocolytic 催产/安胎																	
MEDS 药物																		
PO 进食	Liquids 饮料																	
	Diet/Appetite 固体饮食/胃口																	
IV 静脉																		
	TOTAL (8/24hrs) 合计																	
O/P 出量	UOP 尿量																	
	EBL 出血估计量																	
	TOTAL (8/24hrs) 合计																	
	LAST BM 末次大便																	
Others																		

（续表）

Fetal Heart Rate Patterns 胎心变化模式				Monitoring Mode 监护方式			ContractionQuality 宫缩硬度			Uterine Resting Tone 子宫舒张张力		
				US	Ultrasound	超声						
P	Prolonged Decel 减速延长	A	Acceleration 加速	To	Toco	宫缩仪	1	mild	软			
V	Variable Decel 变异减速	L	Late Decel 晚期减速	PSE	Electrode	电极	2	moderate	中	1	soft	软
E	Early Decel 早期减速	U	Undulating 波动	IUPC	Intrauterine Pressure Catheter.	宫腔内导管	3	Firm	硬	2	w/ton	有张力

Classification of Variability（LTV）Beats 胎心长变异分级		
0	0 BPM 心跳/分	Absent 无
1	≤5 BPM 心跳/分	Minimal 差
2	6－25 BPM 心跳/分	Moderate 中等
3	＞25BPM 心跳/分	Marked 显著

IV FLUIDS 静脉液体		
A	= ANTIBIOTICS	抗生素
P	= PITOCIN	缩宫素（催产素）
M	= $MgSO_4$	硫酸镁
I	= INSULIN	胰岛素
D	= DEXTROSE	葡萄糖
#	1,2,3……MAINLINE	开放通路

LOC 神志	
WNL *	= Alert/Oriented to person, place, time 时间地点人物定位正常
SN	= see note 详见记录

PSYCHOSOCIAL 心理社会因素	
N *	= none 无
SE	= see note 详见记录

PAIN SCALE 疼痛程度	
0	10
（No Pain）不痛	（Worst Pain）最痛

（续表）

Postpartum Care 产褥护理														
Date 日期			Surgery 外科 VAGINAL BIRTH 阴道分娩			PHYSICIAN/MW 医师/助产士				ANESTHESIA TYPE 麻醉方式			TIME OF ENTERY 入住时间	
Time 时间	BP 血压	P/RR 脉搏呼吸	Temp 体温	SpO_2 血氧	O_2给氧 □NC 鼻导管 □Mask 面罩	Ss. lvl 感觉平面	Motor 肌力	IV site 静脉	Fundus 宫底	Lochia 恶露	Perineum/Epis 会阴	Incision 切开	Dressing 敷料	Medications 药物	Initials 签名

L&D Nurse Signature 产科护士签字：_______________ Date/Time 时间________

Anesthesia Sign Out 麻醉结束拔管人：_______________ Date/Time 时间________

④ PDFSS 评估（psychosocial risk, domestic violent, fall risk, sucidal risk, skin assessment）：社会心理状态 psychosocial risk（经济状态、社会压力等）；家人暴力倾向 domestic violent；坠床摔跌危险性 fall risk；自杀企图 sucidal risk；皮肤评估 skin assessment。

（4）R - recommendation 计划：

① 产妇产式喜好。

② 分娩镇痛计划。

③ 下次阴道检查时间。

④ 需做的实验室检查。

⑤ 下次药物和抗生素用药时间。

2）母婴出产房交接

（1）SBAR 上的全部内容。

（2）母亲。

① 产道撕裂程度及缝合情况。

② 出血量和宫底高度。

③ 镇痛药物。

④ 大小便。

⑤ 早吸吮、母乳喂养。

⑥ 出生时间。

⑦ 产式：阴道分娩、器械助产分娩还是剖宫产。

（3）新生儿

① 体重、身长。

② 阿普伽评分。

③ 生命体征。

④ 喂养方式（母乳/人工），喂养量。

⑤ 大小便。

⑥ 各异常情况。

⑦ 胎记。

⑧ 脐带置管静脉通道。

⑨ 使用药物、抗生素。

3）交接班安全检查

（1）包括疼痛指数在内的全套生命体征。

（2）检查静脉通道排除隐患（包括麻醉泵）。

（3）有持续导尿的要检查导尿是否畅通以及尿液量和颜色。

（4）确认产床两侧有保护栏，尤其是有分娩镇痛的。

（5）产妇能够触及呼叫拉线，保证随时能得到医疗帮助。

（6）产妇完全清楚实时更新的治疗计划。

（7）检查胎心和宫缩。

（8）确认婴儿床准备完毕，各类抢救器械全部完好就绪。

（9）复查医嘱和药物记录：

逐条查对医嘱，不遗漏最新医嘱。

床头吸引器、氧气接口缩宫素（催产素）剂量、胰岛素剂量、血糖。

子痫前期产妇除确认上面所有内容以外，还需要：详细记录出入量；全面体检，包括各种反射；确认硫酸镁点滴的剂量；每小时总静脉液体量通常不超过 125 mL；最后一次化验结果和下次化验检查的时间。

2. 日间常规

收治入院—进产房。
分娩镇痛操作“前”准备。
分娩镇痛操作“中”“后”。
准备接生。

1）收治入院—进产房

（1）简短询问病史和体检。

（2）收取产前检查记录本。

（3）收集尿液标本。

（4）测量血压、脉搏、温度、呼吸、脉搏氧饱和度和疼痛分数。

（5）称重量身高。

（6）阴道或窥阴器检查。

（7）体外胎心和宫缩监测。

（8）胎位扫描/定位（由产科医师确认）。

（9）科普计划和教育评估。

（10）通报产科和麻醉医师。

2）分娩镇痛操作"前"准备

（1）让孕妇处于坐位或者恰当侧卧，扶住孕妇保持体位。

（2）安置血压袖带和脉搏氧饱和度。

（3）设置监护仪每 2 分钟测一次血压，直至稳定（20 分钟）。

（4）完全开放输液通道（16 G），林格液 500 ~ 1 000 mL。

3）分娩镇痛操作"中""后"

（1）调整胎心监护仪持续监测胎儿，以判断胎心是否随孕妇血压下降而变化。

（2）如果出现子宫收缩过频立即报告麻醉和产科医师。

（3）观察血压确保下降幅度不要太大：

① 收缩压小于 100 mmHg。

② 或下降大于基础值 20%。

③ 或胎心出现明显变化。

（4）试验剂量时观察母亲心率，确保 45 秒钟内变化不超过 15 次/min（非宫缩时）。

（5）千万不要改动镇痛泵设置或拔除硬膜外导管。

（6）如有问题，请随时与产科医师、麻醉医师保持沟通。

4）准备接生

（1）确认缩宫素到位（产后静注或肌注）。

（2）设置婴儿床（包括：氧气、吸引器、热毛毯、吸引球、婴儿床温度设置正确）。

（3）其他如胎粪吸引器、气管插管设备等。

（4）准备好接生台。

（5）母亲监护器。

（6）确认送检 O 型或 Rh 阴性母亲脐带血或先天性疾病筛选试管。

（7）如果确定器械助产或剖宫产，尽早通知麻醉医师。

3. 急诊处置程序

胎心不好。
脐带脱垂。
肩难产。
产后出血。
剖宫产后出血。
惊厥（子痫）。

1）胎心不好（详见《小孩安全日》“宫内复苏”部分）。

呼叫产科评估，让产科和麻醉科医师立即到产房

STOP LP！（老婆，等等）

（1）Stop Oxytocin/Stop Pushing 停用缩宫素（催产素）/停止屏气：

① 停止静滴缩宫素（催产素）或促宫颈成熟药，可减缓子宫收缩。

② 停止母体屏气用力，避免施加腹压，减少脐带受压，改善子宫胎盘血供。

（2）Position 改变体位/Prolapsed Cord 排除脐带脱垂：

① 杜绝平仰卧位（20 周以后没有例外），避免仰卧位低血压综合征

的发生,进而提高心排血量,改善子宫和胎盘的血液灌注,改善胎儿血氧饱和度进而使胎心率恢复。

② 采取左侧卧位、右侧卧位或膝胸卧位,改变脐带、胎儿、子宫以及骨盆的相互位置关系,进而缓解和纠正脐带受压。

③ 进行阴道检查:明确胎先露位置及宫口扩张等情况,排除脐带脱垂。

(3) Tocolysis 舒张子宫肌(产科医师医嘱,麻醉医师给):使用抑制宫缩剂;硝酸甘油(舌下片剂 0.8 mg 或静脉用),特布他林(0.25 mg 皮下)。

(4) Oxygen 给氧增加氧供:

① 面罩吸氧,氧流量维持在 10 ~ 15 L/min。

② 有可能增加母体供氧,改善胎儿血氧饱和度,即便输氧停止后较高的血氧浓度仍能维持 30 分左右。

(5) Lactated Ringer's Fluid 开放林格液:开放静脉给液,首选林格液,通过增加母体血容量来改善子宫胎盘血供。

(6) Phenylephrine 去氧肾上腺素(麻醉医师):低血压或正常血压时,静脉注射去氧肾上腺素/苯肾上腺素/去氧肾上腺素(新福林)(0.1 ~ 0.2 mg),或麻黄碱(5 ~ 10 mg)升压,以改善胎盘血流灌注。应及时监测孕妇血压 。

准备进手术室做进一步评估和剖宫产。

2) 脐带脱垂

(1) 紧急呼叫:产科、麻醉医师到床旁。

(2) 如果做宫颈检查时感觉到脐带,切勿将手拿出来。必须将脐带远离胎头,压迫脐带会阻断胎儿血供。

(3) 建议产科医师启动 5 分钟即刻剖宫产,紧急呼叫新生儿科医师到手术现场。

3) 肩难产

(1) 紧急呼叫:产科、麻醉和新生儿医师到床旁。

(2) 记录胎头娩出到胎儿娩出的时间。

(3) 放平产床让产妇平卧(除非医师说不能放平)。

(4) 酌情操作:McRobert 法(屈曲大腿法:抬高双腿,尽可能使腿接近腹部);耻骨联合上外加压;牵出后臂取后肩:Woods 旋转法;内旋转(Rubin)手法。如果不能成功,把患者移到手术室。

4) 产后出血

(1) 紧急呼叫:产科、麻醉医师到床旁。

① 监测脉搏氧饱和度。

② 每 2 ~5 分钟监测生命体征 1 次。

(2) 每 15 分钟数纱布以估计出血量,采用称重纱垫(目前最准确的估算出血方法)。

(3) 提醒医师并通知血库将"送存血液"改成"血型—抗体测定"或"血型—血交叉"。

(4) 开放第二条静脉通路。

(5) 开始输林格液/贺斯/万汶)/输血。

(6) 酌情遵医嘱给予缩宫素/欣母沛/麦角新碱。

(7) 准备宫腔填充器,如:BARKERI 或纱布。

(8) 根据产科医师的决定,如有必要将患者运移到手术室进一步评估。

5) 剖宫产后出血

(1) 确认麻醉医师和产科医师知道出血量。

(2) 与医师一起评估出血量,每 15 分钟数纱布以估计出血量,注意检查铺巾下面出血量。

(3) 宫底按摩,开放第二条大静脉通路。

(4) 提醒医师并通知血库将"送存血液"改成 "血型—血交叉"。

(5) 酌情遵医嘱给予缩宫素/卡前列素氨丁三醇(欣母沛)/麦角新碱。

(6) 准备宫腔填充器,如:BARKERI 或纱布。

(7) 帮助麻醉医师放置有创监护或中心动脉通道。

(8) 启动产后大出血程序。

(9) 送检各项相关实验室指标并及时报告麻醉和产科医师。

6) 惊厥(子痫)

(1) 紧急呼叫:产科、麻醉医师组到床旁。

(2) 保持气道通畅,给氧,头侧一边。

(3) 开放静脉通路。

(4) 升起床背。

(5) 确认硫酸镁就绪。

(6) 按照医嘱药物治疗。

(7) 床头吸引器和吸引头。

选读建议

《Chestnut 产科麻醉学——理论与实践》,David H. Chestnut 等主编,连庆泉主译,人民卫生出版社,2016 年

附件:

《产科椎管内麻醉管理指南》

《美国麻醉医师学会产科麻醉临床指南》

《产科麻醉基本要求》

《产科麻醉:原理与临床》,吴新民主编,人民卫生出版社,2012 年

附录:

《产科麻醉实践指南:美国麻醉医师学会产科麻醉专家组报告》

第二章　母亲安全日

本章目的

围绕着预见性医疗模式，对任何有害于孕产妇的临床问题，提倡预防为主，早期发现早期介入。改变传统医疗模式（主诉—病史/体检/检测—诊断—治疗）中，医护人员处于被动、滞后局面，不能适应产妇待产分娩中的急、危、快的特点，贻误治疗时机，提高产妇的临床结局，改善目前产科高危、高纠纷的现状。

本章涉及范围

(1) 内容主要涉及产前麻醉准备，尽早知道孕妇可能造成并发症和死亡的危险因素，并有针对性地准备，最终减少或避免这些不良事件的发生。

(2) 对于高风险、高频率的临床问题，时刻准备着，每班检查核对，提倡零失误。

(3) 鉴戒美国的产科麻醉的各种针对产房、设备、人员配置，在理念上接受，方法上因地制宜、有的放矢，从中找到适合自己医院产房的配置。

(4) 产科、新生儿、护士等产房专业有关的内容。

(5) 两大专业教科书和两本科普书的导读。

(6) 参考文献。

非本章涉及内容

(1) 高危产妇的临床处理（第四章《无痛分娩日》）。

(2) 危重情况的处理（第六章《紧急抢救日》）。

（3）常见并发症的诊断处理（第五章《患者满意日》）。

第一节　预防误吸

◎ 胡灵群，陶为科

本节主要根据《美国预防误吸临床指南》编写。

1. 无颗粒流质

（1）允许没有产科并发症的产妇在产房里待产生产过程中饮用适量透明液体。

（2）如果是择期剖宫产，这类产妇在麻醉诱导两小时前开始禁饮。

（3）透明液体包括水、不含果肉的果汁、苏打饮料、清茶、不加奶制品的咖啡、运动饮料等。对预防误吸而言，避免液体内含颗粒状物体比摄入液体容量更重要。

（4）对有额外误吸风险因素（例如病态肥胖、糖尿病、困难气道），或有剖宫产可能（如不确定性胎心异常）产妇，需因人而异，进一步限制流质摄入。

2. 固体食物

产妇产程中应当避免摄入固体食物，择期手术（剖宫产或产后输卵管结扎）的产妇，麻醉前应严格禁食 6 ~ 8 小时。

3. 药物预防（制酸剂、H_2 受体拮抗剂和甲氧氯普胺）

麻醉医师应在术前（即：剖宫产、产后输卵管结扎术）的恰当时机（药物需要时间起效）使用非颗粒性制酸剂、H_2 受体拮抗剂和/或甲氧氯普胺预防误吸。

问 1：在美国医院分娩镇痛需禁食，最多可以饮不含牛奶的咖啡或冰块。中国产妇传统上都鼓励进食，毕竟生孩子需消耗许多体能。如何禁食好呢？

答：历史上，从英国1952～1985年的统计数据可以看到，误吸占麻醉死亡总数曾经超过50%。美国麻醉医师学会医疗事故赔偿数据库研究中还发现，产科患者由于呕吐、全麻困难气道，高位/全脊麻导致的误吸，是医疗赔偿的高危因素。

禁食禁饮并不是因为分娩镇痛，而是为了减少产妇死亡率。恰恰相反，在讨论到英国1985年以后，误吸死亡的绝对值和相对值全部下降的五大原因中，广泛应用椎管内镇痛和麻醉，成为最主要的因素。建立并强化禁食禁饮的临床举措也是其中一个原因。其他三个原因是：①制酸剂预防。②全麻快速诱导技术。③麻醉医师培训。从中可以看到产科麻醉发展对这一问题所做出的贡献。但是，英国在1994～2008年的全国统计中，还是发生了3例产妇误吸死亡。在中国产科麻醉还不普及的今天，这些历史具有十分重要的借鉴作用。

产妇进产房一律禁食禁饮，在广泛开展了椎管内分娩镇痛/麻醉的西方国家，近期受到了质疑。尤其是禁饮。鉴于产程中恶心呕吐颇为平常，产房中无法全面预测谁是真正的低危产妇，遇到紧急情况，紧急剖宫产随时可能，而没有椎管内分娩镇痛产妇，多半采用全麻这个事实，产程启动后开始禁食是一项预防误吸，特别是预防致命性误吸的重要措施。

原则是只能给清亮饮料，渴了口含冰块（此项估计中国人难接受），并用5%糖盐水250 mL /h静脉补液。也有些医院或分娩中心允许产妇喝无颗粒饮料，比如运动饮料。如估计剖宫产可能性大，或高危产妇，会严格禁食禁饮。

刚进食的待产妇不是分娩镇痛的禁忌，但进入产房后，则开始按规定禁食。

能耗或饥饿性酮症对母婴临床结局的负面影响是很多人所关心的问题。根据2013年Cochrance荟萃分析结果看，包括在患者满意度在内的各项大家关心的临床结局并没有区别。我们还不是很清楚产程中给大量高能量物质,尤其是碳水化合物,比如糖尿病产妇的高血糖症,胎儿血糖增高,发生高胰岛素血症。胎儿出生后,高胰岛素血症滞后消退,母体供糖中断,导致新生儿发生低血糖的现象是否也会出现在非糖尿病母婴。荷兰的一项随机双盲研究中发现了一个令大家吃惊的结果:食用糖水产妇的剖宫产率比禁食禁饮组高2.9倍。历史上,曾经考虑术中供能输糖。后来发现高糖和死亡率/并发症率密切相关,现在不给含糖的静脉液体了。手术对人体是一个应急的过程,分娩也可能是。当然,最好有个体化医疗。令人兴奋的是,随着超声技术的改进,经腹胃排空检测,给我们新的希望。椎管内分娩镇痛产妇耗能减少,也让这一问题变得容易多了。

中美两国都没有全国性有关这方面的统计数据。这可能会让人对产妇误吸致死人掉以轻心。建议采用剖宫产低危产妇禁食,但不禁清澈、无颗粒饮料,剖宫产高危产妇常规禁食禁水的西方国家的做法,有助于产妇的安全。与此同时,进一步考证这一方法,或研究个体医疗方法,从而更好地解决这一临床问题。

问2:每一个产妇都要全程禁食禁饮吗?

答:根据2007年美国麻醉医师学会和2009年美国妇产科学会的最新指南,每个产妇都采用严格的禁食禁饮已经认为没有必要, 但对高危产妇还是必需的。低危产妇只需要禁食,可以饮用清澈饮料。还有很多需要确定,比如,是否需要把产妇的禁食限定在活跃期开始等,还有待于研究的回答。

问3:产程一发动就禁食呢,还是分娩镇痛时禁食呢? 对已进食的孕妇分娩镇痛属禁忌吗?

答:在产程启动那刻应该需要开始实行禁食和饮水控制。疼痛和(或)使用阿片类药物已经发现了减慢胃排空。禁食和饮水控制不是因为分娩镇痛,而是为了产妇安全。在没有完成分娩前,谁也不能确定哪个产妇一定是顺产的。但是,饱食产妇不是分娩镇痛的禁忌证,只要"下不为例"即可。

问 4:常说孕妇即使术前禁食 8 个小时仍要当做饱胃处理;但为什么国内关于择期剖腹产术前禁食多规定是 6 小时呢?

答:通常情况下,6 小时指患者用了蛋白脂肪含量非常少的饮食,而 8 小时则是针对吃了大鱼大肉的。

问 5:什么是无渣饮料? 产妇有胃不适,可不可以给一点米汤?

答:无渣饮料指清澈透明的,不含任何渣渣或浮悬颗粒的饮料。水、清澈果汁、碳酸饮料、碳水化合物饮料、运动饮料、茶、清咖啡(不加奶)等。饮料中应该不含蛋白质、脂肪、纤维素。牛奶,鲜榨的果汁,酸奶等不是无渣饮料。米汤里面还悬浮颗粒,不是无渣饮料,误吸到肺将会是很危险的。可以喝运动饮料,喝红牛,喝无渣桂圆汤等。

问 6:产妇能允许多少量的清澈饮料?

答:根据一项研究,低危剖宫产产妇开始饮用 500 mL,然后 500 mL/3 ~4 h,超声检查没有见到胃内容的积聚。

问 7:为什么不用全麻剖宫产的产妇也要给抗酸药?

答:在剖宫产过程中,甚至在产后,产科本身有很多非确定因素。比如各种原因引起的产后大出血, 外科误伤,产科医师技术差异等,这些都需要更长的手术时间,或者手术难度到了椎管内麻醉不能适应的程度。从麻醉角度,转成全麻的情况有:4% ~13% 的硬膜外、0. 5% ~4% 的腰麻不能满足剖宫产的需要;高于胸$_2$ 高位脊麻或全脊麻并发症造成通气障碍、气道失去喉返保护、心血管问题需要全麻过渡;甚至在做椎管内麻醉过程中,情况变化需要即刻剖宫产等。还有, 在清醒没有镇静下椎管内麻醉剖宫产,对产妇心理压力巨大。手术中途,产妇失去控制,转为全麻也不罕见。

因此,这个答案已经不言自喻。我们总是说,在麻醉界,备用计划总是需要的。

问 8:在美国剖宫产妇服用枸橼酸钠和枸橼酸合剂有何意义? 没有枸橼酸钠和枸橼酸可用什么代替? 甲氧氯普胺(胃复安)和雷尼替丁作

用如何？昂丹司琼能否预防呕吐误吸？

答：枸橼酸合剂属非颗粒性制酸剂（颗粒性制酸剂应该避免），可中和胃内潴留液体，药房可自行制配。口服每次 30 mL（含枸橼酸钠 3 g + 枸橼酸 2 g）。还有其他类似的，比如，0.3 当量枸橼酸钠，艾尔卡—塞尔策泡腾片，也可选择 5% 碳酸氢钠 45 mL。甲氧氯普胺用来促进胃排空，雷尼替丁可减少胃酸分泌、提高胃液的 pH 值。质子泵抑制剂可以作为 H_2 受体阻滞剂的替代药物。昂丹司琼用来预防和治疗术后恶心呕吐。还没有用于预防误吸。预防误吸寄希望于减少胃内容物，降低胃酸度。昂丹司琼等这类药物更多的是让胃内容物“留在胃里”。

问 9：产妇在产程中确实消耗很大，如果产妇不愿意或拒绝控制饮食饮水，我们怎么办？

答：首先在广泛开展椎管内分娩镇痛后，消耗大的印象会慢慢淡化。在以患者第一的医疗思维下，医护人员的责任是把一项医疗措施的利弊详细说清楚。绝大多数产妇能够理解这是为她们的安全着想。这种情况发生在“中国行”的两家医院里，通过解释，让两位先前拒绝饮食控制的产妇非常自觉地遵守了这个规定。一旦她们知道了这和她们的生命安全有关（其实变成了“要死还是要吃？”）的时候，问题迎刃而解。

第二节　杜绝仰卧位低血压综合征

◎ 赵培山

1950 年 9 月，一位足月经产妇因急性右下腹痛到德克萨斯大学（The University of Texas）的帕克兰德医院（Parkland Hospital）急诊室就诊。当平躺在检查床上时，孕妇出现面色苍白、浑身虚汗、血压测量不到、心率 160 次/min。医师怀疑子宫破裂，急诊开腹探查，子宫、胎儿均正常。什么原因引起这个孕妇术前的休克症状呢？几天以后，又一个孕妇急诊入院，平躺时出现休克症状，血压65/40 mmHg。但是，这个孕妇自己换成侧卧位时，休克症状消失，血压回升到132/80 mmHg。当医师要求这个孕妇再一次平躺几分钟后，她的血压又降到60/35 mmHg。当然，孕妇拒绝继续平躺。这是产科医师霍华德(Howard)等人1953年发表的论文开头的两个病例。

其实，20世纪30年代初，瑞典产科医师阿尔托普(Ahltorp)就报道过妊娠晚期孕妇平躺时会出现休克症状。人们也早知道孕妇下肢静脉压增高，平躺时动脉压降低。阿尔托普(Ahltorp)认为，这是平躺时由于膈肌升高、下腔静脉受阻造成的"心脏功能不全"(cardiac insufficiency)或是一个"子宫－心脏"神经反射(utero-cardiac neurologic reflex)引起。后来，"妊娠期体位性低血压"的临床病例多有报道，但霍华德小组是第一个对此现象进行动物和病人研究并发表英文论文的。他们首次使用"仰卧位低血压综合征"(supine hypotensive syndrome)的名词，并发现11.2%(18/160)的足月孕妇会出现这种"仰卧位低血压综合征"(收缩压下降30 mmHg以上或绝对值小于80 mmHg)，休克症状在仰卧3～7分钟后发生。下腔静脉受压会引起股静脉压的升高，霍华德通过对产妇股静脉压力测量证实，足月孕妇只有在平躺时，股静脉压才会显著升高(平均为24 cm H_2O)，侧卧时股静脉压下降。即使在剖宫产开腹后，股静脉压仍然不降低，当术者把子宫前翻，股静脉压才恢复到正常的11 cm H_2O。10年后，斯科特(Scott)和克尔(Kerr)对下腔静脉压力的测量再次证实，剖宫产患者仰卧时下腔静脉的压力可以高达20～25 cm H_2O(非孕妇为4～8 cm H_2O)，胸腔内呼吸压的变化也传不到下腔静脉远端。让产妇侧卧或在胎儿取出前将子宫向前举起可以使下腔静脉压力明显下降(图1－1)。当下腔静脉压力为20～25 cm H_2O时，右心房压力为3～5 cm H_2O，胎儿娩出后下腔静脉压力恢复正常，右心房压也随之增高。也就是说，下腔静脉的堵塞导致静脉回流受阻，右心房舒张期充盈压下降，致使心排血量降低25%。

上述血流动力学试验也在影像学上得到了证实。克尔等人对12个行剖宫产的患者(孕 32 ~ 40 周)进行的影像学检查发现,从两侧股静脉打入造影剂后,10 位患者在下腔静脉分叉处完全堵塞(图 1 - 2)。而且,堵塞还不只是一个点状压迫,其范围与整个子宫长度相同,高达子宫底部。其他 2 位患者呈现部分堵塞,左侧髂总(common iliac)堵塞比右侧髂总的更为严重。此时,部分下肢静脉血液通过腰部升静脉(ascending lumbar veins)和脊柱周围静脉丛(complex of veinssurrounding the spinal canal)交通支回流到心脏。胎儿娩出后,所有患者的下腔静脉压迫消失,血流恢复通畅(图 1 - 3)。

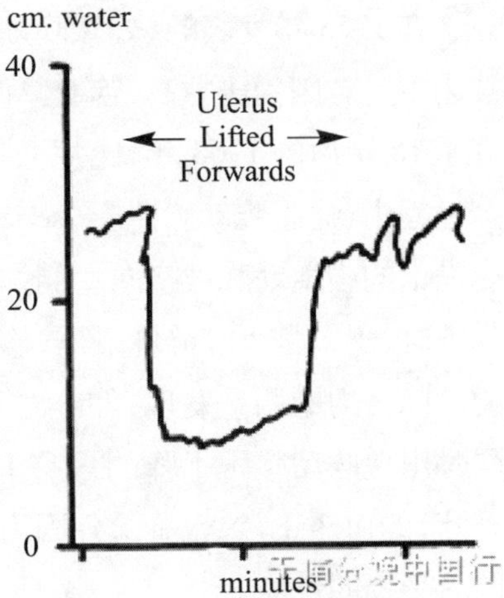

图 1 - 1　剖宫产时下腔静脉压变化。切开子宫前将子宫前举对下腔静脉压力的影响
(KerrMG. J ObstetGynaecol Br Commonw. 1965; 72: 513 - 529)

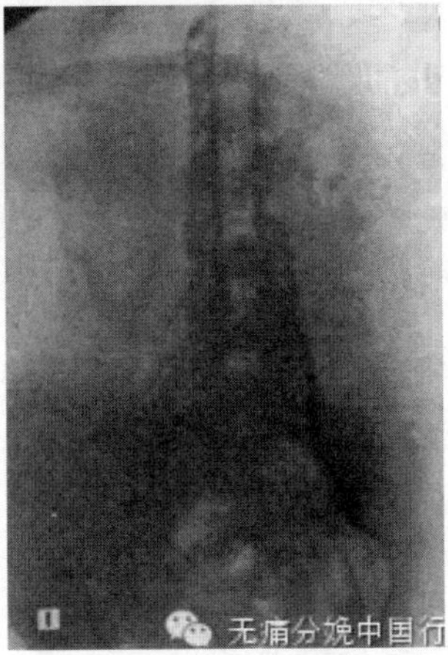

图 1 - 2　剖宫产前仰卧位造影显示下腔静脉血流受阻
(Kerr MG et al. Brit. med. J. 1964; 1: 532 - 533)

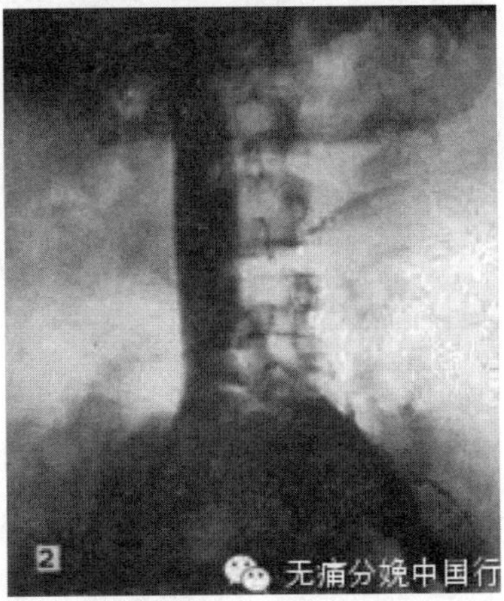

图 1 - 3　剖宫产关腹膜后仰卧位造影显示下腔静脉血流正常
(Kerr MG et al. Brit. med. J. 1964; 1: 532 - 533)

在1953年发表的《妊娠晚期仰卧位低血压综合征》的文章中，霍华德认为主动脉因为压力高、管壁厚而幸免受压。然而，在人们对静脉系统研究了15年后的1968年，比尼亚茨(Bieniarz)等人发现，在妊娠晚期和生产过程中，盆腹腔动脉造影(serial abdominopelvic arteriograms)显示，肾动脉以下的腹主动脉被挤向左侧，造影剂部分缺失。因此，孕妇在妊娠晚期仰卧时，不只是下腔静脉受压，腹主动脉也部分堵塞。之后，人们又进行的动脉压力的测量发现，仰卧时60%的产妇有明显的股动脉压下降，而同时出现肱动脉压下降的只有18%。也就是说，即使母亲上肢测量(肱动脉)的血压正常，也不除外因为腹主动脉受压而造成的子宫血流不足和胎儿受损的可能。

根据上述研究结果，1974年，纽约艾尔伯特·爱因斯坦医学院(Albert Einstein College of Medicine)麻醉学教授马克思(Marx)提出了"主动脉—下腔静脉压迫"(aorto-caval compression)的概念，诠释了"仰卧位低血压综合征"。

问1:"仰卧位低血压综合征"的发生率是多少?

答:在霍华德的研究中，11.2%(18/160)的足月孕妇会出现"仰卧位低血压"。霍姆斯(Holmes)较大规模对500名妊娠36周以上孕妇(320名初产妇,180名经产妇)的研究发现，31.6%孕妇仰卧时出现收缩压下降大于20%，收缩压下降达40%以上的占3.6%。理论上讲，椎管内麻醉/镇痛造成交感神经阻滞，这类产妇的"仰卧位低血压综合征"发生率会更高，但文献中没有相应报道。

问2:"仰卧位低血压综合征"的孕妇临床症状是什么?

答:恶心、呕吐、胸腹不适或疼痛、手脚麻木、视力障碍、耳鸣、头痛、头晕、烦躁、晕厥等。患者愿意屈膝抱腿，或让患者深呼吸可以部分缓解血压下降。

问3:"仰卧位低血压综合征"的孕妇体征是什么?

答:面色苍白或发绀、皮肤潮湿、出虚汗、肌肉纤颤、打哈欠、呼吸过度或困难、血压下降、心率增快或减慢等。严重者可出现大小便失禁、惊厥及意识丧失。

问 4：为什么有些患者在血压降低时，心率是减慢，而不是加快？

答：霍姆斯在研究中注意到，有些患者，特别是血压下降较严重的患者（收缩压下降 >40%），同时伴有心率减慢（而不是大家想象中的加快）。这是静脉回流严重受阻，由心房反射（atrial reflex）引起的。

心房反射也叫班布里奇反射（Bainbridge Reflex），是英国生理学家弗朗西斯·阿瑟·班布里奇（Francis Arthur Bainbridge）1915 年在犬身上试验发现。1982 年，科学家又在人类证实此反射的存在。它是一个正反馈机制。当静脉回流增加造成中心静脉压增高时，心房和（体、肺）静脉系统的牵拉受体（stretch receptors）受到刺激，使控制窦房结（sinoatrial node）的交感神经活性增强，副交感（迷走神经）活性减弱。为了保护静脉系统压力不过于升高，心率代偿性增快，让心室将腔静脉和心房血尽快泵出。由于当初班布里奇并没有阐述静脉回流降低时的心率减慢，而是后来的研究证实的，所以，现在人们把“静脉回流降低时的心率减慢”叫作“反向班布里奇反射”（reverse Bainbridge reflex）。最近，有人提出，完整的班布里奇反射（心率随静脉回心血量的变化而加快或减慢）也叫“心肺反射（cardiopulmonary reflex）”。

大家熟知的“动脉压力感受器反射”（arterial baroreceptor reflex）是班布里奇论文发表八九年后，知道的第二个心血管反射。为了代偿体位改变引起的血压变化，动脉压力感受器反射在人类心血管反射中起主导作用。心房反射和动脉压力感受器反射对心率的作用正好相反，即：心房静脉回流增加导致静脉系统压力增高时（不是动脉压增高），心房反射为主，心率加快（正反馈机制）；当动脉压力降低时（不是静脉压降低），主动脉弓和颈动脉窦的压力感受器反射为主，心率加快（负反馈机制）。

第三个心血管反射叫贝措尔德－雅里施反射（Bezold-Jarisch reflex）。

最初,是在动物实验中使用降压药藜芦生物碱(veratrum alkaloids)观察到的三联征(心率减慢、血压下降和呼吸减慢或停止)。反射入路受体在心室壁,不在血管。有报道,在轻、中度出血时,动脉压力感受器反射引起心率加快和外周血管收缩,以维持正常血压。大出血时(失血 30% 以上),心肌用力收缩充盈不足的心室,实验证实,这种机械刺激使左心室受体(而不是静脉系统或心房受体)被激活,从而抑制交感神经活性,引起心率减慢、外周血管扩张和血压下降。

研究证实,吸入和静脉麻醉药可以抑制动脉压力感受器反射,但还没有麻醉药物对心房反射影响的研究。如果,麻醉药物对心房反射抑制较弱,那么,心房反射在麻醉患者中会起到主导作用。心血管反射的复杂性和相互制约,使得临床表现多变。但是,根据目前临床观察和文献,一般认为:大出血时的心率减慢与班布里奇反射无关,椎管内麻醉/镇痛时的心率减慢是由(反向)班布里奇反射引起。

问 5:为什么说椎管内麻醉/镇痛时的心率减慢是由(反向)心房反射引起?

答:(1) 尽管压力感受器反射在椎管内麻醉/镇痛引起低血压时会造成心率加快,然而,无论高位(T_4 以上)还是低位(T_4 以下)腰麻时,患者常出现心率减慢或不变。高位腰麻时的心率减慢通常被认为是因为心交感神经(T_1-T_4)被抑制所致,但低位腰麻时的心率减慢却不能用心交感神经抑制解释。

(2) 当患者因为高位腰麻血压降低又有心率减慢时,将患者下肢抬高或头低位(使静脉回流增加)会使血压和心率同时增加。如果,高位腰麻时的心率减慢是单纯由于心交感神经抑制引起,那么,患者体位改变不会使得心率增加。

(3) 如果保持静脉回流正常,切断心脏交感神经造成的心率减慢大约是 10%,而腰麻时患者心率减慢往往大于 10%。

(4) 腰麻时的心率减慢与麻醉平面无关,而是受血压下降程度影响。血压下降程度与静脉回流减少程度直接关联。如上所述，静脉压力改变引起的心率变化是心房反射所致。

（5）腰段硬膜外患者血压下降时，本来应该由于动脉压力感受器反射引起心率加快，但研究证实患者心率不变，这实际是静脉回流降低时的心率减慢（心房反射）造成。

问 6：“仰卧位低血压综合征”的并发症有哪些？

答：（1）胎儿缺氧和低阿氏评分（Apgar score）。克尔观察到一例因第一产程胎心缓慢，准备要剖宫产的产妇，测量血压时发现产妇血压低。让产妇侧卧后，胎心恢复正常。这个例子说明产妇体位造成的低血压足以导致子宫胎盘血流灌注降低，胎儿缺氧。我们在“中国行”的医院里也遇到过同样病例。

（2）可能导致胎盘早剥。下腔静脉受压后，压力返传到绒毛蜕膜间隙（chorio-decidual space）造成胎盘早剥。为了证实这个假设，有人在剖宫产时，将子宫抬起，用手压住下腔静脉，确实看到胎盘剥离。当然，有专家争论这不是由于下腔静脉受阻引起，而是抬起子宫时，子宫静脉受阻造成。

（3）肾血流灌注降低，输尿管受压，尿量减少：多普勒测速仪（dopplervelocimetry）显示，妊娠晚期（29～41 周）孕妇仰卧时颈内动脉血流速度降低 37%，提示脑供氧不足。

（4）在全麻或腰麻下，交感神经被阻滞，血管收缩代偿能力下降。文献中有报道，因为这种失代偿，腰麻引起的血压下降加上“仰卧位低血压”可能是剖宫产腰麻后患者循环衰竭和死亡的原因。即使在没有麻醉的情况下，最近有报道，一位 41 岁的肥胖孕妇（身高 173 cm，体重 128 kg，孕前 113 kg），37 周因羊水过多入院时怀疑妊娠糖尿病和巨大儿，出院后第 9 天，丈夫发现其死于卧室。死者平身仰卧在床，尸解证实颈静脉和锁骨下静脉扩张，下腔静脉萎陷，双侧股静脉扩张充血。诊断“仰卧位低血压综合征”为可能致死原因[21]。

问 7: 如何处理主动脉—下腔静脉压迫引起的“仰卧位低血压综合征”?

答: 很多孕妇本能地侧卧从而缓解身体不适告诉了我们答案。临床试验也证实,把孕妇右胯垫高,使骨盆左倾 15° ~ 30°可以减轻,但不是解除主动脉下腔静脉受压。为什么 15°? 20 世纪 70 年代,当人们用水囊、气袋、沙垫、胶皮楔和倾斜手术台等方法时,克劳福德(Crawford)使用胶皮楔让剖宫产患者骨盆倾斜 15°,有效地减少了下腔静脉受压的并发症。与仰卧位母亲的婴儿比较,15°倾斜位母亲的婴儿脐带血酸中毒较少,阿氏评分较高。但是,多数孕妇在 15°时,主动脉下腔静脉还有可能受压。研究表明,骨盆左倾 30°,用手将子宫推向左侧,或是完全左侧卧位时,心排血量和下肢血压可以进一步回升,认为倾斜 30° ~45°更为有效。但是,倾斜度太大会引起产妇不舒服,手术台上尤为明显。正常志愿者在手术台倾斜平均 9°(范围 4° ~14°)时会感到不安。所以,有人建议,在剖宫产时右胯垫高 15°,在产房床上垫高 30°。如果子宫左倾不能缓解孕产妇的症状或胎心异常,可以转为完全左侧卧位,或试着让患者左胯垫高,使子宫右倾。总之,根据具体情况来调整垫高角度和方向。最近,有研究提示垫起腰部比垫起胯部能更好地缓解仰卧位低血压,这还有待于进一步证实。

实际工作中,如果没有特制的水囊、气袋,常用大枕头或卷起毯子替代,可以将孕妇右侧腰部和胯部一起垫高,不至于使孕产妇扭着腰难受。要注意的是,大部分麻醉人员都对垫高角度估计过高(实际角度低于估计角度)。

很多研究是在怀有健康胎儿的正常孕妇中进行的,子宫倾斜位对于高危产妇和胎儿更为重要。比如,出血、早产、肥胖等患者绝对不要平躺。在孕妇心肺复苏时,子宫对主动脉和下腔静脉压迫会造成静脉回流减少及心排血量降低,更值得注意。

虽然,至今还没有这类患者有关子宫压迫对心血管血流动力学影响的研究，但是，主动脉下腔静脉减压对她们心肺复苏的重要性显而易见。最有效的方法是手推子宫左侧位（图1－4、图1－5），这样，孕妇可以保持平卧位，有利于同时进行有效的胸部按压、气道处理、静脉开放和除颤，以增加复苏成功率。右胯垫高使子宫左倾后，胸部按压力量只有80%达到心脏，而有效的胸部按压是抢救关键。

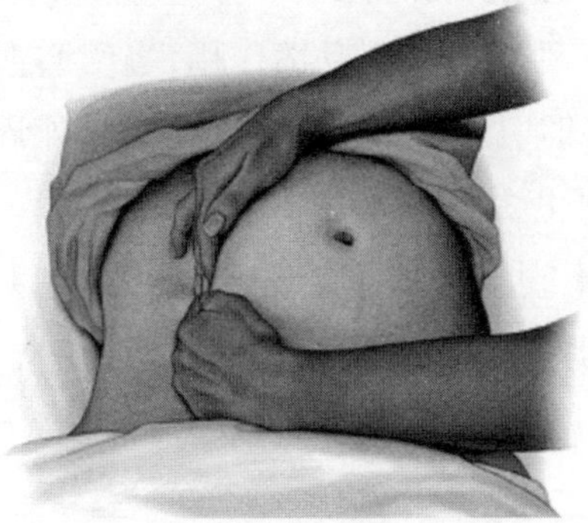

图1－4　子宫左移双手法
（Jeejeebhoy FM et al. Emergency Medicine International 2013；6：1－8）

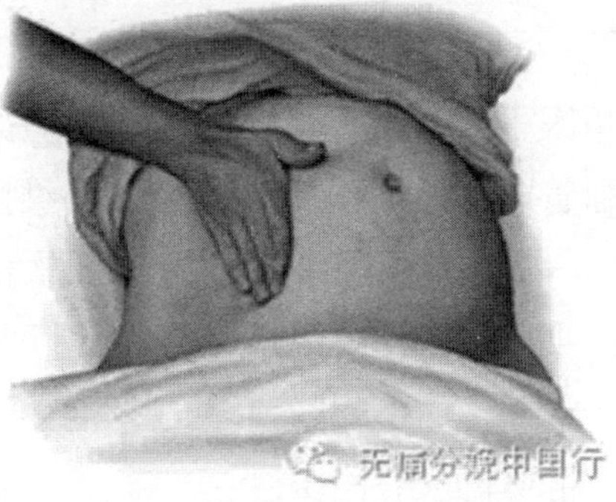

图1－5　子宫左移单手法
（Jeejeebhoy FM et al. Emergency Medicine International 2013；6：1－8）

问8：为什么在妊娠20周以后要子宫倾斜位？

答：虽然，妊娠子宫在12周时开始出盆腔，但一般到20周时，子宫底部可在肚脐水平摸到，也就是说，子宫真正进入腹腔。有报道，妊娠20周以后仰卧孕妇会出现下腔静脉受压的症状。还有研究显示，妊娠20周以后孕妇肾血流灌注下降，肾造影显示输尿管受压，尿量减少。所以，妊娠20周以后的孕妇禁忌平躺。剖宫产或妊娠20周以后的非产科手术，将患者过到手术床上之后的第一件事就是把其右侧跨部垫高。

问9：患者平躺后会马上发生"仰卧位低血压综合征"吗？

答：虽然有报道，低血压可以在仰卧位30秒或是30分钟后出现，但通常是在患者仰卧3～10分钟后才会发生。主要原因是静脉血在下肢蓄积，从而使回心血流减少，心排血量降低需要时间。

问10:为什么不是每个人都会有"仰卧位低血压综合征"呢?

答:从文献中我们看到,虽然下腔静脉压迫发生在大多数妊娠中、晚期的孕妇,但下腔静脉受压不一定会造成"仰卧位低血压综合征"。可能的原因包括:

(1) 多数患者的静脉侧支循环丰富,可以代偿性地增加回流静脉血。子宫卵巢动脉交通支足够可以代偿主动脉部分阻塞。

(2) 正常动脉压力感受器反射是一种快速的负反馈作用,当回心血量因下腔静脉受阻减少而引起血压下降时,压力感受器反射会引起外周血管阻力增高和心率加快,从而维持血压正常。

(3) 子宫形状的差异和硬软程度不同。宫缩时子宫变硬并成为卵圆形凸起,骨性脊柱从而保护了下腔静脉受压。在宫缩间期,子宫变软,压迫后面的下腔静脉,但宫缩间期很短,正常为1~3分钟,从而避免对下腔静脉的长时间压迫。

(4) 孕妇腰部脊柱前突的程度不同,前突不明显的使得下腔静脉不易受压。

问11:既然"仰卧位低血压综合征"不是每个人都有,为什么所有患者都要子宫左倾位?

答:如上所述,孕妇动静脉的侧支循环很重要,静脉侧支循环丰富,可以代偿下腔静脉受压,子宫卵巢动脉交通支足够,可以代偿主动脉部分阻塞。但是,我们没有办法确定哪个孕妇的动静脉侧支循环足以代偿主动脉-下腔静脉受压,哪个孕妇的神经反射活动足以使外周血管收缩到血压正常的程度。再有,实验证实,腹主动脉下段分支灌注的股动脉和腘动脉压在上肢动脉压正常时也可以降低。也就是说,即使母亲上肢测量(肱动脉)的血压正常,也不除外可能因为腹主动脉受压而造成的子宫血流不足和胎儿受损。而且,这个是每一个孕产妇都能做到的几乎不费力的简单动作。因此,为了母婴安全,所有患者都应该采取这一措施,预防主动脉下腔静脉受压。

第三节 严防局麻药中毒

◎ 胡灵群,赵培山

问1:硬膜外血管内置管会有什么后果?现在有什么好办法抢救局麻药血管内注射造成的心脏骤停?

答:硬膜外导管血管误置可以造成局麻药全身中毒。中毒的轻重度取决于注射哪一种局麻药和剂量,最严重可以导致心脏骤停。注射过程中一定要每隔5 mL回抽检查是否存在回血,询问患者是否有耳鸣、金属味觉、口周麻木等,监视心律失常,一旦发现异常,立即停用正在注入的局麻药,按照美国区域麻醉和疼痛医学学会已经发布的、有别于其他心脏骤停的《局麻药全身中毒药物治疗》中的要求做出以下行动:

(1) 呼喊救命。

(2) 陈述局麻药中毒。

(3) 气道:100%氧气通气[用简易呼吸气囊(AMBU),严重的气管插管——编者注]。

(4) 控制癫痫:苯二氮平类药物首选;避免对血流动力学不稳的患者使用丙泊酚。

(5) 通报给最近的体外循环设备中心。

(6) 控制心律失常。

(7) 需要适当调整基础心肺复苏和高级心血管生命支持方案,增加复苏的时间。

(8) 避免加压素、钙通道阻滞剂、β-受体阻滞剂、局麻药。

(9) 减少单次肾上腺素用量到<1 μg/kg体重。

(10) 马上启动心肺复苏全套,根据简单心肺复苏(BLS)快速胸外心脏按摩,100次/min。

（11） 20%脂肪乳剂治疗（括号内的剂量按 70 kg 体重计算）：

静脉推注（1 分钟左右）1.5 mL/kg（标准体重）（≈100 mL）。

持续点滴 0.25 mL/kg · min（≈18 mL/min；滴速器控制）。

顽固性循环衰竭者重复推注 1～2 次。

顽固性低血压者滴速加倍到 0.5 mL/(kg · min)。

循环稳定后继续滴注 10 分钟以上。

建议前 30 分钟最大用量约 10 mL/kg。

（12） 到 www.lipidrescue.org 报告病例，到 www.lipidregistry.org 报告脂肪乳剂使用。

问 2：局麻药中毒的症状是什么？

答：中毒的表现根据血浓度高低，可表现为耳鸣、金属味觉、口周麻木、周围肌肉抽搐、癫痫大发作、昏迷、呼吸停止。也可以表现为心动过缓、心律失常、血压下降以致心脏骤停。

问 3：由于硬膜外麻醉引起的局麻药中毒发生率是多少？

答：有个系统回顾比较了 1982 年前后美国局麻药中毒发生率。1982 年前 4 个研究的累计发生率是 100/10 000（550/55 159），1982 年后的另 4 个研究累计统计发生率急剧下降到 4/10 000（26/64 722）。这也被其他的研究所证实，比如，美国疾病控制中心的产妇死亡率、并发症率和美国麻醉医师学会医疗法律诉讼数据库的研究数据。

问 4：1982 年前后，美国麻醉界发生了什么事让局麻药全身毒性发生率这么大幅度的下降？

答：局麻药全身毒性问题引起了美国麻醉界高度关注。除了笼统的注意、加强教育、加强监护以外，以下几条措施可能起到了关键作用：

（1） 注射前回抽。

（2） 间歇性完成注射。

（3） 设定局麻药的最大剂量。

（4） 应用血管内注射指示剂的试验剂量。

问 5:有什么办法减少产妇硬膜外导管的血管内置管,避免局麻药的全身中毒?

答:经过统计 30 个研究结果后,最近的荟萃分析列出了 5 个可以减少硬膜外导管血管内置管的办法:

(1) 侧位置管与坐位置管的血管内置管比值 0.53(95% 可信区间 0.32～0.86),6 个研究的累计比从 11.9%(81/683)降到 6.7%(48/720)。

(2) 预注盐水硬膜外腔扩充(或盐水法)后与单纯空气法的血管内置管比值比是 0.49(95% 可信区间 0.25～0.97),8 个研究的累计比从 10.8%(77/715)降到 5.8%(53/952)。

(3) 单口导管与多口导管的血管内置管比值比是 0.64(95% 可信区间 0.45～0.91),5 个研究的累计比从 10%(110/1102)降到 6.8%(76/1125)。

(4) 单口钢丝加强型聚氨酯导管与多口聚酰胺导管的血管内置管比值比是 0.27(95% 可信区间 0.10～0.74),在 1 个研究中发生率从 11.3%(11/97)降到 0(0/103)。

(5) 置管深度≤6 cm 与≥7 cm 的血管内置管比值比是 0.27(95% 可信区间 0.10～0.74),3 个研究的累计比从 15% 降到 5.4%。

问 6:为什么产妇容易发生硬膜外导管误入血管而出现局麻药全身中毒?

答:避免出现这一致命性情况是非常关键的,因为产妇的心肺复苏十分困难。由于子宫的增大压迫下腔静脉,孕产妇硬膜外静脉扩张明显,硬膜外导管误入血管和局麻药全身中毒发生率远比非妊娠期妇女高。

问 7:20 mL 的初始剂量会不会造成高位椎管阻滞?会到大脑上的硬膜外腔吗?什么是高位椎管阻滞的预警症状?

答:在西北大学普伦斯蒂妇女医院临床实践中,给予 15～20 mL 局麻药物,让感觉平面的阻滞程度从产前需要的 T_{10} 镇痛水平达到剖宫产需要

的 T_4 外科手术麻醉水平，是阴道试产转剖宫产常规采用的麻醉方法。没有见到过全脊髓麻。原来脊髓部分的硬膜外腔在枕骨大孔部位附着，和颅脑内的硬膜外腔没有交通。通过硬膜外导管注射的局麻药，不会达到大脑内的硬膜外腔，但是如果不小心造成蛛网膜下腔置管，即使 5 mL 的剂量都有可能造成高位腰麻甚至全脊麻险恶情况。预警症状包括：双臂麻木、呼吸困难、发声困难、挣扎呼救，这时需要考虑给 100% 氧气袋甚至气管插管维持人工呼吸直到麻醉平面降低到 T_2 水平以下。

问 8：分娩镇痛硬膜外置管会出现移位吗？如何应对？提倡间断性注射局麻药有必要吗？

答：孕产妇的硬膜外腔因为子宫增大造成下腔静脉受压和硬膜腔内静脉曲张，可能导致总体容量减少和蛛网膜下腔变小的现象。硬膜外导管随时间移位，理论上有进血管出现全身局麻中毒、进蛛网膜下腔全脊麻、到硬膜外腔外失效的可能。建议在非紧急情况下，先测平面后，到手术室后间断性推药；在紧急情况下，则权衡利弊，在转运患者前先给予 5 ~ 10 mL，到手术室检测平面后再考虑是否完成余下的 10 ~ 15 mL 或全身麻醉。这种临床处理，高位阻滞非常罕见，大约会在十年才见到一次，但出现肩背部非常难以忍受的胀痛却时而可见。前者可能是管子的蛛网膜下腔移位或（和）硬膜外腔存在人为的交通，加上脑脊液因硬膜外腔挤压相对减少，腰麻所需局麻药减少所致。后者则可能由于硬膜外腔减少后引起的，也算不能完成 20 mL 推注的预兆。

问 9：在分娩镇痛阴道产转为硬膜外麻醉剖宫产时分次给局麻药有什么好处？

答：①保持转运期间血流动力学相对稳定。②帮助测出感觉平面，指导是否需要改变麻醉方法，比如腰麻或全麻。③减少硬膜外腔的扩张，改为腰麻时减少困难，也可减少高位腰麻和全脊麻的可能。④让手术切口部分提早阻断，在即刻剖宫产时，在 T_4 尚未到达时就可以启动手术。

在产房里开始推药一直有争议，反对者主要考虑转运过程中的不测因素。大多数人认为，在紧急情况下，如果不在产房开始推药，因为硬膜外麻醉不能及时跟上，全麻剖宫产的机会会大大增加。

问10：麻醉车上为什么要有这么多东西？还每班查，每次补充？

答：正像第一章所述说的，预见性医学在产房里极为关键。对于像高位/全脊麻或血管内硬膜外导管误置这样的低概率事件还有产房高危性和多变性，使得我们没有选择的余地。必须确定所有抢救药物、抢救器械、设备、耗材，包括气道的、产后大出血的，还有心脏骤停的，班班到位。我们能对付这些紧急情况的时间有限甚至没有任何预警信号。时间就是生命，而且是两条生命。除此以外，我们还必须有应对所有可能出现的并发症的知识、预见性和技能，还需要精于交流和团队合作医疗。每一两小时定时查访制以及产科、麻醉、助产/护士每班的定时碰头会都有助于及时发现问题、协作解决问题和防患于未然。

第四节　应用试验剂量

◎ 胡灵群，赵培山

问1：为什么要在放置硬膜外管后用试验剂量？查蛛网膜下腔置管还是查血管内置管？试验剂量还试验什么？为什么试验剂量要用肾上腺素？

答：放置硬膜外导管后，检查它们是否在硬膜外腔而没有进入血管或蛛网膜下腔是绝对明智的。因为在硬膜外导管异位的情况下，所用的局麻药物可能导致高位或全脊麻，心脑毒性会是致命的。试验剂量是确认硬膜外管的位置，保障安全的举措，也被认为是西方国家在20世纪80年代后局麻药物致死率大幅降低的一个原因。

一个理想的试验剂量应该能够：①自身安全，不会产生全身毒性或高位及全脊麻。②客观、准确、快速地确定导管所在位置,硬膜外间隙、蛛网膜下腔还是血管里。在美国使用的硬膜外包里都备有 5 mL 1.5% 的利多卡因加 1∶200 000 的肾上腺素预先配置好的试验药瓶,最常用的剂量是 3 mL,即 45 mg 利多卡因和 15 μg 肾上腺素。利多卡因是用来检测是否有蛛网膜下腔置管,肾上腺素用于检测是否有血管内置管。如果硬膜外管在血管内,除了患者会有头晕、耳鸣、口中异味、口唇麻木等主观感觉,客观指标能显示患者心率在 45 秒内增快 20 次/min、收缩压增加 15 ~ 25 mmHg;如果是蛛网膜下腔置管,1 分钟内患者会有下肢感觉异常(比如发热),3 ~ 5 分钟内平卧患者下肢克服地心引力困难(肌力 3 ~ 4 级);如果是硬膜外间隙置管,应该能够在 5 ~ 6 分钟后,查到麻醉平面。这个试验剂量的血管内检测敏感性是 98.3%。

3 mL 1.5% 的利多卡因是通过研究的、可以防止万一蛛网膜下腔置管后高位脊麻的剂量。对妊娠妇女椎管内空间比非妊娠妇女小的情况来说,这显得尤为重要。可惜的是,多数这些试验剂量的研究不是在产妇人群,所以,有人质疑母婴安全和试验剂量在产妇中的可靠性。有争论说,肾上腺素在产妇中检测血管内置管的敏感性和特异性都不好。有些麻醉医师索性不用试验剂量。但多数人认为,虽然没有一个完美的试验剂量,如果使用正确,1.5% 的利多卡因加 1∶200 000 的肾上腺素还是能够为检测蛛网膜下腔和血管内置管提供客观指标的。

问 2:试验剂量中有肾上腺素时应注意什么?

答:产妇宫缩时的血流动力学改变影响含肾上腺素的试验剂量对心率和血压上升的判断,所以,试验剂量应该在宫缩间期且产妇血压、心率平稳时给予试验剂量。动物实验显示,静脉注射肾上腺素可以通过 β - 受体作用导致一过性子宫血流下降,但是,子宫血流下降程度和时间与正常宫缩时相似。目前也没有因为使用含有肾上腺素的试验剂量引起新生儿不良后果的报道。肾上腺素引起的一过性子宫血流下降虽然不影响正常产妇的胎盘供血,但可能对胎盘血供不足的胎儿不利。另外,肾上腺素引起的心率加快和血压升高虽然是短暂的,但对于有严重高血压和心脏病的产妇要慎用。

问 3:我们没有预先配置好的 1.5% 的利多卡因加 1∶200 000 的肾上腺素试验药瓶,可以自己配制吗?

答:在中国或其他一些国家,如果没有厂家预先配制的标准试验剂量,自己配制试验剂量要考虑以下弊端:①肾上腺素剂量的精确性值得怀疑。就像在一把尺子本身都不准确的情况下,测量得到的数据也无准确性可言。如果剂量不准,临床指标的可靠性就会受到怀疑。过高剂量还可能给患者带来毒副作用。②配制过程的无菌操作没有保证。产房中没有无菌箱、麻醉医师没有受过正规配制药物的培训,这些都会增加患者感染的机会。所以,如有可能,最好由医院药房统一配制。

问 4:没有预先配置好的 1.5% 的利多卡因加 1∶200 000 的肾上腺素试验药瓶,还有其他试验剂量可用吗?使用这些试验剂量的指征是什么?

答:目前,没有一个令人完全满意的试验剂量,所以临床上有多种试验剂量也就不足为奇了。在特定情况下选用替代方法一直是个热门话题。以下是一些已经有了临床研究的例子。

(1) 同时检测蛛网膜下腔和血管内置管的试验剂量:把 1.5% 的利多卡因改成 0.25% 的布比卡因,肾上腺素部分不变。这种配方似乎没有看到有什么优点。

(2) 单独试验血管内置管的试验剂量:局麻药的利多卡因 100 mg,布比卡因 25 mg,2-氯普鲁卡因 100 mg 均可使用。观察是否产生亚临床的局麻药毒性症状:头晕、耳鸣、口周麻木等;芬太尼 100 μg 产生的镇静、止痛或头晕,但头晕是血管内注射较可信的症状,其敏感性和特异性均为 92%;把多普勒/胎心检测仪放在产妇右心部,通过单孔硬膜外管快速推注 1~2 mL 空气,监听右心部是否有噪音。因为空气量较小,使用多孔硬膜外管时有漏气的可能,所以,不能准确检测血管内置管。此外,除了注射空气,这类试验剂量多凭患者主观感觉,也会降低试验剂量的可信度。

（3）单独试验蛛网膜下腔置管：可以采用利多卡因 40～60 mg、布比卡因 7.5 mg 或 2－氯普鲁卡因 100 mg，观察 3～5 分钟内肌力降低。罗哌卡因由于运动神经阻滞起效缓慢，不建议采用。

由于测试血管内置管的利多卡因 100 mg 或布比卡因 25 mg 可能导致高位腰麻，而测试蛛网膜下腔置管的利多卡因 40～60 mg 或布比卡因 7.5 mg 不能可信地产生血管内注射所致的亚临床毒性反应，2－氯普鲁卡因 100 mg 是唯一可以同时试验血管内和蛛网膜下腔置管的局麻药。这个剂量既能产生静脉注射后局麻药的亚临床毒性反应，也不会造成全脊麻。虽然它的敏感性（81%～94%）和特异性（69%～81%）没有标准试验剂量高，但其作用短暂，没有使用禁忌证，市场有供应，不需要自己配制。相信它是目前最适合中国产房临床实践的试验剂量。根据无痛分娩中国行全国 19 个医院的临床教学实践，建议采用 3% 2－氯普鲁卡因（水剂）3 mL 作为中国产房的常规试验剂量。

问 5：既然没有完美的试验剂量，如何降低硬膜外置管错误造成的局麻药中毒反应？

答：我们看到，试验剂量还有很多不确定性。一个方面是缺乏客观指标，另一方面是没有一个敏感性和特异性都是百分之百的试验剂量。已经有人建议全面临床评估，通过主观感觉和血流动力学变化并结合感觉运动改变，而不再提倡试验剂量。但是，这必须符合美国当今标准产科麻醉的条件：使用加强型硬膜外软导管（已经证实减少了血管内置管率）；每次给药前都要回抽；多口导管置管在血管内时，回抽到血液的敏感性为 98%，间断注射不大于 5 mL 的小剂量局麻药（相当于一次的试验剂量）；使用低或超低浓度的局麻药（比如浓度等于或小于 0.125%，通常是 0.0625% 的布比卡因）。当推注适当量的局麻药后，产妇仍然没有镇痛平面，则高度提示导管不在硬膜外腔内，应重新置管。

产妇的复苏是非常困难的。即使用了试验剂量和严密监护，随着时间推移,硬膜外导管移位的可能性也一直存在,需要时刻警惕、常备不懈、快速反应。在分娩镇痛中,应该采用美国麻醉医师学会的常规监护,牢记局麻药中毒随时可能发生,常备包括脂肪乳剂在内的所有抢救药物,气道管理、心肺复苏的器械,建设产房硬件、通信交流设施和 5 分钟剖宫产所需的多学科团队。

问 6:有一剖宫产患者,回抽导管未见血液,给了硬膜外麻醉试验剂量(1.5% 的利多卡因 3 mL 含肾上腺素 15 μg)后没有出现细则中谈到的监测 45 秒钟心率增快,却表现为心率由原来的 89 次下降到 70 次左右,同时主诉头晕。此时再回抽见血液。心率减慢是否为利多卡因对心脏抑制所致?

答:首先,回抽作为一个检查,它的敏感性是 98%,就是说,可能有假阴性。这就是为什么需要多个检查来确定一项诊断。从数学角度,这是弥补单一检查的敏感性和特异性不高的好办法,也是医学上常用的。在技术层面上,第一次回抽时,可能出现了血管壁覆盖了导管开口的情况,在注射试验剂量后,这个问题不复存在,才出现了后来回抽血阳性的结果。

该患者心率降低有以下几种可能:①给试验剂量的时候,正出现宫缩,疼痛所致的心率加快在宫缩后恢复正常。这就是为什么建议在宫缩之间给试验剂量的原因。②根据个体自主神经系统的主打性,在血管内注射肾上腺素后可能不会马上导致心率增加。所以还要同时看血压升高。事实上,笔者有位因病情需要放置了动脉导管(供仔细观察血压变化)的患者,在硬膜外置管回抽没有血液后,注射和问题中一样剂量含肾上腺素的试验剂量,首先看到的是收缩压上升,接着是一过性的轻度心率下降,之后,心率加快。收缩压可能由 α 受体和 β_1 受体同时作用上升的,随后的高血压引发了动脉压力感受器反射,产生心率降低,然后才有 β_1 受体刺激下的心率加快。③血管内注射利多卡因,心率很少减慢。确实有些报道出现,以病态窦房结综合征患者多见。

问 7: 做腰硬联合时,怎么知道鞘内置管?

答: 在手术剂量腰硬联合麻醉的时候,目前还没有办法知道是否是蛛网膜下腔置管。如果导管在蛛网膜下腔,打入含局麻药的试验剂量还可以造成高位/全脊麻。这是个值得探讨的问题。这种情况下,在腰麻效果消退时启用硬膜外前做试验可能更安全。如果腰硬联合是为分娩镇痛,还是有可能知道是否在蛛网膜下腔置管的。在用 3 mL 常规 1.5% 的利多卡因加 1∶200 000 的肾上腺素 3 ~ 5 min 后,如果患者平卧位时下肢不可能克服地心引力,则说明是蛛网膜下腔置管。

问 8: 在给试验剂量时,什么是鞘内置管的最早症状或体征?

答: 如果不是腰硬联合,3 mL 1.5% 的利多卡因加 1∶200 000 的肾上腺素通过鞘内置管给药,产妇常最先主诉下肢发热,之后会在 3 ~ 5 分钟内有下肢麻木和(或)针扎感等感觉异常,然后肌力下降到三级以下。如果是腰硬联合分娩镇痛,会出现肌力三级以下。而感觉障碍在给镇痛剂量的局麻药后就可以出现。如果是手术剂量的腰硬联合,不应该马上进行试验,因为要是真出现鞘内置管则可以导致高位/全脊麻。

问 9: 我们怎么知道硬膜外管置在血管内了? 会出现回抽没血但试验剂量阳性的情况吗? 哪个更值得相信?

答: 回吸硬膜外导管可能发现大多数血管内置管,所以,给药前回吸是强制要求的。一项 1 029 例产妇多孔硬膜外导管研究发现了 62 例血管置管中的 60 例,敏感性 97% 。两例血管内置管通过药物试验测出。回吸导管的假阳性很少,但有假阴性,也就是说,回抽没有血不说明导管不在血管内。导管回吸血的假阴性率为 2% ,15 μg 肾上腺素试验剂量的假阴性率是 1.7% 。目前,还没有一个假阴性为 0 的办法。合用上述两种办法,要高度警惕血管内置管,间断性注射局麻药,加上时刻备用抢救药物和器械是目前的常规。此外,必须清楚回吸单口硬膜外导管的敏感性和特异性和多孔的不一样。

第五节　警惕凝血障碍

◎ 胡灵群，姚东东

表1-7　抗凝剂的应用

抗凝剂	英　文	剂　　量	停药-操作间隔	拔管后再用药间隔时间
普通肝素	*Unfractionated HEPARIN* Heparin	5 000 IU*SQ BID*	不增加危险 *	
		>5 000 IU 皮下,bid,任何静脉用药(<4 天)	2 ~ 4 h	1 h
		用药 4 天以上 + 停药 <12 h	查血小板和 PTT <35	
低分子肝素:依诺肝素钠	*LMWH*, Lovenox Enoxaparin	预防量 40 mg(0.5 mg/kg)皮下,bid	12 h	2 h
		治疗量 1 ~ 1.5 mg/kg 皮下,qd(bid)	24 h	2 h
低分子肝素:法安明,达肝素	Fragmin Dalteparin	预防量 2 500 - 5 000 IU 皮下,bid	12 h	2 h
		治疗量: >5 000 IU(100 IU/kg)皮下,bid	24h	2 h
阿司匹林	Asprin	任何剂量	不增加椎管内出血危险性	
华法林	Coumadin, Wararin	任何剂量	3 ~ 5 天 INR < 1.5	用药当天

注:

1. 抗凝血因子 Xa 是用来监测使用低分子肝素患者的肝素化水平的。给药后 4 小时,预防性用药的抗 Xa 活性峰值是 0.2 ~ 0.4 IU/mL; 治疗剂量的抗 Xa 活性峰值 >0.5 - 1.0 IU/mL

2. 同时使用低剂量肝素、低分子肝素或阿司匹林需要 24 小时以后,才可行椎管内麻醉/镇痛操作

3.《指南》只是些基本准则,不是行业标准,其中的内容不能满足临床情况的多变性。任何情况下都应以主治麻醉医师的临床判断为准

问 1：产妇血小板小于 50 000/mm^3 时选择剖宫产且术前需输血小板，以前我院输注血小板后一般选择腰麻，效果很好，现在麻醉规范血小板在 80 000/mm^3 以下均要求全麻，全麻对新生儿呼吸存在一定影响，尤其是再次手术，盆腔粘连，不能迅速娩出胎儿时。请问麻醉科规范能适当修改吗？

答：临床决断，绝对不是单靠某一个数字。必须全麻的，也有一些办法减少全身用药对胎儿的影响，绝大多数不需要新生儿复苏。胎儿严重抑制，往往是胎儿本身在宫内已经受到抑制的原因。如果单纯只有一个血小板的问题，那么这还是一个很简单的问题。下面是几种情况：

（1）如果血小板低到一定的程度，需要输血小板来进行剖宫产手术，一般一袋血小板输注后，可以使血小板数量增加 30 000～50 000/mm^3，在开始输血小板的同时，做腰麻是一个选择。（不主张硬膜外，因为腰麻针比较细，创伤小还不需要面对拔管时血小板水平）

（2）除非有血小板功能不良造成的明显临床出血征象，血小板大于 100 000/mm^3 做椎管内镇痛或麻醉，几乎没有争议。

（3）血小板小于 50 000/mm^3 的产妇，在不输血小板的情况下，没有医师会选择椎管内镇痛或麻醉。

（4）血小板 50 000～100 000/mm^3 是个争议的区间。比较保守的，会选择血小板 75 000/mm^3 做腰麻，大于 100 000/mm^3 做硬膜外；也有不少麻醉医师会在 50 000/mm^3 以上做腰麻，75 000/mm^3 做硬膜外。

还需要清楚的是，产程中血小板计数是动态变化的，子痫前期患者尤其如此。西北大学普伦蒂斯妇女医院有个规定，这类患者需要以操作前 4 小时的血小板计数为准，除非以前查过的血小板计数没有波动。

从医疗纠纷角度来看，如果所在医院或地区有明确的规定，建议在没有重大临床利弊平衡的情况下，以遵循这些规定为妥。比如，困难气道产妇血小板 75 000/mm^3，尽管规定血小板必须在 80 000/mm^3 以上，选用腰麻也许更有利于母婴。这就是权衡产妇全麻和区域麻醉的利弊。

问 2:椎管内麻醉术前只有血常规,没有凝血功能检查,是否能做椎管内穿刺?基层医院通常剖宫产术前只有一个血常规的,怎么办?

答:如果基层医院也能做到对孕产妇的定期产前检查,对于没有妊娠期高血压疾病或其他疾病且病史体检没有出血异常的,是不需要常规做凝血功能检查的。如果有血红蛋白基础值,就可以了,没有必要常规做凝血功能检查。但是如果基层医院由于某些因素,不能保障对孕产妇的定期随访/产前检查,那就需要基层医师更加仔细地咨询相关病史/家族史等,根据具体情况做出临床判断。

问 3:分娩镇痛前,根据《美国麻醉医师学会产科麻醉指南》,凡无出凝血功能障碍等疾病史者不常规检测凝血功能;而中国现行标准,产妇往往需要常规检测凝血功能。我们应该按照哪个标准办事?

答:通常,临床指南只是指定一个方向,但不会对日常临床工作加以限制。美国的这个指南建议"血小板计数还没有呈现对椎管内麻醉并发症预测的作用"。麻醉医师是否检查血小板应该个体化,应该根据患者的病史、体检和其他临床征象决定。美国的指南主要针对人群是定期产前检查的健康孕产妇。这些产妇的常规血小板计数是没有必要的。

从医疗纠纷角度来看,如果有当地的指南或细则理应遵循,但需要清楚知道,任何临床措施都将面临有效性和效价比的检验。尽管证据确凿,临床指南和临床实践还都需要时间。而且,还应该知道,美国孕妇和中国孕妇一样,也不是每个人都去产前检查的。

其他的凝血检查(如,血浆凝血酶原时间、活化部分凝血活酶时间、国际标准化比值和纤维蛋白原)在美国这份指南中没有提及,日常工作中,和血小板计数的规则一样,不是常规检查。使用抗凝剂的患者,则按照表 1－7 内的细则对照实行。

选读建议

《Chestnut 产科麻醉学——理论与实践》,David H. Chestnut 等主

编,连庆泉主译,人民卫生出版社,2016 年

第 2 章《妊娠期生理变化》

第 3 章《子宫胎盘血流》

第 13 章《局麻药,阿片药》

第 29 章《误吸》

第 44 章《血液系统疾病》

《产科麻醉:原理与临床》,吴新民主编,人民卫生出版社,2012 年

第 4 章《 孕产妇的妊娠生理》

第 22 章《误吸性肺炎》

第 33 章《妊娠合并出血性疾病》

附录:

《抗凝治疗或溶栓治疗患者的区域阻滞麻醉:美国区域阻滞麻醉和疼痛医学学会的循证指南(第三版)》

第三章　小孩安全日

本章目的

以预见性医疗模式，对任何有害于胎儿和新生儿的临床问题，提倡预防为主、早期发现早期介入。改变那种医护人员处于被动、滞后的局面，且由于不能适应待产分娩过程中胎儿变化多、急、危、快的特点而贻误治疗时机的传统医疗模式，减少新生儿的窒息、脑残、死亡率，改善新生儿的临床结局，改善目前该领域高危、高纠纷的现状。

本章涉及范围

（1）内容主要涉及产前检查，尽早知道孕妇可能造成胎儿或新生儿窒息、脑残、死亡的危险因素，并有针对性地准备，最终减少或避免不良事件的发生。

（2）待产、分娩过程中，产妇的很多因素会影响胎儿，多学科地关注，从而避免有害因素，改善产妇和宫内的内环境，进行积极、及时的宫内复苏。

（3）常规新生儿护理常规和准备。

（4）对于新生儿窒息、胎粪误吸、心律缓慢或停止等高风险、高频率的临床问题，做到万事俱备、时刻待命、每班检查核对，争取零失误。

（5）新生儿喂奶。

（6）借鉴美国产科麻醉以及新生儿复苏的规范，针对产房、设备、人员配置方面的理念和规范，从方法上因地制宜、有的放矢，从中找到适合自己医院产房的硬件配置。

（7）内容横跨产科、麻醉、新生儿、护理等产房相关专业。

（8）两大专业教科书和两本科普书的导读。

（9）参考文献。

非本章涉及内容

即刻剖宫产时，各相关科室间以及新生儿复苏的协同配合（第六章《紧急抢救日》）。

第一节　胎心监护

◎ 陈凯，潘皓瑜

问1：什么是正常的胎心监护？

答：一类胎心率为正常心率，胎心基线110～160次/min，并有中度胎心变异性。可以有胎心加速或早期胎心减速，但没有晚期和变异的胎心减速。

胎心基线在110～160次/min之间。并且要符合以下条件：中度变异性（moderate variability），即加速或减速不超过6～25次/min，可有可无心率加速，没有反复的心率减速。

问2：什么是胎心加速？

答：胎心加速（acceleration）是指胎心突然加快，并在30秒钟内达到最高心率。胎龄大于32周的胎儿，最高心率要比基础心率快15次/min以上，从开始加速回到基础心率的时间要长于15秒钟，但小于2分钟。胎龄小于32周的胎儿，最高心率要比基础心率快10次/min以上. 从开始加速回到基础心率的时间要长于10秒钟，但小于2分钟。有时心率加速可以长达2分钟，但小于10分钟，称为心率加速延长（prolonged acceleration）。心率加速发生在正常胎儿。

问 3:什么是胎心变异性?

答:胎心变异性(variability),指胎心率上下摆动波的高度,振幅变动范围正常为 6 ~ 25bpm。需要在没有心率加速或减速时观察 10 分钟后确定。没有胎心率的波动称为无变异性;小于等于 5 次/min 称为轻度变异性;6 ~ 25 次/min 称为中度变异性;大于 25 次/min 称为明显(重度)变异性。

问 4:什么是正弦波图形?

答:正弦波图形是圆滑的、正弦波样的基础胎心率, 3 ~ 5 次/min,持续 20 分钟以上。

问 5:什么是一类胎心率?

答:一类胎心率为正常心率,110 ~ 160 次/min,并有中度胎心变异性。可以有胎心加速或早期胎心减速,但没有晚期和易变的胎心减速。

问 6:什么是二类胎心率?

答:二类胎心率为不属于一类和三类的胎心率,但并不说明胎儿异常。可以包括:

(1) 基础胎心为心动过速(大于 160 次/min)或是有胎心变异性的心率过缓(小于 160 次/min)。

(2) 轻度或重度胎心变异性,或是胎心没有变异性,但也没有胎心减速。

(3) 刺激胎儿后没有胎心加速。

(4) 周期性或偶尔发生的,伴有轻度到中度胎心变异性的易变的胎心减速。

(5) 周期性或偶尔发生的,延长胎心减速大于 2 分钟,但小于 10 分钟。

(6) 反复出现的晚期胎心减速,但伴有中度基础胎心变异性。

(7) 易变的胎心减速伴有缓慢恢复等情况。

问 7:什么是三类胎心率?

答:三类胎心率是指没有基础胎心率的变异性和以下情况:

（1）反复发生的晚期胎心减速。

（2）反复发生的易变的胎心减速。

（3）胎心过缓。

（4）正弦波图形。

三类胎心率是异常胎心率，反映胎儿可能存在酸碱平衡紊乱，需要立即评估处理。根据临床具体情况，需要给母亲氧气吸入、变换体位、治疗低血压、暂停引产药物等。如果这些措施无效，应该尽快娩出胎儿。

问 8：胎儿心动过速的常见原因是什么？

答：胎儿心动过速（fetal tachycardia）是胎儿心率加速。

（1）母亲因素：包括发热、甲状腺功能亢进等疾病、脱水、羊膜绒膜炎、药物（β－受体激动剂，比如麻黄碱或副交感神经抑制剂）及毒品（可卡因等）。

（2）胎儿因素：包括贫血、缺氧、感染、毒血症、心衰和先天性心律失常等。

问 9：什么是胎心减速？其常见原因是什么？

答：胎心减速是指胎心逐渐或突然减慢。

早期减速是与宫缩对称、逐渐发生的。与宫缩对称是指胎心减慢开始、最低点和恢复是与宫缩开始、最强和结束相对应。逐渐发生是指从胎心开始减慢到最低胎心时间超过 30 秒钟。多由于宫缩时胎头受压引起。

晚期胎心减速是与宫缩不对称、逐渐发生的。与宫缩不对称是指胎心减慢开始、最低点和恢复是在宫缩开始、最强和结束后发生。逐渐发生是指从胎心开始减慢到最低胎心时间超过 30 秒钟。一般认为是胎盘功能不良的表现。

变异减速是突然发生的，从胎心开始减慢到最低胎心时间不超过 30 秒钟。心率减慢 15 次/min 以上，持续 15 秒钟以上，但不超过 2 分钟。其发生、程度和持续时间与宫缩没有一定关系。一般认为是由于脐带受压所致。

延长减速是指心率减慢15次/min以上，持续2分钟以上，但不超过10分钟。如果超过10分钟，则是基础胎心率的改变。

问10：如何处理一类胎心率？

答：耐心观察和等待。

问11：如何处理二类胎心率？

答：二类胎心率不表示在观察的当时胎儿一定有酸碱平衡失调，但又不能明确表明胎儿正常或异常，需要更严密的观察。所以，要进行评估、监测和再评估。根据具体情况，有时需要辅助检查或是宫内复苏。当出现二类胎心率时：

（1）要测量母亲的生命体征，以排除母体发热和各种原因所致的低血压。

（2）观察子宫收缩情况，以除外宫缩过频。

（3）进行阴道检查，以除外脐带脱垂、胎儿下降过快或是宫颈扩张过快。

问12：如何处理三类胎心率，进行宫内复苏？

答：宫内复苏的主要目的是改善子宫胎盘的血液灌注，从而改善胎儿的氧供。详细参见下节内容。

第二节　宫内复苏

◎ 陈凯，李韵平，潘皓瑜

问1：什么是宫内复苏？

答：因为胎儿在宫内缺氧、窘迫而危及胎儿生命时，所采用的一系列临床措施。

问2：什么是胎儿宫内窘迫？

答：胎儿在宫内有缺氧征象，可能危及胎儿健康和生命，称为胎儿宫内窘迫。如果宫内缺氧持续,得不到及时治疗,可导致胎儿酸中毒甚至死亡。胎心率的改变只是作为一个提示,胎儿头皮血的 pH 测定可以确诊。

问 3:宫内复苏基本步骤是什么?

答:STOP LP (等一下,老婆):

Stop Oxytocin/Pushing 停用缩宫素/屏气。

Tocolysis 舒张子宫肌。

Oxygen 给氧。

Position 改体位/Prolapsed Cord 排除脐带脱垂。

Lactated Ringer's Fluid 开放林格液。

Phenylephrine 去氧肾上腺素。

问 4:能详细点吗? 它们各要达到什么目的?

答:需根据情况排序! 例如,见到产妇平卧的话,第一反应是改变体位。

(1) Stop Oxytocin/Stop Pushing 停用缩宫素/停止屏气:停止静滴缩宫素或促宫颈成熟药,可减缓子宫收缩;停止母体屏气用力,避免施加腹压,减少脐带受压,改善子宫胎盘血供。

(2) Position 改体位/Prolapsed Cord 排除脐带脱垂。

改变体位:①绝对采用非平仰卧位(20 周以后没有例外),避免仰卧位低血压综合征的发生,进而提高心排血量,改善子宫和胎盘的血液灌注,改善胎儿血氧饱和度进而使胎心率恢复。②采取左侧卧位、右侧卧位或膝胸卧位,改变脐带、胎儿、子宫以及骨盆的相互位置关系,进而缓解和纠正脐带受压。③进行阴道检查:明确胎先露位置及宫口扩张等情况,排除脐带脱垂。如果发现脐带脱垂,应准备紧急接生。

(3) Tocolysis 舒张子宫肌:使用宫缩抑制剂;硝酸甘油(0.8 mg 舌下或静脉用),特布他林(0.25 mg 皮下)(详细见 NPLD-China 中的产科麻醉细则)。

(4) Oxygen 给氧:增加氧供,面罩吸氧,氧流量维持在 10 ~ 15

L/min；有可能增加母体供氧，改善胎儿血氧饱和度，即便输氧停止后较高的血氧浓度仍能维持 30 分钟左右。

（5） Lactated Ringer's Fluid 开放林格液：开放静脉给液，首选林格液。通过增加母体血容量来改善子宫胎盘血供。

（6） Phenylephrine 去氧肾上腺素：低血压或正常血压时，静脉注射去氧肾上腺素/苯肾上腺素(0.1 ~0.2 mg)或麻黄碱(5 ~10 mg)升压，以改善胎盘血流灌注。应及时监测孕妇血压 。

如果产妇有羊水过少，又有变异性胎心减慢(variable deceleration)，可以羊膜腔内输入生理盐水，可能会缓解宫内脐带受压。

问 5：怎么知道胎儿氧供的好坏？

答：最常用的是连续胎心监护。可是，胎心监护的敏感性高，特异性差。胎儿头皮血血气分析是其中一种更特异的方法。

问 6：每一个产妇都应该有连续电子胎心监测吗？

答：不一定。在美国，85% 以上的产妇使用连续电子胎心监测，但研究表明，与间断听诊器胎心监测相比，连续电子胎心监测并不能降低围产期胎儿死亡率（可能有偏差存在）和脑瘫的危险。所以，美国妇产科医师学会(ACOG)只建议，对高危产妇(子痫前期、胎儿宫内生长迟缓、I 型糖尿病、椎管内分娩镇痛前后等)应该进行连续电子胎心监护(证据等级 C：专家观点)。

连续电子胎心监测方便易行，能更好地保证患者监护。有研究显示，间断听诊器监护只有 3% 的患者能得到完整的监护。连续电子胎心监护还可以省去听诊和记录的时间，使医护人员集中精力分析胎心变化、评估胎儿氧合状况，尽早发现胎儿异常及进行宫内复苏。但应注意，胎心监测的图形只反映在监测时间点上胎儿的酸碱平衡状态。胎心监测图形可能会随时变化。

问 7：连续电子胎心监测的问题是什么？

答：目前，没有研究证实连续电子胎心监测可以降低围产期胎儿死亡

率。其他的问题包括:

(1) 不同观察者可能对同一胎心变化的解释不同,同一观察者对同一胎心变化在不同时间的解释也不同。

(2) 预测脑瘫的假阳性率超过99%,在1 000个不保险(nonreassuring)的胎心监测中,只有1~2个脑瘫的婴儿。

(3) 连续电子胎心监测可以增加器械助产(相对危险性,1.16;95%可信区间,1.01~1.32)和剖宫产率(相对危险性,1.66;95%可信区间,1.30~2.13)。

问8:影响新生儿临床预后的因素有哪些?

答:母亲妊娠和生产过程中的任何异常都会对新生儿造成危险。比如:妊娠期间的母体并发症(贫血、妊娠期高血压疾病、妊娠紫癜、心肺疾病等)、胎盘功能异常(胎盘早剥、胎盘感染、胎盘梗死等等)、脐带因素(脐带脱垂、脐带真结、脐带受压等),还有胎儿本身因素(宫内生长受限、早产儿、先天畸形等)。

问9:影响子宫胎盘灌注的母亲因素是什么?

答:创伤、出血、药物、硬膜外等引起的低血压;可卡因滥用所致高血压、慢性高血压、妊娠高血压、妊娠紫癜等;母亲过度通气或呼吸不足,心肺疾病、严重贫血等。

问10:影响子宫胎盘灌注的子宫因素是什么?

答:任何可以影响母体血容量、血压的因素都是影响子宫胎盘灌注的因素,包括静滴缩宫素或是前列腺素引起的子宫收缩过频,可能增加血管阻力,降低子宫胎盘血流灌注。

问11:影响胎儿氧气运输和气体交换的胎盘因素是什么?

答:任何可以导致胎盘功能障碍的产科问题,包括子痫前期、胎盘早剥、弥漫性胎盘梗死(很难在产前诊断)、可能还有前置胎盘。

问12:什么是宫缩过频?

答:宫缩过频(uterine tachysystole)的诊断是在30分钟监测内有下面

一项以上的情况发生：

（1）10 分钟内有 5 次以上的宫缩。

（2）每次宫缩持续 2 分钟以上。

（3）宫缩间隔小于 1 分钟。

（4）通过触摸宫缩或宫内压力测定、宫缩图来判断，子宫张力在宫缩间期不能恢复到松弛状态。

问 13：宫缩过频的害处是什么？

答：胎盘的生理作用相当于胎儿的肺，子宫胎盘循环使得胎儿获得氧气，并排除二氧化碳和废物。子宫松弛的时候，螺旋动脉的压力大于子宫肌层内的压力，血流进入绒毛间隙。子宫收缩的时候，子宫肌层内压力大于螺旋动脉压力，从而阻断血流和胎儿的氧供给。如果子宫收缩时间过长、过频或收缩力过强，就会造成胎儿缺氧。研究提示，如果子宫收缩平均间隔小于 2 ~3 分钟，就可能造成胎儿脑部缺氧。

问 14：胎儿与母体如何进行气体交换？

答：主要通过简单扩散进行，物质从高浓度区域扩散至低浓度区域。母体子宫动脉的 PO_2 约为 100 mmHg，PCO_2 32 mmHg，pH 7.42，而胎儿脐动脉交换前 PO_2 17 mmHg，PCO_2 53 mmHg，pH 7.26，经绒毛与绒毛间隙的母血进行交换后，胎儿脐静脉的 PO_2 29 mmHg，PCO_2 41 mmHg，pH 7.34，尽管胎儿 PO_2 上升不多，但胎儿血红蛋白对氧气的亲和力较强，能从母血获得充分的氧气。母体子宫动脉血的 PO_2 虽较胎儿脐动脉的稍低，但二氧化碳的扩散速度较氧气快 20 倍左右，胎儿二氧化碳容易通过绒毛间隙板直接向母体迅速扩散。

问 15：如何综合改善胎儿氧供？

答：母体氧供[DO_2 ~ Hgb × SaO_2 ×每分心搏量（前负荷−心肌收缩−后负荷）]→子宫动脉压→胎盘灌注→脐带→胎儿。

问 16：椎管内分娩镇痛与胎心率异常有无因果关系？

答：椎管内分娩镇痛本身不直接引起胎心的变化。证据显示，总体上它改善了胎盘的血液供应，出生后新生儿的脐带血血气分析中的胎儿酸中毒减少。从中国石家庄数据显示，胎儿窘迫率降低，早期新生儿死亡率有下降趋势。

但是，椎管内分娩镇痛或麻醉常常出现的低血压能够减少子宫动脉压，影响胎盘灌注。在极少数情况下，尤其是在那些产痛剧烈的产妇，由于交感神经的极度兴奋，在阻断脊髓痛觉神经的同时，交感神经的抑制，β_2受体扩张平滑肌作用也得到了抑制。这种转换过程中，可能出现子宫痉挛性收缩。

无论怎样，在对中国温州15 000产妇的研究中，这种分娩镇痛并没有影响到阴道分娩转为剖宫产的比例。

问17：能再具体点吗？

答：产科麻醉界对椎管内分娩镇痛或麻醉进行了大量的研究，目前采用预防为主（操作过程中的大静脉通道—16G，开放输液）的原则，操作过程中和操作后（30～45分钟内）严密观察（血氧、血压、胎心），常备一线升压药常备应急（去氧肾上腺素，麻黄碱）。

针对子宫痉挛性收缩，使用硝酸甘油舌下含服或静脉用药，或β_2受体激动剂肌注，可以有效地缓解子宫的痉挛性收缩。详细请看《“无痛分娩中国行”产科麻醉细则》。

第三节　椎管内分娩镇痛与小儿

◎ 陶为科，胡灵群

问1：无痛分娩药物会影响宝宝健康吗？

答：不会。

无痛分娩时硬膜外麻醉使用的药物主要有两大类：局麻药和阿片类。

（1）局麻药：硬膜外麻醉使用的局麻药量很少，虽然理论上存在局麻药物可以穿透母血－胎盘屏障从而到达胎儿的可能，但目前常规使用的局麻药，如果不存在直接入血的情况，到达胎儿的剂量微乎其微，其作用可以忽略不计。

(2) 阿片类：大多硬膜外麻醉会添加少量阿片类药物以提高麻醉效果。与局麻药一样，阿片类药物也存在穿透母血－胎盘屏障而到达胎儿的可能，但同样的，到达胎儿体内的阿片类药物剂量也微乎其微，其作用可忽略不计。

另外，现在的研究还发现，无痛分娩出来的新生儿缺氧情况变少。

问 2：无痛分娩会增加胎粪污染概率吗？

答：不会。

胎粪污染，是新生儿缺氧的表现。硬膜外无痛分娩不会减少胎盘血流，大量资料荟萃分析（2011 年 Cochrane 分析：Anim-Somuah，et al：(2011). Epidural versus non-epidural or no analgesia in labour. The Cochrane Library.），胎粪概率不因分娩镇痛增加（分析 1.38：5 项研究，1142 分娩镇痛，1153 对照，RR 1.01 －95% CI 通过 1.0 点，两者没有区别，95% CI：0.84 －1.21）。

问 3：无痛分娩会导致新生儿缺氧酸中毒吗？

答：不会。

通过测定胎儿脐动脉血 pH 发现，无痛分娩可以显著降低新生儿酸中毒发生（pH <7.2）。未使用分娩镇痛的，可能由于产妇呼吸紊乱，反而导致胎儿酸中毒（2011 年 Cochrane 分析 1.35：7 项研究，1830 分娩镇痛，1813 对照，RR 0.80 －椎管内分娩镇痛有益，95% CI：0.68 －0.94）。

问 4：无痛分娩会影响宝宝出生时 Apgar 评分吗？

答：不会。

“无痛分娩中国行”2012 年发表的对近 20 000 例母婴研究发现实施分娩镇痛后严重缺氧的（阿氏评分 3 分以下）新生儿反而减少，7 天的死亡率也趋于减少（图 1－6）。

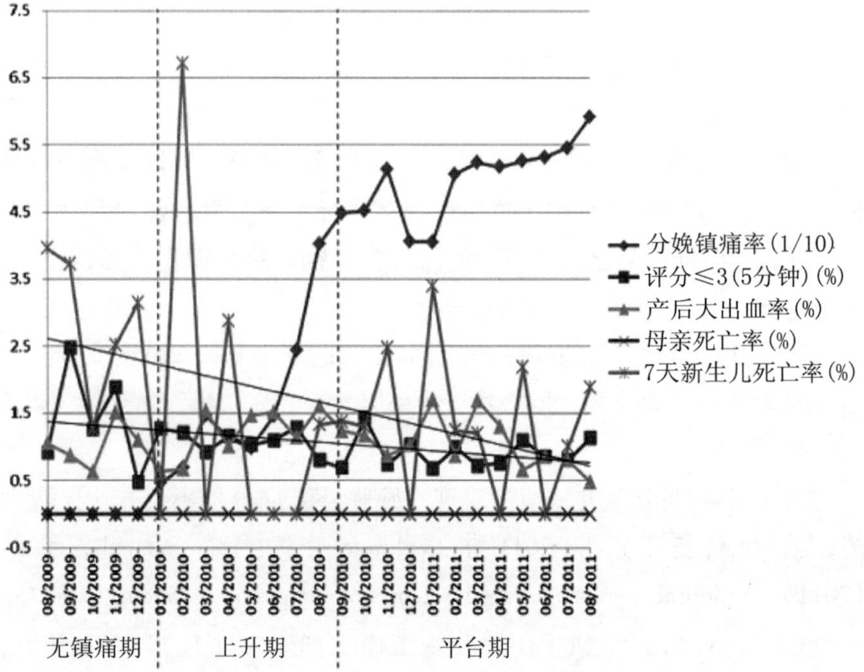

图1－6　无痛分娩中国行母婴安全指标

问5:无痛分娩新生儿会增加使用纳洛酮治疗机会吗?

答:不会。

与未实施无痛分娩的产妇相比,无痛分娩产妇娩出的宝宝出生后接受纳洛酮治疗的风险显著降低,这主要是因为没有使用硬膜外分娩镇痛的多少需要静脉给予阿片类药物镇痛,而全身用药后,胎儿血中阿片类药物会较多,出生后,由于呼吸抑制需要纳洛酮中和。纳洛酮在静脉分娩镇痛后的小孩明显增多(2011 年 Cochrane 分析 1. 37: 10 项研究,1 302 椎管内分娩镇痛,1 345 静脉分娩镇痛对照,RR 0. 15 – 椎管内分娩镇痛少用,95% CI:0. 10 – 0. 23)。这也是不主张静脉分娩镇痛的一个主要原因。

问6:无痛分娩会增加新生儿重症监护率吗?

答:不会。

硬膜外镇痛全世界使用有 50 年历史了，并没有增加新生儿入住新生儿监护病房率(2011 年 Cochrane 分析 1.37：7 项研究，1552 椎管内分娩镇痛，1573 对照组，RR 1.19 – 没有区别，95% CI：0.94 – 1.50)。

问 7：分娩镇痛用阿片类药是否增加新生儿窒息的风险？虽然我知道镇痛配方中加入阿片类药属于常规了，但一旦出现新生儿娩出后窒息，妇产科都会把责任推给麻醉医师，因为用了阿片类药。所以请教：椎管里是否可以用阿片类药？常用硬膜外镇痛剂量是多少？

答：椎管内可以用阿片类药物，可以提高镇痛效果，减少局麻药需要量。最常用的是 2 μg / mL 芬太尼。椎管内和全身用药有很多药动学的区别。对胎儿的总体影响已经在前面提到了，从脐带血，从阿氏评分，从死亡率上，胎儿是更能耐受分娩过程，新产程定义也因此让使用椎管内分娩镇痛产妇多两个小时。谁都不喜欢背黑锅，学习和讲解椎管内阿片药物的药代动力学是围产期医护人员急需的。《无痛分娩中国行产科麻醉细则》上，在单纯硬膜外分娩镇痛的起始剂量，可以单次使用芬太尼 40 μg /20 mL。

问 8：无痛分娩会增加新生儿产伤吗？

答：不会。

是否有产伤与胎儿和产妇头盆关系以及胎儿位置有关系。有了硬膜外镇痛，有利于产科医师调整体位，也有利于使用器械使胎儿顺利娩出，却不增加新生儿产伤机会。从石家庄 20 000 例和温州 15 000 例两个大型研究结果发现，产钳的使用率没有变化，而剖宫产率却是下降的，也就是说没有增加产伤，反而由于母亲侧切率的急剧下降而减少了母亲产伤。

问 9：无痛分娩对新生儿远期的生长发育是否有影响？

答：没有证据表明有影响。

硬膜外镇痛已经使用半个多世纪，没有小儿远期发展不利的报道。女性麻醉医师自己或男性麻醉医师的配偶分娩的时候，无一例外地采用了无痛分娩。

第四节　麻醉与胎儿

◎ 陶为科，姚东东

问 1： 对于急诊剖宫产，麻醉前大多有胎儿宫内窘迫的诊断（可能似有夸大、规避风险嫌疑），作为麻醉医师如何判断患者及胎儿状况，选择合适的麻醉处置？

答： 胎儿窘迫是产科决定的。麻醉医师在团队医疗中，所起的作用是齐心协力，争取时间，把母婴临床结局最大化。不应该挑战产科医师的决定。充分交流是极为重要的：为什么现在要剖宫产？有时间做区域麻醉吗？非择期剖宫产通常分三级，即刻剖宫产（crash/stat，5 分钟内，如脐带脱垂），急诊剖宫产（emergent，30 分钟内，如产程停滞），半择期剖宫产（urgent，如择期剖宫产患者产程启动）。制定麻醉计划时，需要考虑轻重缓急，争取让胎儿出生前，尽可能少地摄入麻醉药物。原则是能腰麻的用腰麻，有硬膜外镇痛的用硬膜外，必须用全麻的，在诱导时避免用阿片类药物，等到胎儿出生后再用。详细内容请见《无痛分娩中国行产科麻醉细则》。全身使用麻醉药物（阿片类，镇静类）的产妇，一般需要新生儿科医师到场。在本书《紧急抢救日》章节中，提到了紧急情况下的团队合作。麻醉进产房是现代产房里程碑式的标志。麻醉医师 24 小时全天候、时刻准备应对包括胎儿宫内窘迫在内危及母婴生命的临床事件，从根本上缩短了产科医师决定剖宫产 – 胎儿娩出时间间隔，是提高母婴存活率的飞跃。这种全方位改善产房安全系统的改进，让“麻药是毒药”的传统意识成为历史。

问 2： 在产科麻醉中最重要的目标是什么？

答： 避免降低子宫胎盘的血流量（不是血压）。不是避免用什么药。

问3:多少子宫胎盘血流量降低会出现胎儿窘迫征象?子宫胎盘血流量有什么特征?它分钟流量是多少?

答:50%。子宫胎盘血流量的最大特点是不能自动调节,完全依靠血压。大约每分钟500~700 mL/min。

问4:哪些麻醉药物是能穿过胎盘到胎儿的呢?

答:

(1) 不能穿越胎盘药物:所有肌松药,长宁,胰岛素,肝素。

(2) 能穿过胎盘、安全药物:丙泊酚(又称异丙酚),硫喷妥钠,氯胺酮,芬太尼(<1 UCG/kg),硬膜外阿片类(芬太尼,舒芬太尼)

(3) 能穿过胎盘、潜在有危险药物:阿片制剂(吗啡,芬太尼>1 UCG/kg),苯二氮革,麻黄碱(增加代谢),局部麻醉药(静脉),阿托品,β受体阻滞剂。

问5:为什么硫喷妥钠对新生儿是安全的?使用丙泊酚对新生儿是安全的吗?

答:硫喷妥钠一直是产科麻醉全麻最常用的药物,临床医学研究发现,单次注射4~7 mg/kg硫喷妥钠诱导全麻后,新生儿的阿氏评分没有区别。其实,胎儿是不可能在快速通过胎盘的硫喷妥钠到达胎儿大脑前娩出的(图1-7),但因为胎儿血循环的关系,药物到达胎儿大脑前,必须先通过胎儿肝脏,从内脏和下肢血液的稀释和肝脏的代谢,胎儿大脑的硫喷妥钠浓度是十分有限的。

2.0~2.5 mg/kg的丙泊酚和上述的硫喷妥钠剂量对母亲没有大的区别,胎盘药物的转运也非常相似,在动物实验也没有发现对子宫血流和胎盘气体交流的影响。

问6:在麻醉用药上如何避免全麻产妇对新生儿的影响?

答:通过《"无痛分娩中国行"产科麻醉细则》中可以看到,不管是即刻还是择期的全麻剖宫产:

(1) 一律需要让产科医师手拿手术刀,在切皮前开始麻醉诱导。

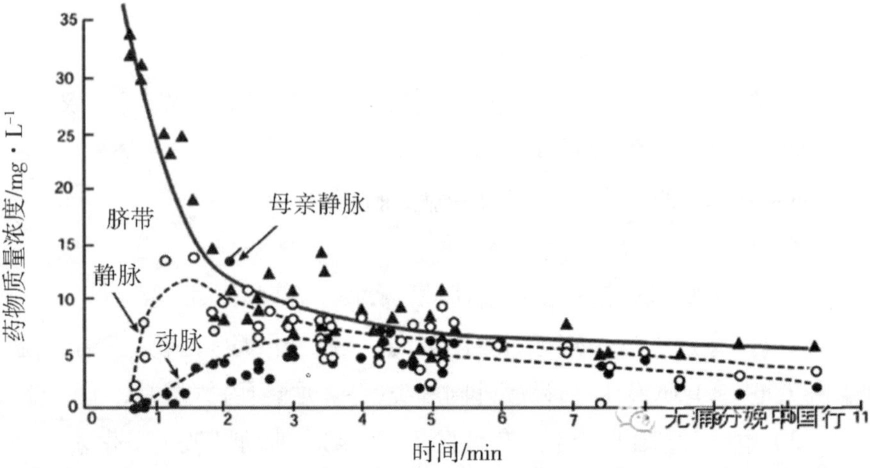

图1－7　4 mg/kg 硫喷妥钠全麻诱导后，在母体静脉、脐静脉、脐动脉的浓度分布。注意：母亲静脉内硫喷妥钠浓度的急剧下降和快速转运到胎儿（Kosaka et al. Intravenous thiobarbiturate anesthesia for cesarean section. Anesthesiology. 1969;31:489－506.）

（2）麻醉诱导时，只用镇静类药物（见前一个问答）和肌松剂（不通过胎盘），直到胎儿娩出后才使用阿片类药物。

（3）在气管插管后即刻通知产科切皮，尽快让胎儿分娩出来。

问 7：全麻诱导到取胎时间有什么规定？

答：维持全麻的氧化亚氮（笑气）和麻醉气体可以通过胎盘到达胎儿血循环导致新生儿的呼吸抑制，但在诱导后 10 分钟内娩出胎儿，这种呼吸抑制作用是非常有限的。《“无痛分娩中国行”产科麻醉细则》中的全麻剖宫产部分就是根据这些证据的。全麻后长驱直入，把准备工作全部完成后再麻醉诱导。尽管长期暴露在麻醉气体下，阿氏评分降低，只要不存在产妇缺氧，过度通气，主动脉－下腔静脉不受压缩，避免低血压，子宫切开－胎儿娩出时间小于 3 分钟，新生儿的脐带血酸碱度不受影响。有些回顾性研究发现新生儿窒息和全身麻醉的关联性。这些在全麻下出生的新生儿出现窒息、酸中毒、增加复苏率，并不是因为全麻本身，更多是因为选择全麻的产妇出现了严重胎儿窘迫或出血等，需要尽快结束分娩被迫全麻的。这一点在择期剖宫产产妇随机分组观察全麻和硬膜外麻醉的前瞻性临床试验中得到了证实，新生儿的临床结局并没有因为全麻而变坏。并不是回顾性研究错了，而是回顾性研究发现的关联性并不代表因果关系，这种关系可以是因果关系，也可以通过第三者关联的。这也可以看做为研究样本的选择误差造成的，是患者或临床事件决定了分组，而不是随机的。

问 8: 切开子宫破膜至胎儿娩出的时间间隔有专有名词吗？用英文怎么翻译？缩写呢？具体值多少？是 140 秒还是 150 秒？

答: 子宫切口到胎儿分娩（Uterine incision-to-delivery interval，UD interval）取胎时间长的（>120 秒或 150 秒），胎儿的脐带血气和 Apgar 评分不好。这是一个证据水平为Ⅲ级：证据程度不足。有很多影响因素，不能排除其他产科和麻醉因素的作用。Anderson 等把胎儿窘迫、胎粪污染、子痫前期、胎儿体重、重复剖宫产、麻醉方式等因素校正后，发现 UD interval 和胎儿转归之间，没有多大关系。2010 年 Maayan-Metzger [The effect of time intervals on neonatal outcome in elective cesarean delivery at term under regional anesthesia. *International Journal of Gynecology & Obstetrics*, 111(3), 224 –228.] 分析 800 多例剖宫产的麻醉 – 取胎，切皮 – 取胎和切子宫 – 取胎时间，发现 UD interval 超过 2 分钟的，术后喂养困难，产妇住院时间较长。但必须注意的是，大多数这类回顾性研究，都存在一个没有办法回答的问题：为什么花了更多的时间取胎？即便找到了相关性，还不知道是否有因果关系。该文作者认为的"普通剖宫产，产科医师有宽裕的时间来取胎儿"，也是可以认同的。总体看来，UD interval 间隙当然是快一些好，但目前尚无一个取胎时间的具体规定。相信没有哪个产科医师会去故意延长，如果时间耗得长的，也是迫不得已，不会有人去过多追究这个问题。

问 9: 请问孕妇在孕期（中后期）行非产科手术时，如果必须选择全麻，全麻方案如何选择？有无循证医学依据？

答: 没有这样的规定。一般来说，尽可能选用区域麻醉，全麻也是可以的，但绝对不能不用麻醉，因为产妇任何疼痛或精神紧张对胎儿都是不利的。

有人认为，如果在28周或胎儿出生后能够存活的，需要手术中连续胎心监测，并且作为麻醉医师控制血流动力学的依据，就像通过心电图，观察心脏血液灌注一样。这种情况下，产科医师需要在场，以防不测。

而大多数这类择期的非产科手术是在中3个月进行的，研究发现这时手术对小孩的影响最小。产科和麻醉界的共识是，手术前和手术后需要有胎心记录，更多地来应对医疗纠纷问题。

第五节　常规新生儿护理

◎ 林锦，潘皓瑜

美国新生儿护理通常包括以下内容，具体见表1－8。

表1－8　美国新生儿护理常规

保暖	预热暖床 暖床温度设定在36.5℃ 热毯子或热毛巾（用于擦干新生儿） 早产儿：塑料袋或布包 可激活化学性加暖垫 转运保温箱随时待命
清理气道	吸球（56.69 g /2OZ） 10Fr吸管连接到设置在80～100 mmHg的吸引器 胎粪吸引器
气管插管	喉镜：1、0、00号镜片，绝对的光线明亮 气管内管：2.5、3、3.5、4 气管管芯 潮气末二氧化碳探测器 1号喉罩和5 mL注射器

（续表）

给氧	方法给自由流动氧气（面具，油管，流量充气袋或三通） O_2 源流刚刚出生之前 5～10 L/min 依常规设置空氧混合器 脉搏血氧饱和度探头 脉搏血氧饱和度仪
通气	正压通气（PPV）装置并且工作正常 足月儿面罩（1号），早产儿面罩（0号） 连接到空气／氧气源（空氧混合器） 8 Fr 鼻饲管和 20 mL 注射器
听诊	听诊器
药物	随手即得的 1∶10 000 肾上腺素 生理盐水 记录单
脐带血管插管	无菌手套 手术刀或手术剪 聚维酮碘溶液 脐带胶布 脐导管：3.5F、5F 静脉三通

＊根据 2010 American Heart Association International Guidelines for Neonatal Resuscitationg 改进

第六节　新生儿复苏

◎ 林锦，潘皓瑜

不稳定产后新生儿即刻护理＊见图 1－8。

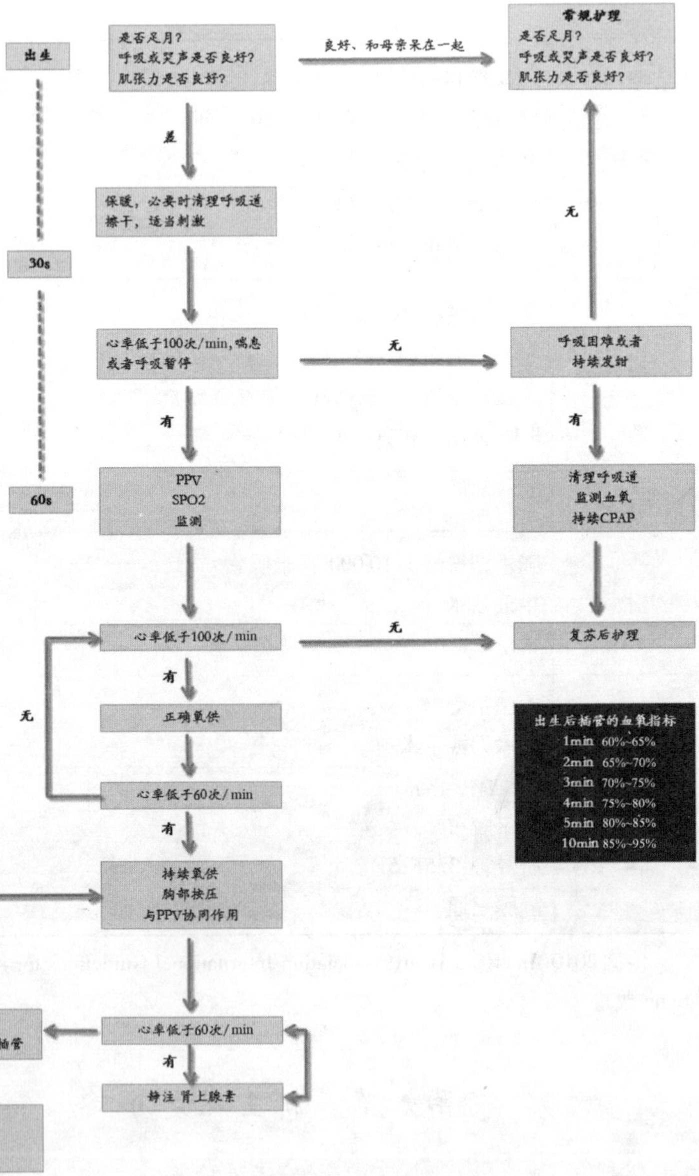

图 1-8　不稳定产后新生儿即刻护理

*根据 2010 American Heart Association International Guidelines for Neonatal Resuscitationg 改进

问 1:准备接生胎儿的必备设施包括哪些？

答:(1) 保持 36.5℃ 的保温辐射台和用于擦干、包裹新生儿用的温浴巾和毯子。

(2) 清理气道的吸耳球、负压吸引管(80 ~ 100 mmHg)和胎便清理器。

(3) 监测设备:儿科听诊器、脉搏血氧监测仪、病历记录单(或电脑病历记录)。

(4) 供氧设备:氧气面罩、供氧浓度调节器、能供给每分钟 5 ~ 10 L 的氧气源。

(5) 通气设备:足月儿或早产儿使用的不同型号的正压通气面罩和球囊(Ambu bag)。

(6) 气管插管设备:不同型号的喉镜和有效光源、不同型号的气管插管、气管插管管芯、二氧化碳检测器、不同型号的喉罩和充气用注射器。

(7) 常用药品:浓度为 1∶10 000 的肾上腺素、生理盐水、脐静脉通路开放设备。

(8) 体温调节设备:塑料袋或包裹布、热敷垫、用于运送婴儿的可移动温箱。

问 2:新生儿死亡率是多少？

答:发达国家的新生儿死亡率为千分之三,而南亚和非洲的新生儿死亡率为发达国家的 10 ~ 15 倍。中国新生儿的死亡率约为 10‰ ~ 20‰左右。世界上每年有近 400 万的新生儿死亡,其中 98% 发生在贫穷和发展中国家。

问 3:新生儿死亡的高危时间是什么？

答:新生儿死亡 86% 发生在出生后 2 天内,99% 发生在出生后 1 周内。

问 4:新生儿死亡的主要原因是什么？

答：早产（27%）、严重感染（26%）和窒息（23%）是新生儿死亡的三大主要原因。先天畸形、破伤风和其他原因造成的新生儿死亡率均为7%。有研究提示，通过对医护人员的新生儿急救训练，可以降低30%足月儿因窒息的死亡和10%～15%早产儿的死亡。

问5：如何对新生儿进行最初的评估？

答：3个简单的问题可以初步评估新生儿是否需要进一步处理。

（1）新生儿是否足月？

（2）是否有呼吸和哭声？

（3）肌张力是否好？

如果是足月儿、哭声好、肌张力正常，则新生儿正常，不需要抢救。应该把婴儿擦干、包好保温，尽快交给母亲。如果以上3个问题的任何一个答案是否定的，新生儿需要进一步评估和抢救，这一部分大约占新生儿的10%，只有不到1%的新生儿需要心肺复苏。

问6：胎儿出生后脉搏氧饱和度仪显示70%正常吗？

答：正常。无论母亲血液中氧分压多高，胎儿血中的氧分压不会超过60 mmHg。因为胎儿循环的特点，胎儿血氧饱和度也在60%～70%之间。分娩过程中，胎儿血氧饱和度可能低至30%。胎儿出生后，动脉导管前的血氧饱和度逐渐增高，需要8～10分钟以上才能达到90%以上。所以，脉搏氧饱和度仪可能在胎儿出生后几分钟内显示70%～80%，并且，婴儿可表现为发绀。研究发现，无需抢救的足月儿和早产儿，出生后血氧饱和度达到>70%、>80%、>90%和>95%以上所需时间分别为5.0和6.2分钟、6.1和7.3分钟、7.6和8.1分钟、8.8和8.5分钟。所以，不要急于给予氧气。早产儿对氧气治疗的毒副作用（早产儿的视网膜病、肺损伤等）很敏感，美国心脏联合会提醒人们慎用过多的氧气，特别是对早产儿。应该使用脉搏氧饱和度仪评估是否需要氧气治疗，而且，脉搏氧饱和度仪应该放在婴儿右上肢。如果足月儿需要抢救，最好先使用空气，而不是100%的氧气。如果给氧，氧气应该与空气混合来调节氧气浓度。给予的氧气浓度应该根据右上肢脉搏氧饱和度仪的氧饱和度为指南。但在心排血量降低,外周循环差的情况下,其监测数值不准。另外,脉搏氧饱和度仪可以连续监测脉搏,所以,在抢救中,可以观察婴儿氧饱和度和心率是否提高。

问7:如何根据情况进行新生儿气道处理?

答:如果婴儿有哭声,呼吸正常,常规吸出口鼻中的羊水即可。

如果婴儿有自主呼吸但有发绀,应给予氧气治疗。如果婴儿呼吸困难或没有呼吸,应该在吸出口鼻羊水后,给予面罩正压通气、给氧。最初,可使用空气或40%的氧气,以达到5分钟内氧饱和度80%~85%,10分钟内氧饱和度85%~95%的目标。如果90秒钟后,婴儿仍然缺氧、心率小于60次/min,应使用100%的氧气治疗。有效的通气可以及时使得心率回升到正常范围。如果心率不回升,首先应该检查通换气是否有效,胸壁的明显起伏是有效通换气的征象。如果,婴儿恢复自主呼吸,并且心率恢复到100次/min以上,可以停止面罩正压辅助呼吸。如果婴儿恢复自主呼吸,但仍显费力,可使用持续呼吸末正压(CPAP)给氧。

问8:新生儿抢救的基本措施是什么?

答:应该强调,所有新生儿都需要立即评估和常规护理。对于出生后没有呼吸的新生儿,许多时候,简单的擦干、包裹保暖和呼吸道清理就足以刺激新生儿呼吸。只有少数新生儿需要面罩辅助呼吸,不到1%的新生儿需要气管插管、胸部按压和药物治疗抢救。所以,如果每个新生儿都能得到上述的基本护理(即擦干、保暖和刺激),那么,新生儿死亡率就会大幅下降。

如果新生儿需要抢救,我们还是可以想到气道(airway)、呼吸(breathing)和循环(circulation)。首先,把婴儿平放在36.5℃的辐射台保温,预防体温降低。之后,用毛巾清理口鼻中的分泌物(A,气道)以刺激婴儿呼吸(B,呼吸);但经常需要用吸耳球来清理婴儿口鼻中的分泌物。虽然有争议,但多数人认为,新生儿是先用口腔呼吸,所以,应先清理口腔，然后鼻腔。不要将吸耳球或吸管插得太深或用力过大，以避免诱发婴儿的喉痉挛和迷走神经刺激引起的心率过缓。轻轻擦干婴儿，并将其用热毯或毛巾包好保温；拍打足底或轻擦后背以刺激婴儿呼吸。利用脉搏血氧饱和度仪来评估婴儿的氧合状态和心率（C，循环）。每一个婴儿出生时，旁边都应该有一个受过新生儿抢救（NRP）训练的人在场。另外，还应该及时和家长通报婴儿病情和抢救情况，同时，做好病历记录。

问9：新生儿需要抢救时怎样做？

答：新生儿抢救应该从最基本的评估和护理开始。如果，经过上述抢救的基本措施处理后，新生儿仍然没有呼吸和哭声，并且心率小于100次/min，应给予面罩辅助正压吸氧和血氧监测。如果心率小于60次/min，应气管插管，并开始心肺复苏（胸部按压和肾上腺素等）。如果清理口咽、气道等有效刺激了婴儿呼吸，并且心率大于100次/min，但患儿仍有呼吸困难和发绀，可以清理气道后，使用持续正压面罩（CPAP）以帮助婴儿吸氧和换气。

问10：什么时候需要给新生儿正压辅助呼吸？

答：婴儿不呼吸或是心率低于100次/min时，需要正压辅助呼吸，每分钟40~60次。要观察新生儿的胸部，有起伏才能有效通气，有条件的还应该进行脉搏血氧饱和度和呼气末二氧化碳的监测。听诊除了听有效的呼吸音，还要听心率是否加快以观察疗效。

问11：羊水中有胎便时需要给新生儿气管插管吗？

答：不一定。如果婴儿很活跃，就不需要特殊处理。除非婴儿有呼吸困难、肌张力不好、心率小于100次/min（在脐动脉根部触摸或听诊），则需要气管插管并吸出气管内可能的吸入物。

问12：什么时候需要给新生儿气管插管？

答：羊水有胎便污染，并且婴儿有呼吸窘迫、心率小于100次/min。

氧气面罩正压呼吸不能改善婴儿缺氧和心率过缓。

婴儿需要心肺复苏、胸部按压时。

患有先天膈疝的婴儿或极低体重儿(出生体重低于1 000g)等。

问13:新生儿何时需要心肺复苏?如何做胸部按压?

答:尽管持续给氧和有效通气换气30秒钟后,婴儿心率仍然小于每分钟60次,应该开始进行胸部按压。胸部按压时,应用两个拇指比较有效。下压后胸腔回扩时,拇指不应离开婴儿的胸部,但应使胸部有充分的回扩。胸部按压时应记住"三分之一"法则:胸部按压应在胸骨下三分之一处进行,按压深度应为胸腔前后径的三分之一,呼吸频率应为按压频率的三分之一,即:呼吸30次/min,胸部按压90次(每2秒钟按压胸部3次并呼吸1次)。心肺复苏应持续进行到婴儿心率大于60次/min。如果,胸部按压30秒钟后,心率仍然低于60次/min,应给予肾上腺素。

问14:婴儿心肺复苏时如何用药?

答:因为新生儿心率过缓多为肺扩张不良和严重的低氧血症造成,所以,在新生儿心肺复苏时很少使用药物,有效地通气换气和胸部按压通常可以挽救新生儿的生命。如果上述措施无效,可使用扩容治疗和急救药品。扩容可用每千克体重10 mL的等渗晶体。肾上腺素的浓度应为0.1 mg /mL(1∶10 000),静脉剂量为0.01~0.03 mg/kg体重,气管插管内注入剂量为0.05~0.1 mg/kg体重。

第七节　麻醉与哺乳

◎ 胡灵群

问1:硬膜外置管剖宫产患者,使用阿片类药物术后镇痛,能不能早期哺乳?

答:镇痛药物的使用,注意力一般放在怀孕早期的致畸性和胎儿出生时的呼吸抑制。对于第一个问题,人类研究数据缺乏,第二个问题,大家认识比较一致:虽然一般安全,但能不用就不用。你所谈到的哺乳期使用，一般没有很多顾虑，特别是硬膜外使用，这个剂量是微不足道的。初乳对药物的转运能力特别差，即使是静脉用药，母乳内药物的含量近占母体总量的 2% ~4% 。

问 2：剖宫产患者的术后镇痛中一般都用舒芬太尼或芬太尼，药物说明书中说使用该药物后 24 小时内不能哺乳。实际临床中往往镇痛泵还在使用中就哺乳了，可能是药量小的缘故，没有发现什么问题。请问对剖宫产患者有没有最佳的镇痛配方？

答：在美国大多数医院采用椎管内不含防腐剂吗啡的办法。详细见《无痛分娩中国行产科麻醉细则》。也有极个别的和中国一些医院采用椎管内术后镇痛。看各家医院有的药物不同，0.0625% ~0.125% 布比卡因，加芬太尼 2 μg/mL，用持续泵入加病人自控。全身用药，血液中阿片含量会高些。对哺乳的影响依次会影响多些。尽管如此，美国妇产科医师学会 2007 年专家共识#361 已经不再因此限制哺乳。

问 3：剖宫产术后镇痛，如果使用含有舒芬太尼或其他阿片类静脉镇痛药，需要多久哺乳才对胎儿没有影响？

答：术后静脉或椎管内用阿片类药物，是常规。很多哺乳妇女在产后做输卵管结扎，常规使用咪唑、芬太尼，对胎儿没有影响。舒芬太尼道理也是一样。手术后无论是椎管内或是静脉内镇痛，母乳对小儿都是安全的。

问 4：椎管内分娩镇痛会影响母乳喂养率吗？

答：在这个问题上，现有的医学研究还没能达成一致意见。

一般来说，使用无痛分娩（硬膜外麻醉）的新妈妈，在分娩过程中，相对来说能够得到比较好的休息，有更充沛的精力用于母乳喂养，研究也发现区域用的硬膜外镇痛药物并不影响母乳喂养。也有研究显示：硬膜外分娩镇痛可能使新妈妈哺乳能力减弱，并导致新妈妈过早放弃母乳喂养。还有研究显示，研究中使用硬膜外镇痛的多为初产妇，母乳喂养失败与她们哺乳经验不足有关。

没有得出结论的原因和普遍存在的问题有，母乳喂养的成功与否，除了医学相关因素外，还与经济、喂养观念、社会文化等多重因素相关。医学研究很难剔除这些非医学因素，而找出硬膜外与母乳喂养的直接相关性或因果性。

事实上，纵观这类研究，它们的设计都有一些和这些问题有关的致命缺点。目前美国西北大学正在进行的一项研究，从设计上有了根本性的改进，值得期待。

现在的结论还是：缺乏相关研究得出肯定或否定的结论。

问 5：哪些药物对产妇哺乳以及新生儿有影响？

答：现代医学，对新生儿影响的药物很少。即使是常用的麻醉药物咪唑、芬太尼、吗啡、酮咯酸、局麻药，对新生儿的影响都很小。美国国家药物与母乳数据库 http://toxnet. nlm. nih. gov/newtoxnet/lactmed. htm 网站里，列出了哺乳期安全、可能安全、可能有害、不安全的药物列表，但对于普通健康妇女而言，不需要太多的考虑。

选读建议

《Chestnut 产科麻醉学——理论与实践》，David H. Chestnut 等主编，连庆泉主译，人民卫生出版社，2016 年

第 5 章《胎儿生理》

第 6 章《产前胎儿评估和治疗》

第 8 章《产时胎儿评估和治疗》

第 9 章《新生儿复苏》

第 14 章《妊娠哺乳期间药物》

第 20 章《疼痛对母婴的影响》

第 21 章《分娩准备和非药物镇痛》

第 22 章《全身镇痛药：注射/吸入药物》

《产科麻醉：原理与临床》，吴新民主编，人民卫生出版社，2012 年

第 7 章《胎儿和新生儿药理》
第 9 章《非药物镇痛》
第 38 章《胎儿的评估》
第 39 章《分娩中胎儿的监测》
第 40 章《新生儿评估》
第 41 章《新生儿复苏》

第四章　无痛分娩日

本章目的

全程无痛的分娩是人类历史上最古老的一个梦，而这已经成为现实，它不仅仅发生在西方，而且也已经发生在中国大地。本章将逐一回答医护人员在实行分娩镇痛过程中遇到的各种细节问题。产科麻醉的发展还为产科高危产妇的临床处理翻开了崭新的一页，为母亲的安全谱写了新篇章，超前置管也是其中的一个重要部分。也就是很多人关心的适应证和禁忌证的一部分。

本章涉及范围

（1）局麻药浓度对产式（自然分娩、剖宫产、器械助产分娩）、产程的影响。

（2）局麻药的容量对分娩镇痛效果的影响。

（3）给药方式对分娩镇痛效果的影响。

（4）分娩镇痛过程中可能发生的技术问题及其对策。

（5）超前置管和高危产妇包括胎心不良和剖宫产后二试的分娩镇痛，分娩镇痛的适应证和禁忌证。

（6）分娩镇痛过程中需要时刻关注和急需解决的临床问题，如仰卧性低血压、椎管内镇痛后低血压、子宫痉挛、宫缩乏力等的预防和处理。

（7）分娩镇痛的时机（第一产程潜伏期，第二产程），最早和最迟可以椎管内分娩镇痛的时间。

（8）第二产程分娩镇痛对产科分娩的影响。

（9）两大专业教科书导读。

非本章涉及范围

（1）产前检查，麻醉产前病史体检有关的临床防治措施，如禁食禁饮、血小板—血凝等（本篇第二章《母亲安全日》）。

（2）胎儿、新生儿和分娩镇痛相关的问题（本篇第三章《小孩安全日》）。

（3）产科大出血、产妇气道、产妇心肺复苏有关的紧急临床问题（本篇第六章《紧急抢救日》，第二篇第二章《产房两大应急机制》）。

（4）分娩镇痛过程中非急需处理的问题（本篇第五章《患者满意日》）。

第一节　椎管内阿片类药物

◎ 胡灵群，Cynthia Wong

问1：在腰硬联合的时候，感觉到25 μg的芬太尼对中国产妇已经足够了，不加局麻药是否可以？如果不够的话，还有硬膜外作为后盾，不会有镇痛不全的问题。这种说法对吗？

答：这种说法有一定道理。一般腰硬联合时蛛网膜下腔内注入15～25 μg芬太尼加小量局麻药。如果是产程早期，不加局麻药镇痛效果可能也不错，而且，没有运动神经的阻滞，产妇血压也比较平稳。

但问题是：

（1）单独使用阿片类药物产妇会有很明显的瘙痒。机制不清楚，也还没有特别好的办法对付。用了阿片受体的拮抗剂，在减轻瘙痒症状的同时，镇痛效果也减低。单独硬膜外芬太尼也有类似问题。而且，除了镇痛不全、瘙痒以外，恶心呕吐、嗜睡、新生儿呼吸抑制也可能出现。

（2）活跃期单纯注入 25 μg 芬太尼，镇痛效果可能不好。这时，再硬膜外给药，起效又相对较慢，就没有达到腰硬联合镇痛快的好处。在非常繁忙的产科麻醉工作中，需要有一个可靠性高、不需要考虑个体剂量差异的办法。腰硬联合比单纯硬膜外好的一个方面是立竿见影，操作后产痛缓解快。为了确保腰硬联合起效快、不良反应小，我们主张在蛛网膜下腔注射少量芬太尼加小量局麻药。

用各种方法来加快从麻醉介入到产妇完全镇痛是大家面临的临床问题。有两点需要明确：

（1）这里介绍的 4 种方法，硬膜外和蛛网膜下腔给药各 2 种，视情况选择。蛛网膜下腔给药起效快，一般在一次宫缩以后，就可以完全镇痛了。具体哪个更好些呢？西北大学正在收集资料，进行一个全面的评价，不久就会见分晓。

（2）虽然 PCEA 使镇痛维持剂量个体化，但所有的首剂量只适合一个群体，而缺乏个体化。在没有更好的办法之前，标准化的首剂量有很多优点。

在实际工作中，硬膜外试验剂量中含有肾上腺素/利多卡因 45 ~ 60 mg 也可增强镇痛效果。

有关具体的剂量见表 1 - 9。

问 2：硬膜外镇痛药物首剂量的 0.125% 布比卡因中常加 50 ~ 100 μg 的芬太尼，其他椎管内镇痛药物的起始剂量是多少？

答：芬太尼和舒芬太尼的各种起始剂量见表 1 - 9。疼痛和镇痛需求有很多影响因素，产次、产程、破膜、催产素催产、有否合用局麻药等。研究发现，用前列腺素引产的产妇，比产程自然启动的舒芬太尼的 ED50 高，催产素催产的疼痛增加 48%，基因学也发现个体的差异。

问 3：芬太尼的首量为 50 ~ 100 μg，用完将近 1 支的芬太尼，难道椎管内给芬太尼和静脉给不一样吗？不会出现芬太尼的呼吸抑制的不良反应吗？

表 1-9　用于椎管内分娩镇痛药物的起始剂量*

蛛网膜下腔镇痛	硬膜外镇痛	药　　物
局麻药		
1.25～2.5 mg	0.0625%～0.125%	布比卡因
2.0～3.5 mg	0.08%～0.2%	罗哌卡因
2.0～3.5 mg	0.0625%～0.125%	左旋布比卡因
没有数据	0.75%～1.0%	利多卡因
阿片类		
15～25 μg	50～100 μg	芬太尼
1.5～5 μg	5～10 μg	舒芬太尼
125～250 μg	没有数据	吗啡
10～20 mg	没有数据	哌替啶(度冷丁)

* 根据《Chestnut 产科麻醉——理论与实践》(第五版)改编

答:的确,首剂给的芬太尼有 40 μg (2 μg ×20 mL)之多。而且,它是脂溶性的,理论上说,它能进入母体血液,也能透过胎盘到胎儿。

其实,这一系列问题可以归结到芬太尼的作用部位和使用剂量两个方面。

1) 芬太尼的作用在脊柱还是在大脑的问题。人们通过以下研究证实,芬太尼主要是通过脊柱作用的:

(1) 布比卡因加单次 80 μg 芬太尼硬膜外给药,或同等量芬太尼静脉给药,前者的起效时间、镇痛完全程度、持续时间都比后者好。但是,芬太尼血液浓度是后者高。

(2) 微泵持续静脉给或硬膜外给等量的芬太尼,合用硬膜外布比卡因时比较局麻药用量。研究发现,硬膜外组产妇使用布比卡因的量明显少于静脉组。

(3) 用类似于上述方法,比较硬膜外局麻药最低浓度(MLAC)剂量发现，单次硬膜外合用芬太尼组的 20 mL 布比卡因 MLAC 比合用同等剂量的静脉芬太尼组少了一半（0.034% 比 0.068%）。连续硬膜外注入布比卡因的最低浓度（MLAC）在联合使用硬膜外芬太尼时为 0.019%，是联合使用同等剂量的静脉芬太尼（0.063%）的三分之一。

（4）在疼痛刺激研究中也发现，腰部硬膜外注入芬太尼的志愿者只出现了腰椎部位的疼痛耐受，静脉用芬太尼的志愿者对头皮和腰椎部位都可以耐受一些疼痛。

2）芬太尼与局麻药（布比卡因）的联合使用使得两种药物的剂量都能降低，加上芬太尼是短效的，通过胎盘到胎儿体内的药量甚微，不足以影响 Apgar 评分。

从理论上讲，药物应该是越少越好。这就是腰－硬联合镇痛显示出的一个优势，尤其是对那些胎儿马上就要出生、宫口近开全的初产妇和所有经产妇。人们也为此继续探索连续蛛网膜下腔置管镇痛。开展分娩镇痛以后，慢慢会发现，仍有很多东西需要改进。

问 4：硬膜外给药为什么要合用阿片类药物？

答：分娩镇痛的临床实践中，芬太尼或舒芬太尼常常合用低浓度、长效酰胺类局麻药，从而减低局麻药的浓度。实现相对的感觉运动分离。在和布比卡因，左旋布比卡因，罗哌卡因，2－氯普鲁卡因合用中，都可以减低 MLAC，并成剂量相关性。

此外，合用还加快起效速度，增加作用时间（几乎增加 1 倍）改善镇痛质量。有一项布比卡因合用芬太尼的研究，硬膜外加入 100 μg 芬太尼的患者对镇痛是非常满意的，满意度是没有合用的 7 倍（43% 比 6%）。鉴于这些研究，合用阿片类药物降低局麻药的剂量（图 1－9）：①减小了局麻药中毒的可能性。②减少了全脊柱麻醉的可能。③减少了血液内局麻药浓度，减少了对胎儿、新生儿影响。④减少了运动神经阻滞。

问 5：为什么美国人喜欢椎管内给芬太尼，而不是舒芬太尼？

答：美国医师习惯了芬太尼，是因为费用低（喜欢用布比卡因也是类

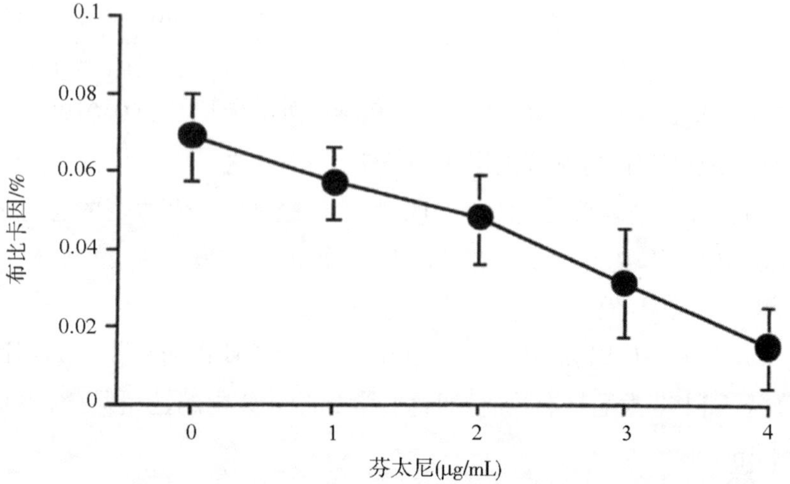

根据《Chestnut 产科麻醉学——理论与实践》(第五版)

图 1-9　相同镇痛效果下硬膜外芬太尼浓度和布比卡因浓度的关系

似的原因),还有市面上的舒芬太尼是 50 μg/mL 的,而起始硬膜外剂量不到 1 mL,稀释起来非常不方便,容易出现药物剂量错误。腰硬联合要采用 1.5 μg (0.03 mL)不容易确切掌握剂量。胎儿心率变慢、瘙痒多也是个考虑因素。

问 6: 如果用舒芬太尼和布比卡因硬膜外合用,它比芬太尼强多少倍?

答: 根据大量的研究,它在硬膜外和布比卡因合用时强 6 倍,也就是 1 μg 舒芬太尼和 6 μg 的芬太尼作用相当。

问 7: 硬膜外合用布比卡因分娩镇痛时,舒芬太尼或芬太尼是越多越好吗?

答: 研究考证了镇痛的起效快慢,持续时间和镇痛效果发现,0.125% 布比卡因合用芬太尼 50 μg 或 100 μg,在亚洲产妇中,没有发现区别。

在意大利产妇中,起效时间没有区别,但完全镇痛率,合用 100 μg 要比合用 50 μg 芬太尼高些。不同的是,在对意大利产妇的研究中,硬膜外药物中加了 12.5 μg 肾上腺素。加用舒芬太尼 7.5 μg 或 15 μg,各项指标也没有发现区别。

但是,有个研究在选用了 5 μg、10 μg、20 μg、30 μg、40 μg、50 μg 舒芬太尼后发现,虽然起效时间和镇痛效果一样,但镇痛持续时间随剂量增加而延长。所以,阿片类药物的多少,要看患者人群和镇痛效果,还要考虑毒副作用。

问 8:局麻药和阿片类混匀后给,还是分开给?

答:研究发现,混匀后注入和先给 20 mL 局麻药、再给 2 mL 稀释后阿片类,在镇痛起效和持续时间上没有区别。

问 9:能用到蛛网膜下腔的芬太尼有什么要求?能用到蛛网膜下腔的吗啡有什么特殊的要求吗?能用到硬膜外的就可以用到蛛网膜下腔吗?无防腐剂的舒芬太尼(作用时间长)和阿芬太尼能否替换芬太尼或吗啡?

答:用舒芬太尼替代芬太尼是可取的,只是剂量不容易掌握(美国没有低浓度的舒芬太尼)。它们的作用是减少手术中内脏牵拉造成的不适。但手术后的镇痛效果没有吗啡好,主要是舒芬太尼的持续时间不够长,没有吗啡亲水性所产生的第二作用峰值,所以,不能像吗啡一样,持续镇痛几乎可以达到 24 小时。

理论上,用在蛛网膜下腔和硬膜外腔的药物,都应该是无防腐剂的,而且有药物说明书的允许。法律上,美国药物说明书上的任何东西是需要研究证实的,任何有可能的不良反应都得列上,药厂只对写在上面的内容负责。问题是,有些老药已经过了专利期,而立规矩的时候又没有要求这方面的有关研究报告,或者是老药新用。造成的结果是,厂家不可能再进行费时费钱的研究来证实,比如布比卡因进入蛛网膜下腔不造成危害。这个问题在美国叫"off label use",一个滥用药物的褒义词,译为"超说明书用药"。

美国阿片药物中吗啡(Duramorph,0.5 ~ 1.0 mg/mL,深棕色药瓶装)、氢吗啡酮、舒芬太尼,罗哌卡因是标明“无防腐剂”,暗示(没有明说)可以供椎管内用。常用的局麻药,除了部分利多卡因是“含有防腐剂”的,其他都是“无防腐剂”的。但只有 0.75% 高比重布比卡因和 5% 高比重利多卡因(都是 2 mL 包装的)是标明用于蛛网膜下腔的。0.25% 和 0.5% 布比卡因等还醒目地表明“仅供神经阻滞、硬膜外腔、骶管阻滞,不能用于蛛网膜下腔”。其实,美国都在用那些“不能用于蛛网膜下腔”的 0.25% 和 0.5% 布比卡因做腰麻,归为超说明书用药之列。国内药检部门没有要求厂家标明有无防腐剂。但罗哌卡因,甲磺酸罗哌卡因,生产的盐酸氯普鲁卡因和斯康杜尼的盐酸甲哌卡因(mepivacaine)能在网上找到是“无防腐剂”的。布比卡因有关的网站上见到,布比卡因禁止和含防腐剂的药物合用,但没有说明它本身是否含防腐剂。左旋布比卡因也有“不能用于蛛网膜下腔”的明确提示。从这一点看,新的、进口局麻药,似乎遵循或沿用国外的一些做法,都是没有防腐剂的。国内也只能因此走“超说明书用药”的美国路了。但生产厂家应该表明药物中是否有防腐剂,以供医师应用时参考。常用的静脉内生理盐水,通常不含防腐剂,可以用于稀释各种椎管内药物。

问 10:蛛网膜下腔、硬膜外腔内用一次性稀释后、带有防腐剂药物会造成什么问题,到底有多严重呢?

答:慢性粘连性蛛网膜炎是令人担心的。顾名思义,那是蛛网膜下腔的问题,提到硬膜外腔是因为硬膜外腔给药有不小心注入蛛网膜下腔的可能。2004 年的一份回顾了 114 篇文章的综述做出以下结论:如果用背痛腿痛、神经系统体检异常、和磁共振特征作为诊断标准,没有证据表明,不含防腐剂的、低浓度布比卡因本身,或它和阿片类药物的混合物能导致慢性粘连性蛛网膜炎。宏观上看问题,如果产科硬膜外麻醉导致慢性粘连性蛛网膜炎,在大规模开展分娩镇痛多年的美国,一个大标本的前瞻性研究早就已经在很多年前完成了。然而,这一幕并没有发生。这大概是实践检验真理的办法。

1909年首次描述的腰骶粘连性蛛网膜炎是多病因的。19世纪以梅毒、淋病、肺结核感染最常见;20世纪40年代是蛛网膜下腔出血或开颅手术自体血液造成的;现在是造影剂、硬膜外腔糖皮质激素、外伤、血液、防腐剂、污染、血管收缩剂、局部麻醉剂造成的(更多的是由其他伴随因素造成的,比如蛛网膜下腔微导管下给药,合用7.5%葡萄糖等)。

由于慢性粘连性蛛网膜炎非常罕见,不可能有随机对照试验来研究,只是通过病例报告来推断，这是统计学上可信性最差的一种方法。绝大部分的报告不是产科麻醉有关的。历史上，只有在1991年美国迈阿密一所医院,用MRI作为诊断手段,在放射杂志上报告过7例慢性粘连性蛛网膜炎。这些妇女都来自南美国家,其中有些可能在2个月到12年前,用了焦亚硫酸钠或甲酯作防腐剂的2%利多卡因硬膜外分娩镇痛。报道以后,这两种防腐剂因它们的毒性作用,已经在美国禁用了。其他报告过的防腐剂还有:意大利6例非产科的、小剂量多次使用的局部麻醉药中含的甲基/丙基苯甲酸酯;以及以前氯普鲁卡因中的EDTA。更多的报告是在动物组织学上的化学性炎症反应。从中国网站上找到,中国常用的防腐剂有:苯甲酸、苯甲酸钠、对羟基苯甲酸酯类、季铵盐类、山梨酸和乙醇等。作者认为,除了需要注意带防腐剂的吗啡(中国有不带防腐剂的)不能用在蛛网膜下腔外,一般的中国产品是可以按《“无痛分娩中国行”产科麻醉细则》中的方法使用,特别是硬膜外腔的用药。作者给自己母亲硬膜外术后镇痛,用的是国内的静脉用吗啡,5年后还没有发生不良后果。

用国产吗啡蛛网膜下腔用药是需要禁止的。

第二节　什么泵最好?

◎ 胡灵群,Cynthia Wong

问1:我们的分娩镇痛才开始起步,没有镇痛泵怎么办?

答:不需要泵,每小时手推,根据产妇要求追加剂量,就能开展分娩镇痛。开始的时候,这可能是好事,因为这样可以定时查房,更多地仔细观察患者,为自己积累经验。美国以前也是这么启动的。这种方法比现在常用电子泵效果好,用药少,患者满意度高。根据现在的研究,世界上 Smiths Medical 已经研制出了脉冲式患者自给泵(CADD ® -Solis Pump),去年刚刚通过美国药物食品检验。这项技术也是在中国行队员 Cynthia Wong 医师帮助下,研制成功的。这是区域麻醉领域的一个里程碑。也就是说,这还没有普及,在沿用"原始"办法的同时,观望一段不是坏事。泵的问题是典型"中国行"教学理念的贯彻:走在后面的优势是看到前人走的弯路,能长驱直入赶超前人。在没有脉冲式泵销售之前,多费点儿工夫手工推药,等待使用新式镇痛泵。

问 2:中国有这种泵吗?或者说,什么时候能用上这种泵呢?

答:"中国行"在把先进的临床理念、教学理念带到中国的同时,也把先进的药物、器械等介绍给中国医护人员和生产厂家。硬膜外镇痛泵技术就是其中的一个。Smiths Medical 泵在中国销售的时间表还没有出来。但是,中国驼人集团已经率先投入了力量,研制成功了这种划时代的泵。2014 年已经可以临床试用。目前,正在针对一些技术细节进行调整。人先公司和爱朋公司也生产出这类泵,也就是说,中国工业界已经站在巨人的肩膀上,走在世界的前列。

问 3:这种泵好在哪里呢?按照中国前麻醉主委吴新民教授问:怎么又说连续性镇痛泵不好了?

答:2006 年美国西北大学率先在《麻醉与镇痛》杂志发表随机双盲临床试验 "A Randomized Comparison of Programmed Intermittent Epidural Bolus with Continuous Epidural Infusion for Labor Analgesia",该试验发现了,在同样有效的分娩镇痛情况下,这种泵的硬膜外布比卡因、芬太尼的用量减少,产妇自给药物的次数也减少。

2013 年"Intermittent Epidural Bolus Compared with Continuous Epidural

Infusions for Labor Analgesia：A Systematic Review and Meta-Analysis”，通过过滤后，从21篇文章中，选定符合标准的9篇文章荟萃分析。结论是脉冲式间歇性泵注+病人自控超低浓度布比卡因（或类似剂量的Ropivacaine或Levobupivacaine）和芬太尼合用的分娩镇痛药物，比常规连续泵注+病人自控优点：①减少了药物用量；②缩短了第二产程；③产妇满意度增加；④对产式没有影响（剖宫产、产钳），但有潜在降低产钳率的可能。

问4：如何解释这种脉冲式病人自控泵给药方式优于传统的连续式产妇自控泵呢？

答：目前传统的区域麻醉泵都是根据静脉微泵原理设计制造的。仔细想来，静脉微泵是建立在人体心脏这个天然泵的基础上的，从而把微泵入静脉的药物传递到全身。而区域麻醉泵泵入的药物则没有任何辅助泵的帮助，它们的扩散是通过泵入药物的堆积产生的压力而实现的。无论是持续硬膜外镇痛微泵，还是患者自控硬膜外镇痛微泵的背景量部分，都没有考虑到硬膜外腔是个潜在腔隙，里面没有一个“心脏”把药物泵到远处，需要压力将药物“喷射”出一定的距离。手推药物产生的瞬间压力大，药物传递远，散布也就比连续泵入均匀，效果好也不是意外的。脉冲式给药只是模拟了手推药物的程序和压力。两者输送到硬膜外药物最后的分布，类似于自然硬膜外血肿和硬膜打穿后头痛治疗手段血补丁（用自体血注入硬外腔，治疗/修补硬膜打穿后的针孔，减少脑脊液外流的一种方法）之间的区别。

当然，目前这已经不再是停留在理论上的概念，包括西北大学在内的9篇高质量的随机双盲临床试验的报告，已经证实了其临床意义。

问5：什么是最佳给药方法，单次间断、连续输注，还是患者自控镇痛？

答：给药方式和镇痛的效果有密切的关系。历史经历定时手推，定时手推加追加量，持续泵加追加量，持续泵加患者自控，到现在推崇的脉冲泵加患者自控。原则是用药少、效果好、人力投入少，有快速反应的备用方案。这一切在脉冲式患者自控泵得以实现。当然,这些要求在最原始的定时手推加追加量的时候,其实已经能够实现,只是后者,患者要等我们的追加量,我们的工作量很大。

现行最普遍的持续泵入,或持续泵入加患者自控有个共同的问题,药液扩散成不均匀的圆球状,扩散平面不大,还需要产妇时不时地翻身。不然,水往低处流,下侧(左侧位时的左侧)镇痛好,上侧在不及时翻身的时候,会出现阻滞不全。这也是单侧阻滞的一个原因。

问 6:美国产科麻醉指南中提到有关患者自控硬膜外镇痛(PCEA)时,说"PCEA 可作为有效、灵活掌握的维持分娩镇痛方法。专项小组注意到它可以减少麻醉干预,还能减少局麻药用量,比固定输注速度的持续性硬膜外分娩镇痛更为合适。PCEA 可设或不设定背景剂量。"我们如何理解脉冲泵在这里的地位?

答:美国产科麻醉指南是 2007 年修订的。那时,这个概念才刚刚出现,并且局限于临床研究,没有贯彻到临床实践中。西北大学的首次研究是使用两个泵才实现这样的设定。工业界才刚刚生产出这种泵。2012 年美国产科麻醉年会展出了一位医师通过旧泵改装成功的脉冲泵,2013 年美国产科麻醉年会看到了 Smiths Medical 展出了这种泵,2014 年 1 月美国食品和药物中心才批准它在美国销售,并将其写入即将更新的产科麻醉指南,预计这是将来区域麻醉泵的大趋向。

问 7:我们已经买了传统的 PCEA 泵怎么办?

答:其实这是当年西北大学发表文章后,所面临的问题:既然没有这种泵,如何将现有的 PCEA 泵通过改变背景量和患者自给量,来提高镇痛效果,提高产妇满意度,减少药物用量。细心的人可能发现,《"无痛分娩中国行"产科麻醉细则》的 2010 年版和 2011 年以后版本里,泵的设定是不一样的。原因就是如此。改进的设定是:持续泵入加追加量,或持续泵入加患者自控:8 mL /h,8 mL /次,每小时 32 mL 封顶。以 50% 需要自控量(50% 不需要)为基准,倾向于低背景量、高自控剂量,增加了患者自控的单次量(增加患者自控其实是不规则的脉冲)增加扩散平面,增加效果。

问 8:脉冲泵的设定会是怎么样的?

答:脉冲—患者自控泵的设置:10 mL/h,5 mL 追加/次, 35 mL/h 封顶 。手工定时推注加追加量,也可以参考这个设定。现在还不清楚是 5 mL/30min,还是 10 mL/h 更好。

问 9:我们医院的泵都是 2 mL/h 的,这样的泵能行吗？有没有调节的办法来适合镇痛,比如增加药物浓度？……我们用于无痛分娩的泵最多4 mL/h 泵注,把布比卡因的浓度增加到 0.5% ,是否影响宫缩?

答:有不少人做,也有不少人问,是不是可以用同等局麻药量,不同的浓度来分娩镇痛,因为他们的泵只能每小时走 4 mL。现在没有人主张用这类泵和采用这类选择。

(1) 高浓度的运动神经阻滞明显,高浓度已经证实可以影响内旋转,影响第二产程,增加产钳率。

(2) 硬膜外的药物计算和腰麻不一样,不是按总量来计算的。浓度和运动障碍有关,容量和平面扩展有关。

(3) 历史上,有过降局麻药浓度的过程,高浓度已经是历史。

超低浓度 0.0625% 布比卡因是广泛采用的,也是研究最透彻的。腰麻的平面和局麻药的总量和比重密切相关,硬膜外麻醉镇痛,与局麻药的容量和推注压力有直接关系。

问 10:我们在基层医院,产妇经济条件普遍不好,所以用微量泵代替了一次性镇痛泵,镇痛过程中根据情况使用“快注键”适当增加药量,这样的泵能用吗？……我们医院的泵很低级,没有自控,产妇疼的时候只好手工推药。怎么办?

答:没有患者自控硬膜外镇痛微泵的,可选用持续硬膜外镇痛微泵/静脉微泵加人工追加的办法。国内普遍使用现行的一次性泵则没有用武之地。无论是4 mL /h,还是8 mL /h,扩不开容量,影响效果,满足不了分娩镇痛的需要。除非设计理念也能满足脉冲泵的需要。有人选用高浓度低容量是行不通的,也是有害的。已经证实高于 0.125% 的布比卡因会增加器械助产率,0.25%、0.5% 应该更不例外。

第三节 为什么还用布比卡因?

◎ 胡灵群,Cynthia Wong,陶为科

问 1:最佳分娩镇痛药应该是怎么样?

答:1805 年本杰明·拉什(Benjamin Rush)有过一个梦想“A medicine would be discovered which should suspend sensibility altogether and leave irritability or powers of motion unimpaired.”(这个药物能阻断感觉而运动不受影响。)

一个理想的分娩镇痛药物应该是:①快速镇痛起效。②运动阻滞少。③没有毒性。④不影响子宫收缩和子宫胎盘灌注。⑤胎盘屏障后对胎儿很少有直接作用。⑥长效镇痛。

虽然,这个药物至今还不存在,但超低浓度局麻药和脂溶性阿片类药物的合用,已经和这个梦想走了很近。

问 2:硬膜外镇痛局麻药用量应该是高浓度低容量,还是低浓度高容量?

答:至今为止,还没有局麻药物能够选择性地阻断运动神经或感觉神经。局麻药物对神经纤维作用的强弱还是通过一些大家熟悉的原则:①神经越粗越难阻滞。②药物浓度越高阻滞得越完全。③压力越大,药物越碱,局麻药物起效越快。④受药物本身的 pKa、脂溶性、蛋白结合率等影响。⑤没有药物就阻断不了神经的正常传导。

在充满各种神经纤维的硬膜外腔内,局麻药浓度越高越能穿透管运动肌肉的粗神经纤维,导致肌松。这对剖宫产很好,但高浓度的局麻药用

于分娩镇痛已经证实了和剖宫产率和器械阴道助产率有关联。所以,同样的量,高浓度低容量会是有害的,而超低浓度(0.0625%布比卡因为例)高容量是有益的。当然蛛网膜下腔给药的镇痛或麻醉,由于有脑脊液的存在,影响因素不一样,不在这里讨论。

问3:超低浓度有什么好处?

答:大家最终希望用最小的代价获取最大利益(包括母婴并发症、死亡率,满意度、性价比),是否增加浓度由权衡利弊后决定。如果用手术剂量来阻断疼痛,后果会是什么呢?研究已经证实的问题包括:除了麻醉面临的低血压,心脏、神经毒性问题外,产科同行面临了增加产钳,减慢内旋转,延长产程等问题,还影响产妇满意度。新生儿可能还有一系列需要关注的问题。

很多人谈及分娩镇痛时会问:硬膜外技术都那么多年了,不就是这点技术吗?有什么大不了的?问题就是在"安全"两字。大家都知道,单位时间里,低浓度和高浓度相比较,肯定是后者用药多,潜在不良反应高。可以是心脏的、血管的、神经的、穿透胎盘进入胎儿药物的。在临床研究和实践中,采用蛛网膜下腔置管,以减少总体用药剂量的原因就在这里。

问4:为什么美国还在用布比卡因,而不是镇痛选择性较高、心脏毒性较小的罗哌卡因,或左旋布比卡因呢?

答:在选择一种药的时候,首先考虑毒性,美国FDA要求的第一期药物实验就是毒性问题。其次是有效性的问题,最后是性价比的问题,性价比是药物普及的最大因素。美国麻醉收费的方法类似于"计程车"。根据手术难易,确定"起步价",以后15分钟一个单位。所有的费用都包括在内,和大家一直在说的"打包收费"类似。也就是不管用什么麻醉,收费是一样的,花费变成了主宰盈利的关键。理所当然,花费越少挣得越多。老药在这方面有绝对的优势,因为它们多过了专利期,非品牌药出现,药物价格猛降。新药要越过这道坎的难度不小。

布比卡因比罗哌或左旋布比卡因便宜得多,自然有其优势。从医学伦理学角度,无论什么医疗行为都不能伤害患者! 这是医学伦理的基本点,医学上的任何决定都离不开这个根本。在权衡了利弊,权衡了性价比后,还要在经济上不损害患者的利益。也就是,不用没有效果药物的同时,也不用没有必要的昂贵药物,提高性价比。一定还有人会问,这么低浓度能用多少,需要考虑性价比吗? 因为硬膜外镇痛的使用率非常高,每天都需要许多,这样性价比就成为医院选择药品的重要指标。

这是为什么美国产科麻醉至今还大都选用布比卡因的根本原因。

美国有句和中国的“不破不立”字面相同而寓意正好相反的俗语,“不破为什么要立呢?”这种美国文化也使得美国医师继续喜欢使用布比卡因。

问 5:不是说第一考虑毒性,大家都知道布比卡因毒性大,怎么在产科就不是问题呢?

答:局麻药都有心脏、神经毒性,也都有可能死人。产科面临的问题是:①麻醉医师 24 小时在岗;②产科麻醉强调有备无患,也称为“预见性医疗”(Preemptive Approach),气道、静脉通道、心肺复苏药物、20% 脂肪乳剂一应俱全地到位。③局麻药物的(超)低浓度。④采用各种技术减少血管内置管的可能,包括加强型硬膜外软管、盐水法(避免空气法)、侧卧位、恰当的置管深度等。

在这种情况下,即使布比卡因毒性大是个事实(见下问答),布比卡因的低浓度硬膜外(分娩镇痛不超过 0.125%)和 2 mL 的 0.75% 布比蛛网膜下腔注射,即便是不小心注入了血管内也不至于致死,需治数很高。需治数 (number needed to treat, NNT) 指:让一位患者受益需要多少人的“牺牲”。在超低浓度布比卡因情况下,又有常规的试验剂量,如此缓慢微泵注入,加之脂肪乳剂等一系列预见性医疗措施,在和罗哌卡因等一些所谓心脏毒性较小的局麻药比较中,这种差别到了微乎其微的、少到一般的研究无法得出结论的程度,更换成罗哌卡因或左旋布比卡因只是停留在理论上,没有实际临床意义的举措。当然,如果罗哌心脏毒性小一些的假定成立,这一切是在利弊权衡情况下的。①区域神经阻滞中一次性应用高浓度、大剂量局麻药醉注射的情况就不一样。这时,天平倾向0.75%罗哌卡因,而不是0.5%的布比卡因。②对高危产妇人群,她们的个体安全系数很小,没有多少回旋余地,权衡利弊的天平也会有倾斜。美国也有医院就因此让这部分产妇使用罗哌卡因。③中国很多医院没有完善的产科麻醉体系,比如,不常规用试验剂,5分钟即刻剖宫产无法实现,没有20%脂肪乳剂,产房没有专门的麻醉医师,系统的安全系数很低,权衡利弊后的天平倾向罗哌卡因也是可以想象的。

在决定是否采纳一种产科或产科麻醉药物时,不但需要综合权衡毒性、产妇结局(包括产式)、新生儿结局,而且还需要考虑产房医疗管理问题和质量控制等问题。当然,在下面的回答中,大家可能发现前面的假设其实是不成立的。前面的讨论让大家知道选择药物过程中的思维方式。

问6:能否用左旋布比卡因和罗哌卡因,减少布比卡因的心脏毒性,还有感觉和运动分离阻滞?

答:对于罗哌卡因和左旋布比卡因是否存在心脏毒性小和感觉-运动神经分离阻滞,历史上有过大量的研究。归纳起来的结论如下:

(1) 有关毒性问题,对布比卡因的认识是,布比卡因在相同药效时,心脏和神经毒性并不比罗哌卡因高(问题是大多数研究在研究毒性时,用了和布比卡因相同的剂量),但衡量药物实际有效性的MLAC(Minimum Local Anesthetic Concentration)研究发现,布比卡因的效价要比罗哌卡因高25%~44%。0.5%的布比卡因大约相当于0.75%的罗哌卡因。两种药物在同等效价比较时,罗哌卡因毒性小的优势并不明显。

(2) 单纯从药物有效性看,罗哌卡因和布比卡因一样在椎管内镇痛和麻醉上都是可行的。然而,罗哌卡因比布比卡因在运动感觉分离上的优势在MLAC相同的情况下,也同样不再明显。而且,产科分娩镇痛尽管可以"可行走"硬膜外,但行走能加快产程的证据不足,行走的安全性又是顾虑,管理也相对困难,"可行走"硬膜外更多是超低浓度局麻药的科普代名词。也是让助产士们知道，用了硬膜外镇痛仍然可以“自由体位”。

（3）左旋布比卡因也能作为分娩镇痛药物，在和布比卡因的比较中也存在类似问题。也就是说，低心脏毒性和感觉－运动分离阻滞不是建筑在同等药效基础上的。

问7：用罗哌卡因的“感觉和运动分离阻滞”作用能改变产科的临床结局吗？

答：人们没有忘记这个最实质性的问题。2003年一篇荟萃分析［Halpern, et al.（2003）. Epidural ropivacaine versus bupivacaine for labor：a meta-analysis. *Anesthesia & Analgesia*, 96(5), 1473－1479.］，发现了96篇文章讨论这个话题。通过筛选采用了20篇文章，累计930名产妇采用罗哌卡因、917名采用布比卡因，分析发现比值比是1.17（95%可信区间0.96～1.44，P＝0.12）。初产妇、经产妇都没有改变阴道分娩率。

问8：布比卡因就是国产的普通剂型吗？中国的布比卡因可以用吗？

答：这里提到的布比卡因就是大家在中国看到的布比卡因。这里都是针对中国制造的局麻药物问题。中国的布比卡因如果是通过药检的，应该是一样的。只是因为是玻璃包装，抽药的时候，可以用硬膜外包里的过滤器，滤过可能存在的玻璃碎末。

问9：在静脉用药时，大家都是选择快速起效，持续时间短的药物，起到快速起效快速终止的效果。为什么在分娩镇痛中却不用短效的利多卡因，或更短效的氯普鲁卡因，而是用起效慢，持续时间长的局麻药呢？

答：局麻药物在硬膜外腔呈现药理学的一个现象叫快速耐受（tachyphylaxis）。理论上说，一般出现在5个半衰期。这样一来，短效的局麻药，比如，氯普鲁卡因和利多卡因，在短时间内就需要增加剂量来达到相同的镇痛效果，药物马上会超过规定的安全剂量，各种毒副作用增加。而长效局麻药物的这个现象，会因为长半衰期而出现得晚。某些产程很长产妇的全程硬膜外分娩镇痛的一个棘手问题。随时间推移，剂量－效应关系变得不确切,使用短效局麻药分娩镇痛是不妥当的。

问 10:请评价比较一下腰麻应用盐酸罗哌卡因(耐乐品)和布比卡因的区别和利弊。

答:两者都是不含防腐剂的长效局麻药。盐酸罗哌卡因(耐乐品)在正式美国 FDA 的批文第 16 ~ 19 行写着:Solutions of Naropin should not be used for the production of obstetrical paracervical block anesthesia, retrobulbar block, or spinal anesthesia (subarachnoid block) due to insufficient data to support such use.(因为没有足够的研究数据,不应该用于腰麻等。)布比卡因在美国 FDA 网上能够查到(2009 年报告:Hospira 产腰麻用布比卡因 0.75%。1987 年 12 月 11 日批复):

在另一个 2012 年刚刚更新的详细批文中写道:"Each mL of MARCAINE Spinal contains 7.5 mg bupivacaine hydrochloride (anhydrous) and 82.5 mg dextrose (anhydrous). The pH of this solution is adjusted to between 4.0 and 6.5 with sodium hydroxide or hydrochloric acid. 每毫升 Marcaine(布比卡因的商品名)腰麻制剂含 7.5 mg 盐酸布比卡因和 82.5 mg 葡萄糖。该制剂的 pH 值通过氢氧化钠或盐酸调整在 4.0 ~ 6.5。"由于布比卡因是个老药,已经过了专利期,也有了非名牌制剂,性价比好。根据研究还发现,以 MLAC 来衡量的效价比罗哌卡因高。也就是说,用罗哌卡因的花费高,使用的剂量大。罗哌卡因的腰麻剂量是布比卡因的 1.25 倍,硬膜外的浓度是 1.5 倍,才能达到同样的效果。

有很多这方面的提问,告诉大家事实真相,便于思考。这并不是说不能用罗哌卡因做腰麻,这是个性价比和超说明书问题(使用前最好跟患者解释一下)。

问 11:我们一般用的重比重(10% 糖水加布比卡因)、轻比重(加注射用水),但布比卡因并没有跟糖水结合,当其注入蛛网膜下腔后与脑脊液稀释?此时还能算重(轻)比重吗?是不是都已经成等比重了?对平面的调整影响如何?

答:2013 年 Cochrane 从 1966 年 1 月到 2011 年 5 月搜寻到的 196 篇文章中最后筛选出 6 篇文章荟萃分析[Sia, et al. (2013). Use of hyperbaric versus isobaric bupivacaine for spinal anaesthesia for caesarean section. *The Corchrane Library*.]发现:

重比重比等比重剖宫产腰麻达到 T_4 平面的速度快,转成全麻,外加镇痛药物的可能小。而头痛、恶心呕吐、需要用麻黄碱、高位腰麻(超过 C_8 平面)都没有区别。但是在临床实践中,为了避免污染、药物剂量准确性和质控的需要,美国医师都是使用药厂配制好的高比重布比卡因。在需要自己配置高比重制剂时,需要权衡这一因素。再有,普通等比重布比卡因其实略为低比重。

问 12:罗哌卡因与舒芬太尼实施硬膜外分娩镇痛的最佳配药方法?

答:布比卡因和芬太尼的组合已经在《"无痛分娩中国行"产科麻醉细则》里说明了。笔者没有罗哌卡因与舒芬太尼的临床实践经验。根据文献,有 0.075%, 0.1%, 0.15% 的,一般需要加舒芬太尼 0.2 μg/mL。而且,0.075% ~0.1% 的浓度,在肌力和镇痛效果之间的平衡比较好。从原则上讲,局麻药的浓度越低越好。

问 13:在腰硬联合中,腰麻首剂量用芬太尼 15 μg 加 1.25 mg 和 2.5 mg 布比卡因的效果有什么不同,血流动力学有什么区别?

答:1.25 ~2.5 mg 布比卡因加芬太尼蛛网膜下首剂镇痛的效果差别不大,但血流动力学变化在 2.5 mg 剂量时大些。无论如何,事先需准备好麻黄碱/去氧肾上腺素,开放输液(16 号针)对产妇实施监护,不应该给药后马上离开产妇。不然,错过对低血压、胎儿窘迫等信息的掌控,不仅仅会给产妇、胎儿带来危害,还会使本已困难重重的分娩镇痛雪上加霜!

问 14:为什么要在分娩镇痛的局麻药里加阿片类药物?

答:如果不用芬太尼,布比卡因的量要加大,运动神经和交感阻滞都会增加,导致低血压或第二产程用力不得力,还增加不良反应(比如血管内误注可能致死)等风险,这些都是不想看到的,也已被摒弃不用了。

问 15：能单独用阿片类分娩镇痛吗？

答：在《“无痛分娩中国行”产科麻醉细则》里，对产程早期椎管内分娩镇痛方法之一是腰硬联合，采用了单独芬太尼 25 μg 蛛网膜下腔注射的办法。西北大学现在还在这么用，因为还没有找到更好的证据（正在研究）。有些地方为达到可行走硬膜外，以避免运动神经阻滞引起患者行走时摔倒，也单独使用阿片类椎管内分娩镇痛。2012 年美国麻醉医师年会上，一位来自非洲的麻醉医师报道了他们单独使用阿片药物分娩镇痛的数据。主要是面对非洲一个城市只有一名麻醉医师这个人力资源极度缺乏的情况。单独使用阿片类药物存在的问题是，镇痛不完全和皮肤瘙痒非常明显。研究发现了阿片类药物椎管内合用局麻药可以减少瘙痒，但机制不清楚。

第四节　椎管内分娩镇痛剂量

◎ 胡灵群，Cynthia Wong

1. 首量

问 1：无痛分娩中国行的首剂是怎么样的？

答：已经在《无痛分娩中国行产科麻醉细则》描述，一共有 4 种给药方法：

1）腰硬联合（已经证实可以促进宫口扩张）：

（1）宫口 3 cm 以下的初产妇：25 μg 芬太尼蛛网膜下腔给药。

（2）宫口 3 cm 以上初产妇和所有经产妇：15 μg 芬太尼 + 0.25% 布比卡因 0.5 mL 蛛网膜下腔给药。

2）单纯硬膜外（试验剂量后，每 5 mL 回抽还是常规）：

（1）泵的配方（0.0625% 布比卡因 + 芬太尼 2 μg/mL）的 20 mL 硬膜外单次推注。

（2） 0.125% 布比卡因 10 mL + 芬太尼 50 μg 单次推注。

问 2： 有个别产妇在实施首量之后就开始有困倦感觉，是不是麻醉药的个体差异很大，或与药物剂量过大有关？

答： 产妇在接受首量之后的困倦比较常见，但不是药物过量引起。目前的解释是：

（1） 疼痛消除后，血液中儿茶酚胺等兴奋激素骤降，“甲亢”过程突然消失。

（2） 腹腔及下肢的血管扩张，大脑血流量减少，和“午餐后打盹”如出一辙。这一“副作用”倍受产妇和助产士欢迎。

问 3： 单纯硬膜外置管分娩镇痛，3 ~ 5 mL 试验剂后，再给首剂 20 mL，不会太多吗？

答： 先来了解硬膜外腔的情况对说明有帮助。硬膜外腔在颅底枕骨大孔水平是封闭的，体形越大，硬膜外腔越窄小，体形越瘦硬膜外腔越宽大。白种人的硬膜外腔和亚洲人的没有太大区别。相反，所见到的肩胛骨间饱胀感的多为白种人，推测他们的硬膜外腔可能比我们的小一些。在美国行医有个好处，能见到所有人种上的区别。当然，还没有一个研究报告来支持这一点。至于硬膜外腔的容量问题，在第一次实施自体血膜补片时，人们只用了 2 mL 自体血，后来逐渐增加，10 年前已用到了 20 mL。有一阵，血膜补片时给血量的标准是：后背部不适到不能忍受，上限为 30 mL。当然最近的研究发现超过 20 mL 没有益处。硬膜外腔是个潜在的腔隙，首次剂量比追加剂量要大。可以想象，这个腔隙给药前是完全“干燥”的。首剂 20 mL 低浓度的局麻药可以使镇痛平面快速达到 T_{10} 左右。

问 4： 如果容量大，尽管布比卡因浓度低，但阻滞平面远远超过 T_{10}，会有什么不好影响吗？

答： 平时说的 T_{10} 水平是指，一定要达到这个平面，才能解决产痛问题。这并不意味着不能高于这个节段。由于低浓度布比卡因对运动神经的阻滞不太明显，而且大多数产妇都是健康人群，剖宫产的手术平面要求到达 T_4，高于 T_{10} 的镇痛剂量对母体的影响不大。在给硬膜外镇痛首剂量前，由试验剂量确认了置管在硬膜外腔以后，注射的大容量低浓度的局麻药物，是不会造成产妇高位腰麻或局麻药全身毒性的。主要是因为，硬膜外在枕骨大孔水平是封闭的。即使后面提到的硬膜外麻醉剖宫产，也是用20～30 mL 作为初始量，作者 10 年未遭遇因高位硬膜外麻醉、呼吸问题，需要转成全麻的。当然，这是在"试验剂量确认"的前提下。其实，即使在美国，各主要大学医学中心，在试验剂量阴性之后的首次剂量也不完全一样。有人说，北美人身高马大，硬膜外腔容量也相对较大，其实这种说法并不确切。大家都知道，硬膜外腔容量/椎管腔容量个体差异不大，经典教科书中并不建议根据身高调整腰麻药剂量，肥胖者比瘦小者的硬膜外腔容量更小。实际工作中，也没有因为人种调整椎管内镇痛/麻醉药物剂量的。

2. 维持量

问 5：泵的配方如何？怎么配？怎么设置泵？

答：详细见《"无痛分娩中国行"产科麻醉细则》，0.0625% 布比卡因 + 芬太尼 2 μg/mL。

配方可以用没有开封过的普通生理盐水加一定量的布比卡因和芬太尼（注意用硬膜外包里的过滤器）根据药袋的大小配制。西北大学普伦蒂斯妇女医院采用药房在无菌箱里统一配制，以减少污染和浓度偏差，美国也有许多医院用的是公司配好的单独包装的药液。

泵的设置请看相关细则。

问 6：用"无痛分娩"这个词是误导吗？

答：的确，历史上在推出一种分娩镇痛方法时，这个词已经用过多次（详细阅读《你一定要知道的无痛分娩——来自哈佛的完全解答》第六章），最近一次是静脉阿片类药物分娩镇痛，其实最多也是个"减痛分娩”。中国现行的椎管内分娩镇痛和“无痛分娩中国行”所提倡的镇痛，尽管都是使用椎管内这个途径，但很多情况下不完全是一回事。宫口太小不能做，第二产程不能做（还有拔管的），胎儿有问题的不能做，高危孕妇不能做，能做的本身就不多，还常有阻滞不全，因为没有麻醉医师定期查房。从策略上说，中国麻醉界免提无痛分娩是明智的。但椎管内分娩镇痛是可以达到全产程无痛的，有宫缩压力感但不影响休息睡眠的程度。并且，由于产科麻醉的 24 小时产房进驻，对高危产妇的保驾护航是一个比分娩镇痛更亮的亮点。非专业人士/百姓称为“无痛分娩”是可取的（比美国民间用的“硬膜外”更贴切），也和现行的无痛胃镜、无痛肠镜、无痛人流相得益彰。

问 7：所要达到的分娩镇痛是，感到子宫收缩但不痛？感到三分痛？感到比以前痛缓解一点？能行走的分娩镇痛？感觉不到任何东西？怎么掌握分娩镇痛的分寸？

答：最佳的应该是，能感到宫缩，不一定是腹部感觉，可以是盆底压力。有不少人使用十分制的疼痛指数，把这种状态描述为三分痛。从产妇角度，这种三分痛的解读会有很大的区别。从临床实践上看，前面的描述性表述似乎更适合和中国产妇的沟通。

行走性分娩镇痛是一个超低局麻药浓度的科普性名词。其实是减少运动神经的阻滞，更好地解决椎管内分娩镇痛过程中，麻木感、尿潴留、盆底肌肉乏力对产程的影响等。《“无痛分娩中国行”产科麻醉细则》提供的就是这种超低浓度的配方。从柳州市妇幼保健院的统计结果发现，89% 的产妇可以得到完全满意的全程无痛分娩。显然，不是只达到缓解一点的作用。

问 8：能不能把背景量去了减少下肢麻木？如果产妇痛了，加药不就完了？

答：如果用这种泵的设定，估计只有用起效快的氯普鲁卡因，这就让人联想起，氧化亚氮（笑气）吸入镇痛和瑞芬太尼静脉患者自控镇痛的临床应用。这些方法都能达到让产妇减痛的目的，但产妇的满意度上不去。产妇手上时刻拿着的不是面罩就是按钮，胆战心惊地等候着下一波宫缩的袭来。计算着提前量，一有延误，就会疼痛，镇痛不平稳，休息受到影响。且不说镇痛效果不佳，比起椎管内分娩镇痛时的下肢麻木，氧化亚氮（笑气）所致产房内污染，和瑞芬使用过程中的人命关天问题，是个更小的代价。当然，梦想中没有任何代价的无痛分娩至今还没有浮现。当然，也有人研究过，长效药物不加背景量的结果，这和问题的内涵不是一回事。因为，那是研究持续微泵和脉冲式给药的区别，请看下面的内容。

3. 镇痛不全

问 9：走泵用 0.0625% 的布比卡因加 2 μg/mL 芬太尼。效果不好的话，可间断推注 0.125% 的布比卡因吗？

答：这是分娩镇痛中，最富有艺术，最需要临床经验和产科知识的部分。也是细活和绝活所在。效果不好得找原因。

（1）有没有平面（管子是否还在硬膜外腔）？

（2）上下平面够不够宽（容量压力不够——光有持续量没有推注量，没有患者自控）？

（3）是单侧阻滞吗（水往低处流，泵注的持续量只管侧位的下方；还是单侧的置管）？

（4）是右枕后胎位（腰背性产痛）。

（5）还是头盆不称（剧烈产痛——剖宫产的预兆）？

针对性处理手段有：

（1）用现有的维持药物扩充容量（没有平面、平面不够高或低的、单侧阻滞）。

（2）拔管 1 cm（没有平面、单侧阻滞不能通过容量或转身的办法解决的——除非有脉冲泵）。

（3）加至 0.1% 布比卡因（有对称的、足够广的平面）。

（4） 重新置管。

加浓度是要理由的，不可盲目提高浓度，大多数情况下是重新置管之前的最后一个选择，绝对不能反复地给 0.125% 的布比卡因。一般情况下，右枕后胎位（腰背性产痛）和头盆不称（剧烈产痛－剖宫产的预兆）是常见的原因。

每次发生问题、解决问题以后，都要根据情况，对硬膜外维持量（背景量或自控量）作出调整。单侧阻滞有时能用体位纠正，让产妇左右多翻身（不能平卧）；上下平面不够宽的，增加产妇单次自控量（10 mL/次）；有足够上下平面宽度的，需要增加浓度的，得了解产科情况，尤其是胎儿体位，增加浓度，从 0.0625% 到 0.1%，最后用到 0.125% 布比卡因。在合用芬太尼或舒芬太尼的时候，从来没有过需要逾越 0.25% 浓度布比卡因的经历。现在的脉冲泵可能减少这些问题。

一般来说，在下列镇痛不满意的情况下，需要重新置管：①有足够宽的平面（用到了 0.125% 布比卡因＋芬太尼或舒芬太尼后，还不能达到预期效果的）。②先后三次系统全面的按上面规定的“对症下药”后。③只要没有平面或单侧阻滞不能通过体位或拔管 1 cm＋推注 10 mL 0.125% 的办法纠正的。

问 10：硬膜外镇痛，首剂采用 0.125% 布比卡因 10 mL，10 分钟后测得感觉阻滞平面 T_{10}，产妇疼痛基本消失。采用 0.075% 布比卡因含 2 μg/mL 芬太尼，背景 5 mL/h 自控 5 mL/次，锁定时间 15 分钟。大约 1 小时后，出现耻骨上疼痛，测平面双侧等，均于 T_9，按自控键后 10 分钟疼痛仍不缓解，遂手工追加 0.125% 布比卡因 8 mL，同时泵内加入 22.5 mg 布比卡因（核算后泵内布比卡因浓度大约 0.1%），背景量和自控量分别调到 6 mL。从增加泵内布比卡因浓度（由 0.075% 到 0.1%）直到第三产程结束，基本都没有疼痛，包括第二产程时侧切（缝合），连自控键都没再碰过。我的背景量一定要达到细则中的 10 mL 吗？

答：从提供的情况看，初始剂量是恰当的。药物的配方也恰当。泵的设置改进一下，情形可能会不一样。西北大学普伦蒂斯妇女医院的分娩镇痛泵预设为 8 mL /h、自控 8 mL /次、间隔 15 min、总量 32 mL /h，是建立在 50% 产妇单用背景量不能满足镇痛，需要通过自控量/人工追加量达到目的。这也是在没有脉冲式患者自控泵情况下的权宜之计。他们以前是用 10 mL /h、5 mL、15 min、30 mL /h 的设定。

上面的例子或许在采用西北大学方案后（增加背景量，增加追加量）后，就没有或减少人为的干涉。这也是用泵的主要原因——节省人工。在脉冲泵使用后，这类问题可能会大为改观。

问 11：如果给用新型的脉冲泵，镇痛不全的可能性会减少吗？

答：尽管脉冲泵才开始上市，脉冲泵的研究已经热火朝天。只是现在的临床运用还不广泛。从研究的结果看：①同样药物的镇痛时间变长。②额外追加次数减少。③在整个产程中的局麻用量减少。④患者的满意度增加。

从机制研究中发现，脉冲给药的注射压力增加[Wong, et al (2006). A randomized comparison of programmed intermittent epidural bolus with continuous epidural infusion for labor analgesia. *Anesthesia & Analgesia*, 102 (3), 904 –909.]，并在尸体硬膜外腔注射染料的研究发现，硬膜外腔的染料颜色变得更均匀、更充实，面积覆盖更广（3 倍以上）。从而，能更深刻地理解上述四个结论。其中，最深有体会的是，产妇不再需要通过定期翻身来防止单侧阻滞不全的问题。

更可喜、更有创造性的是，有人用超低浓度左旋布比卡因（0.0625%）+舒芬太尼 0.5 μg/mL 脉冲量，低浓度单纯左旋布比卡因（0.125%）自给量，和相对应的同等剂量药物浓度和配置持续微泵 + 自给量分娩镇痛产妇比较，发现用前一种方法产妇的产钳率降低了[Capogna, et al (2011). Programmed intermittent epidural bolus versus continuous epidural infusion for labor analgesia: the effects on maternal motor function and labor outcome. A randomized double-blind study in nulliparous women.

Anesthesia & Analgesia, 113(4), 826 - 831.]。当然,这需要通过进一步证实。

问 12:既然脉冲或手推追加硬膜外给药有那么多好处,为什么当年改成了连续微泵硬膜外腔给药呢?

答:虽然当年还没有现在这样详细的研究,当时的证据也是显示手工推注的效果好,但持续微泵节省了很多劳动力,这是持续微泵普及的主要原因。泵的历史和好坏,以及将来研究的方向如下:

(1) 持续泵注比间隙手工推注:省力。

(2) 持续泵注 + 患者自控比单纯持续泵注:降低了人工追加次数,改善了产妇的满意度。

(3) 脉冲泵 + 患者自控比持续泵注 + 患者自控:用药减少,追加次数减少,满意度增加,可能降低器械助产率。

第五节　早期椎管内分娩镇痛

◎ 胡灵群, Cynthia Wong

问 1:什么是(第一)产程早期分娩镇痛?

答:产程早期分娩镇痛是指,初产妇在产程启动、宫口在 3 cm(指)以下的时段。由于这处于初产妇(1955 年定义)的产程潜伏期,又有人称为潜伏期镇痛。无论初产妇或者经产妇,无论产程潜伏期或者活跃期,只要产妇有镇痛需求,即可进行椎管内阻滞。

问 2:现在到底能否早期椎管内分娩镇痛?

答:能! 首先,这个问题只是针对初产妇而言。只要产程已经启动,产程早期不论宫口开到多少,只要产妇有分娩镇痛需求,无分娩镇痛的禁忌证。不应该根据宫颈口扩张程度拒绝椎管内分娩镇痛,镇痛指征应该基于产妇个体的需求。可以告诉产妇,产程任何时候的椎管内分娩镇痛不会增加剖宫产率。

问 3:历史上,早期椎管内分娩禁区是怎么来的?

答:1993 年,美国有项规定为 200 名初产妇的随机单盲硬膜外分娩镇痛研究的中途,分析了用静脉分娩镇痛(45 名,美国医学伦理已经不允许使用完全“自然”的阴道分娩作为研究对照)和硬膜外分娩镇痛(48 名)两组,见到了产程延长,难产增加,主要临床结局——剖宫产的增加。

问 4:现在又有什么证据说,这不是禁区了呢?

答:大量针对椎管内早期分娩镇痛(腰硬联合或单纯硬膜外)的随机分组临床研究,已经发现了,早期椎管内分娩镇痛没有改变初产妇的产式,或者说没有增加剖宫产率。2011 年一个包含了 5 个主要随机分组前瞻性临床研究荟萃分析[Wassen, et al (2011). Early versus late epidural analgesia and risk of instrumental delivery in nulliparous women: a systematic review. *BJOG: An International Journal of Obstetrics & Gynaecology*, 118 (6), 655 -661.],一共收集了 14 836 名产妇,得到的比值比 1.02(95% 可信区间 0.96 ~1.08)。

椎管内早期分娩镇痛重要事件如下:

(1) 2005 年,美国西北大学普林蒂斯妇女医院产科麻醉教授 C. A. Wong 带领的研究团队,总结多年潜心研究、观察结果,在《新英格兰》杂志上发表文章,比较、研究、客观评价了腰 - 硬联合镇痛技术用于产程早期与后期分娩镇痛是否增加剖宫产风险,结果证实了产程早期实施腰 - 硬联合镇痛并不增加剖宫产风险。

(2) 2006 年,以色列 Ohel G 研究小组在《美国妇科与产科》杂志上发表一项有关产程早期与活跃期(旧定义)硬膜外镇痛是否增加剖宫产风险的前瞻、随机对照临床研究,得出硬膜外分娩镇痛并不增加剖宫产风险的结论。

(3) 2006 年 R Gonen, S Vaida, S Barak, L Gaitini 等接受和邀请,修改 ACOG (美国妇产科医师学会)产科镇痛指南和 ASA (美国麻醉医师学会)产科麻醉临床指南。

(4) 2009 年,CA Wong 教授等,在《产科与妇科》杂志上发表了随机对照临床研究,腰-硬联合分娩镇痛用于引产产妇后,也没有增加剖宫产的报告。

(5) 2009 年 Wang F 等(中国)在美国《麻醉学》杂志报道了 12 793 例经阴道分娩潜伏期硬膜外镇痛 5 年随机对照研究结果,结论是没有增加剖宫产风险。

一个不成熟的临床研究结论的误导效应,由于人为因素,足足花了 22 年时间,通过大量的反证,至今还没有洗清先入为主留下的印迹。这值得人们深思。

问 5:美国妇产科医师学会(ACOG)2006 年西北大学产科麻醉在《新英格兰医学》杂志发表文章后,怎么表态的?

答:ACOG 的全文如下:

Neuraxial analgesia techniques are the most effective and least depressant treatments for labor pain. The American College of Obstetricians and Gynecologists previously recommended that practitioners delay initiating epidural analgesia in nulliparous women until the cervical dilation reached 4 – 5 cm. However, more recent studies have shown that epidural analgesia does not increase the risks of cesarean delivery. The choice of analgesic technique, agent, and dosage is based on many factors, including patient preference, medical status, and contraindications. The fear of unnecessary cesarean delivery should not influence the method of pain relief that women can choose during labor.

译文:椎管内镇痛是最有效分娩镇痛和对母婴呼吸抑制最小的镇痛方法。美国妇产科医师学会曾经建议过初产妇需要等到宫口达到 4 ~ 5 cm 才开始硬膜外分娩镇痛。然而,最近的研究已经显示,硬膜外分娩镇痛不增加剖宫产风险。椎管内分娩镇痛技术、药物及其剂量取决于很多因素,其中包括患者喜好、临床情况和禁忌证。对于剖宫产不必要的恐惧感不应该影响产妇对分娩镇痛方法的选择(译者注:以往美国产妇在潜伏期大多选用静脉阿片药物分娩镇痛。换句话说,从今以后,大家不应该因为怕剖宫产,而不选择椎管内分娩镇痛)。

问 6:怎么来解释当年设定的“禁区”呢？那也是临床研究的“黄金法”——随机分组临床试验得出的结论,发表在当今世界上三大妇产科学杂志上的文章。

答:这是一个非常具体的临床试验设计细节。回过头看这份研究,有以下三大致命问题。

(1) 没有完成规定标本量的研究都存在一个共同问题:抽样误差。不期待发生的临床指标可能出现在前半段(或后半段,或散落在整个过程中)的研究。比如,笔者有一天接生了 6 对双胞胎,其中 4 对是龙凤胎,所有其他同事和笔者再也没有经历过这么一天。如果正好那天,有项研究双胞胎研究,结论可能会是惹人非议的“龙凤胎比单卵双生多见”。这让大家知道,临床研究样本量计算的重要性。

(2) 研究的临床介入是硬膜外分娩镇痛(不是早期硬膜外分娩镇痛)。研究的结论应该回答硬膜外分娩镇痛是否导致剖宫产率的增加,而不是文章发表的“分娩早期硬膜外分娩镇痛是否导致剖宫产率的增加”,也就是大家看到的上述荟萃分析没有把这篇文章包括在内的原因。“分娩早期硬膜外分娩镇痛是否导致剖宫产率的增加?”研究的标本量计算也会是不一样。比如,Wong 在《新英格兰医学》杂志发表的文章需要 650 例左右。

(3) 当年大家对这篇文章的反应是不成熟的。如果按照分层分析(Stratify Analysis) 思维,这个结论是建筑在一个小标本上的。统计学上不但需要用精确 t 检验计算,还需要通过脆弱指数 (Fragile Index) 的验证。比如,这项研究中的宫口 2 cm 组中,硬膜外分娩镇痛组中 1/2 (50%)静脉组 0/2(0)最后剖宫产了。50% 和 0 的比较听起来太令人信服了。如果用了脆弱指数验证,在静脉组 0/2 里加一个阳性病例,就会成为50%了,结果就完全不一样。

对小样本研究或大样本分层分析后得出的结论,需要通过大样本、针对性的研究后,才可以写入指南和临床实施应用。可惜这一切,并没有发生。这也让人们对"循证医学"开始产生怀疑,殊不知,新兴的"循证医学"也有一个发展成熟的过程。这还告诫大家,我们不但需要用高质量的临床研究,还需要高质量的自我解读文献的能力。否则,害人(长达8小时的潜伏期,没有有效的镇痛手段,可能因为不能忍受产痛导致剖宫产)害己(很多文章作为反面教材,作者也会因为其作品成为反面教材而流"芳"百世),还有费时费事、浪费有限的研究资源。

问7:如何避免重蹈覆辙呢?

答:这是转换医学的范畴。以英国Cochrane荟萃分析项目为代表的相对客观综合结论,是各项临床研究从以往主观研究综述上的一大飞跃。无痛分娩中国行的两项临床自然试验,作为把已经有足够临床研究证据,在大规模推广前的论证,或许将是转换医学中一个必不可少的科学步骤。温州15 000多人的数据显示,在2小时第二产程的限定下,阴道试产后剖宫产率和产钳率没有因为分娩镇痛而增加。相反,总体剖宫产率因为有了椎管内分娩镇痛降低了。为了不重蹈覆辙,我们需要有一系列方式方法防患于未然。

问8:1993年的文章除了提出增加剖宫产率外,还说了增加产程长度、增加胎位异常、增加产钳率,这又作何理解?

答:的确,文章写着这些结论。在上述有关增加剖宫产结论的剖析中也提到了,任何不是该项临床研究的主要临床指标(循证医学上,几乎没有例外地属于临床结局)由于没有根据这些次要指标计算研究的样本量(常常因为标本量的不够,出现假阴性),这类结论在没有得到论证的情况下,都是不能运用于临床。不然,和"增加剖宫产率"的误导一样,对产妇将是一种伤害。何况,大量的研究已经证实了这项研究的抽样误差问题。

问9:初产妇第一产程早期分娩镇痛,增加产钳率吗?

答:虽然大家有很多产程、胎位问题的讨论,其实,归根结底到了两个临床结局:前面提到的剖宫产率,还有阴道器械产率的增加与否。

目前的研究发现,阴道器械助产很大程度上取决于神经阻滞的程度和产科医师的临床习惯。局麻药浓度越高,感觉神经阻滞越完善,从而影响到盆底肌肉的反射性收缩(需要感觉神经的输入反馈),胎儿内旋转的效率可能受到影响。故一般不主张硬膜外分娩镇痛使用超过 0.125% 浓度的布比卡因。温州(15 000 位产妇)的临床自然试验中,采用了西北大学超低浓度局麻药和阿片类混合配方,尽管还是采用第二产程 2 小时的 1955 年产程定义,在分娩镇痛(包括产程早期分娩镇痛)率大于 50% 以后,阴道产转为剖宫产率和阴道器械产率都没有增加。

问 10:对产程的影响如何?

答:至今为止,没有一项采用产程作为主要临床指标的研究。虽然宫开 10 cm 是第一产程的结束,但人们无法知道产妇何时宫开 10 cm,由于阴道指诊检查的频率不一样,当发现宫开 10 cm 时,可能是刚开 10 cm,也可能是不久前已经宫开 10 cm。也不可能确切知道进入第二产程的那一刻(临床上还不具备宫口扩张程度的连续监测)。再有,肛门压力常作为宫口开全的临床征象,但与静脉阿片类药物镇痛相比,有效的硬膜外镇痛会使这种感觉来得较晚,所以,第一产程可能被人为地延长。还有,不同个体第一产程开始时间也是无法确认的。

目前得到的所有有关产程长短的数据都是非主要临床指标。而且,产程本身是个间接临床结局。产程的定义在 2003 年和 2014 年两度更改。新产程还允许采用椎管内分娩镇痛产妇的产程比不采用的多 1 个小时。可见目前椎管内分娩镇痛对产程影响的临床意义完全颠覆。详细论述见第二产程分娩镇痛问题 。

问 11:产程早期分娩镇痛影响到第二产程结束的临床结局(剖宫产、产钳、胎位、产程等)不觉得奇怪吗?

答:这个不可思议的现象,还关联着另一个反复出现的现象:回顾性椎管内分娩镇痛研究(探索相关关系)的产妇的产钳、剖宫产多。而前瞻性随机分组的临床试验(探索因果关系)却没有出现这种情况。

这个不是因果关系的相关关系,最近几年,由美国哈佛大学 BID 医院产科麻醉主任、无痛分娩中国行石家庄站队员 Phil Hess 医师的一系列研究揭开了秘密。首先,他们发现了那些需要转剖宫产或用产钳结束分娩产妇,用了 3 次以上的硬膜外追加剂量,明显多于不需要的产妇。接着用前瞻的研究得到了证实。

从而,目前比较合理的解释变成了:产程中严重产痛是产程障碍的一个标志。这些产妇更需要分娩镇痛,也更早需要分娩镇痛。也让人们想起中医里的"不通则痛"原理。在根据产妇意愿(产痛不明显的产妇会少需要分娩镇痛)分组的情况下,出现要求分娩镇痛组的剖宫产率高、产钳率高、产程长不难理解。在随机分组的前瞻性临床研究情况下,这一现象也消失了。

加州大学旧金山分校前产科麻醉主任、现斯坦福大学教授 Pamela Flood 医师的个体产程研究中,也发现了早期产痛明显的产妇产程会长一些。已经使用分娩镇痛计算产妇个体产程图中的一个关键指标。

问 12:在没有正式启动之前,有一些不规则的宫缩,让孕妇很不舒服。这个时候,是否可以用椎管内分娩镇痛呢?

答:由于很多这些孕妇是假临产,不主张给椎管内分娩镇痛。目前的推荐是,根据孕妇是疼痛为主还是精神紧张为主,给阿片类,如吗啡、哌替啶(杜冷丁)、布托啡诺、地左辛或地西泮(安定)肌注/静脉。

问 13:超前分娩镇痛是怎么回事?

答:高危产妇,比如,瘢痕子宫、子痫前期、双胎等在阴道试产过程中,可能因为出现紧急情况,需要剖宫产。为了防患于未然,在这类产妇产程启动后,尽管没有感觉到十分疼痛,ACOG 和 ASA 都推荐尽早使用椎管内分娩镇痛。产程没有启动的那些高危产妇引产,也是产程启动的标志,也属于超前镇痛的范畴。

第六节　第二产程镇痛

◎ 胡灵群, Pamela Flood

Cochrane 荟萃分析收集到的 20 世纪(2003 年新产程出来前,也就是中国目前很多地方还用的 2 小时第二产程定义)情况显示,停泵对大家关心的问题没有影响(最后归纳的棱形 - 95% 可信区间值跨越 1.00,两种办法对某个临床结局没有区别)。也就是说,大家不用纠结。

问 1:怎么掌握第二产程的镇痛分寸? 产妇什么样的感觉是最佳的?

答:最佳情况是,产妇能够感觉到盆底的压力,但不感觉疼痛。实际工作中,这个镇痛程度不是太容易掌握。

问 2:第二产程的感觉平面应该控制在哪个平面?

答:$S_2 \sim S_4$。

问 3:我们助产士或(和)产科医师怕第二产程屏气没有力气/不协调, 怎么办?

答:前面提到第二产程的长短和局麻药浓度有关系。研究发现,高浓度局麻药(0.25% 以上浓度的布比卡因)可能导致了盆底肌没有盆底压力感或疼痛感,患者无法感到宫缩导致无法协调用力。有人把这叫做不会用力。主要是我们没有正确的引导产妇,因为大部分截瘫产妇分娩都可以成功地进行阴道分娩。

实际情况下,感觉不了盆底压力时常遇到,对于没有经验的产科同行,的确有些束手无策。在和美国产科同行交流过程中,学习到了一些办法。主要是增加一个人工反馈,来取代由于没有感觉反馈引起的屏气不协调。其中,最简单的办法是接生医师或助产士让产妇把自己的手放在腹壁上,让她们自己感受子宫收缩,协调屏气用力。还可以通过胎心宫缩监护,告诉产妇什么时候用力。

问 4:如果在第二产程停用硬膜外泵,让产妇感受宫缩会有用吗?

答:第二产程停用硬膜外镇痛的害处已经在前面讲清楚了。从技术角度看,即使没有害处的情况下,停泵对产妇的作用也是有限的。

理论上,布比卡因的作用持续平均 3 个小时。也就是,这种想让感觉完全恢复,会需要 3 个小时。国外 5 个(共含有 462 位产妇)停泵的研究发现,第二产程停用硬膜外给药,没有减少阴道器械助产或其他不希望产生的问题。如果产妇感觉不到盆底压力,可以减少硬膜外给药量(降低给药速度)但不要停泵。

问 5:我们助产士或(和)产科医师怕增加剖宫产率,怎么办?

答:"中国行"温州 15 000 位产妇和石家庄 20 000 位产妇的数据都发现,采用"中国行"细则(这是前提)后,总体剖宫产率下降。即使根据当年人为定义的 2 小时产程, 阴道产转剖宫产率也没有增加。

2011 年 Cochrane 荟萃分析[Torvaldsen, et al (2004). Discontinuation of epidural analgesia late in labour for reducing the adverse delivery outcomes associated with epidural analgesia. The Cochrane Library.],分析 1.3 中收集了 4 项研究发现,144 位第二产程停用硬膜外分娩镇痛,138 位继续使用硬膜外分娩镇痛,也没有见到剖宫产率发生变化(RR 0.98,95% CI:0.43 - 2.25)。这些研究都是在 2003 年美国妇产科学会新产程定义前的。

因此,根据中国现况和新产程定义下(增加一小时产程),第二产程产妇采用椎管内分娩镇痛,将减少剖宫产 。温州医科大学第二附属医院从 20% 的阴道产转剖宫产率降到了 12%,深圳宝安妇幼院以至降到了 5%。与之相反的做法,停用硬膜外分娩镇痛,会增加剖宫产。

问 6:我们的助产士或(和)产科医师怕增加产钳率,怎么办?

答:从停泵研究上看,产钳没有影响。

这种顾虑可能来自一些其他的研究。文献中有关这个问题的研究结果很不一致,主要的问题是现在的研究发现,这和谁接生的关系最密切。

还有，第二产程有效的硬膜外镇痛，特别是使用高浓度（0.25%）布比卡因时，确实有可能使产钳和吸引助产（forceps delivery or vacuum extraction）增加。再者，那些数据并不是国人的。

2011 年 COCHRANE 荟萃分析[Torvaldsen, et al (2004). Discontinuation of epidural analgesia late in labour for reducing the adverse delivery outcomes associated with epidural analgesia. *The Cochrane Library*.]，分析 1.1 中收集了 5 项研究发现，234 位第二产程停用硬膜外分娩镇痛，228 位继续使用硬膜外分娩镇痛，也没有见到器械助产率发生变化（RR 0.84, 95% CI：0.61 – 1.15）。和上面一样，这些研究都是在 2003 年美国妇产科医师学会新产程定义前的。或许，在硬膜外镇痛产妇增加一小时产程的新产程定义下，器械助产率也会出现下降。

事实上，采用"中国行"细则（超低浓度）后，"中国行"温州 15 000 位产妇和石家庄 20 000 位产妇的数据都发现，尽管还是当年人为定义的 2 小时产程，产钳率并没有变化，还惊奇地发现母亲的侧切率/产伤率急剧下降。因此，根据中国现况，第二产程产妇采用椎管内分娩镇痛，将会减少产伤的机会。

问 7：椎管内分娩镇痛会增加侧切吗？为什么？

答："中国行"无论是石家庄数据，还是温州数据，都没有例外地发现了椎管内分娩镇痛使超过 50% 的侧切率下降。

目前有两种解释：

（1）产科：分娩镇痛后的阴道口很松，根据以往的经验，没有必要做侧切。

（2）麻醉：产科以往见的产妇在胎儿即将娩出最痛苦的时候，有个"救死扶伤"情节，这个需要"救死扶伤"的机会给镇痛剥夺了或错过时机。

问 8：第二产程分娩镇痛会增加会阴撕裂吗？

答：根据温州的数据，自然会阴撕裂没有增加。

有产科医师认为，产妇在分娩镇痛下能配合用力，产道与会阴撕裂的概率变小,程度减轻。从急产容易损伤产道这一现象看,作者认为这种观点很有道理。从人工会阴损伤(侧切)角度,分娩镇痛大大减少了会阴损伤。胎儿娩出后,继续用泵,可为接下来的会阴缝合起到镇痛作用。作者在美国很少见到第二产程会阴侧切(有直切)。此外,胎儿娩出后也不应马上拔管,硬膜外管可为可能出现的胎盘滞留刮宫时提供麻醉。

问 9:椎管内分娩镇痛会减慢第二产程的内旋转吗?如果发生,怎么办?

答:目前没有高质量的研究。一些有限的研究提示在较高浓度(比如,超过 0.125% 的布比卡因的局麻药镇痛下,可能会发生这类情况,但具体机制不明。如发生,建议产科耐心等待和徒手转位即可。

问 10:第二产程分娩镇痛对小孩有害吗?

答:目前看到的数据表明,第二产程分娩镇痛产妇的小孩脐带血酸中毒减少,阿氏评分好。"中国行"石家庄数据还发现,新生儿 7 天死亡率呈下降趋势。这一现象已经在温州市第二产程研究和威县研究证实。

问 11:第二产程分娩镇痛会增加产后出血吗?

答:没有发现报告,但石家庄和温州的数据都发现了产后用血量减少,输血人数减少。

问 12:第二产程中,产妇的镇痛平面很确切,但还是主诉疼痛,应该怎么办?

答:检查有否斑块状阻滞不全,或单侧阻滞。枕后位也会给母亲带来剧烈腰痛。如果是前两种情况,需要拉出导管 1 ~ 2 cm,再注药。后一种情况,需要加大局麻药浓度。

问 13:观察发现,从活跃期到宫口开全这一时段,镇痛效果比较好。从宫口开全到胎儿娩出的这一过程(第二产程)产妇看上去还是比较痛苦,有些产妇因此不满意,所以想请教一下,如何解决第二产程镇痛效果不佳的问题。一些资料上谈到骶神经比较粗大,不容易被阻滞,如果把穿刺点向下再移一点,并且向尾端置硬外导管,以便更好地阻滞骶神经,不知道是否能解决这一问题?

答:在第二产程不停药的前提下,“骶神经比较粗大,不容易被阻滞”是一种说法。重要的是,第二产程的疼痛不是内脏性疼痛,而主要是体表性疼痛,由 $S_2 \sim S_4$ 传入。很多情况下,给的药没能覆盖住这个节段。大家用的是持续性而不是脉冲式泵,硬膜外给药是需要压力输送才能覆盖较广的平面。这种情况下,蛛网膜下腔给药(腰-硬联合,蛛网膜下腔阻滞)具有优越性。有时需要增加浓度达到镇痛。

历史上有人根据不同产程的神经管辖区域不同使用双置管法。目前由于采用了大容量低浓度局麻药,那种增加产妇痛苦、并可能增加并发症的双置管法已经过时。

“中国行”产科麻醉细则详细介绍,如何应对阻滞不全的方法,是理论和经验的总结,不可忽视。

问 14:国内一些资料都是宫口开全就停药,担心影响产力。产科医师也不愿接受第二产程继续用药,甚至责怪继续硬膜外镇痛使第二产程延长或使阴道产转为剖宫产。

答:按照中国的新产程规定,第二产程镇痛要比停用镇痛产妇少 1 个小时的产程,从而增加剖宫产率。

原因在前面已经述说。事实上,第二产程不但不用停药,而且需要器械助产和侧切时,还可加大药物浓度和剂量变成手术麻醉。因第二产程疼痛依然较剧,停药势必影响产妇满意度。按理说分娩镇痛就应该全程无痛。温州研究最近还发现第二产程镇痛改善新生儿结局。

问 15:如何看待产科医师顾虑、宫口开全后关泵停药、胎儿娩出后不继续镇痛,反而拔管、甚至有会阴缝合不打麻药“生缝”? 这种情况下,“无痛分娩”好像误导了产妇?

答:没有必要,也没有理由停药。

分娩镇痛就应该是全程无痛。实际上,产妇在最需要镇痛的时刻,失去了依靠,势必影响满意度(那是直接临床结局)。理论上讲,停用会产生更多第二产程延长的产妇，因为按中国现行产程定义，我们把定义从 3 小时改回到了 2 小时。但从技术上讲，我们的产科医师尚缺乏分娩镇痛下的分娩经验，知道新产程的 3 小时（甚至 4 小时镇痛）的人还不多。这得有个认识和经验积累过程。

问 16：第二产程中，用什么体位做椎管内分娩镇痛比较好？在什么时候，产妇不能再做分娩镇痛了？

答：第二产程在着冠前都可以做分娩镇痛，中国的侧卧位操作，让这个问题变得更简单。

问 17：宫口开全前，产妇很痛，硬膜外能给全量镇痛药吗？为什么？

答：在第二产程胎头着冠以前，只要有可能，最佳选择是腰-硬联合阻滞，也可选择蛛网膜下腔单次注射，尤其是经产妇，预计在两小时内能完成分娩者。中国同仁习惯于侧卧操作是一大优势，着冠前分娩镇痛是完全可能的。作者未体验过蛛网膜下腔单次注射，主要考虑万一发生难产、胎盘滞留需要刮宫或其他产科病理情况，有硬膜外置管，灵活性更强，可以改硬膜外分娩镇痛为硬膜外手术麻醉。产科麻醉不仅要考虑镇痛来减轻痛苦，更应倡导安全医疗。这就是硬膜外置管的玄机所在。

第七节　非药物性和阿片类药物静脉分娩镇痛

◎ 胡灵群，陶为科

问 1：我们产房里的各种产科操作，最多局部给点局麻，麻醉从来不介入。没有我们，产科运作得也很好，为什么我们还要提供麻醉服务？有必要吗？产科和护理部会让我们介入吗？产妇愿意吗？我们是否有点吃力不讨好呢？

答：我们在一个全国著名的三甲、大学附属医院产房，曾见到一位产妇产后胎盘滞留清宫时，没有监护、没有静脉通道、出血超过 1 000 mL、面色灰白、恶心呕吐的那一幕，产科麻醉介入的必要性，和产妇们所能表达的，不再需要回答这些问题了。问题已经变成了麻醉应该如何介入这项工作中去。

产房里必须有合格的医师能及时处理危及生命的并发症，如呼吸和心血管功能衰竭、局麻药毒性反应、呕吐误吸、过敏反应等。麻醉医师就是这个产房里的合格医师，不仅仅是为产妇分娩做麻醉和止痛，而且他们也是复苏急救和重症护理的主角。麻醉医师是围产期医疗中的核心力量。

问 2：没有药物镇痛阴道产比顺产加分娩镇痛好吗？

答：不论是美国去年开始实施的、由一位现在已经海归的张军教授领衔研究的最新产程图，还是 2003 年的版本，都已经让有椎管内分娩镇痛（含第二产程）的产妇，多 1 个小时试产的时间，即初产妇 4 小时和经产妇 3 小时后，宫口大于 6 cm 才定义为产程停滞。这一切并不是来自专家共识，而是已经有足够的证据表明，采用椎管内分娩镇痛，母婴能够耐受更长时间的产程。1974 年就已经发现有无分娩镇痛在胎儿脐带血的碱剩余在第二产程 60 分钟以后有明显差异[Zador, et al, (1974). Continuous Drip Lumbar Epidural Anaesthesia with Lidocaine for Vaginal Delivery: II Influence on labour and foetal acid-base status. Acta Obstetricia et Gynecologica Scandinavica, 53(S34), 41 – 49.]。2011 年的科克伦（Cochrane）荟萃分析了 6 个高质量、总共 2874 名产妇随机分组临床试验，也得出了没有椎管内分娩镇痛组胎儿的脐带血 pH 值小于 7.2 的比较多见。“中国行”石家庄近 20 000 人的自然临床试验发现了，年分娩量大于 10 000、椎管内分娩镇痛率超过 50% 的产房，每 1 个月会减少 1 名新生儿的死亡。

分娩镇痛不足可能给产妇留下永久的心理创伤。产痛也可以导致创伤后精神病/心理障碍。分娩镇痛不足或分娩镇痛不完全会增加产后抑郁症的发生率。产痛不会产生后遗症的传统观念是错误的。

问 3：硬膜外镇痛好，还是静脉/肌注阿片类药物好？

答：硬膜外镇痛效果好，2012 年科克伦荟萃分析[Jones, et al.

(2012). Pain management for women in labour: an overview of systematic reviews. Journal of Evidence-Based Medicine, 5(2), 101 - 102.]后得出的这个结论。其中,还谈到非药物性分娩镇痛的有效性没有得到证实,也没有发现太多的不良反应(水中分娩例外,已经发现潜在增加新生儿窒息和产道逆行性感染)。科克伦还对水中分娩、导乐仪、暗示等有过专项的荟萃分析,结果也没有证实对产痛的有效性。现在处于信则灵、不信则无的阶段。患者自控静脉镇痛阿片类药物的分娩镇痛有其有效性,但硬膜外分娩镇痛,不考虑其对母婴保驾护航作用,仅从镇痛效果这一点看,也是最有效最令产妇满意的。接受硬膜外镇痛产妇的新生儿更警觉,轻度酸中毒的发病率比较低,需要用纳洛酮的机会比静脉镇痛的产妇生产的新生儿低。

问 4:分娩中使用静脉阿片类药物镇痛的适应证是什么?

答:凝血障碍或血小板功能障碍的,正在使用抗凝药物的,不愿意或害怕做硬膜外镇痛的,局部皮肤感染或败血症的,以及不能提供硬膜外镇痛产房的产妇,可使用静脉阿片类药物分娩镇痛。还有很少见的颅内高压症。

问 5:为什么中国和美国在椎管内分娩镇痛禁忌证上的差异这么大?美国超前优先置管适应证,在中国往往是禁忌证?

答:高危产妇是产科麻醉最有意思、也是最困难的一部分。由于中国现阶段产科麻醉还不普及,缺乏应对高危产妇的经验,24 小时麻醉进驻产房的单位不多,把一些西方国家超前优先置管适应证,如伴病理性肥胖、心肺功能障碍、肝肾功能障碍、子痫前期、糖尿病等的产妇,作为分娩镇痛的禁忌,也是可以理解的,但这是需要赶上时代的部分。值得欣慰的是,我们已经有很多西方的可以借鉴的经验,也已经出现了大量 24 小时麻醉进驻产房的医院,开始了这方面的工作。

问 6:分娩中使用静脉瑞芬太尼镇痛时怎样给药?

答:目前文献中多为第一产程中瑞芬太尼镇痛的研究,由于产妇个体差异较大,且产痛随着产程进展而加强,所以推荐根据镇痛效果来调整推注剂量,最好不要使用固定剂量。瑞芬太尼的一次推注剂量范围为

0.2 ~ 0.9 μg/kg，可从小剂量（0.1 ~ 0.15 μg/kg）开始逐步递增，一些研究的推荐剂量为 0.4 μg/kg，锁定时间（lockout time）为 1 ~ 3 分钟。

是否设置背景输注（background infusion）存在争议。使用背景量的基础在于，在非产科患者中的药效动力学（pharmacodynamics）研究发现，瑞芬太尼进入静脉后，到达中枢神经系统最高浓度的延迟时间是 1 ~ 3 分钟。虽然瑞芬太尼起效迅速，但单纯宫缩前 PCA 给药仍存在一定延迟峰值效应，无法很好地控制宫缩痛，可以给予一定剂量的背景持续输注［上海第一妇幼保健院的剂量为 0.05 μg/（kg · min）］。在此基础上产妇使用 PCA 的效果可能会好些，但国际上，很多人反对使用背景量，主要是出于安全的考虑。

快速代谢的独特药物动力学特性，迅速在分娩镇痛领域得到了广泛关注和研究。目前还没有就如何给药达成共识。目前此药是那些患者因为某种原因不愿意或者不能有硬膜外镇痛的一个选择。但需要一对一观察以防万一。

问 7：分娩中使用静脉瑞芬太尼镇痛的不良反应是什么？

答：瑞芬太尼具有起效快（起效时间 30 ~ 60 秒）、体内代谢率高（半衰期 3 ~ 4 分钟）、短期内重复使用无蓄积等优点。但作为强效 μ 受体激动剂，使用中经常出现一过性缺氧及胎儿心率拍变异性（beat-to-beat variability）减低。这些不良反应并没有造成新生儿的酸碱平衡失调和阿普加评分降低。可能因为产妇的药物分布体积增大，同一剂量的瑞芬太尼在产妇血浆中的浓度为非产妇的一半。瑞芬太尼很快通过胎盘，平均脐静脉与母体动脉浓度比为 0.88，而平均脐动脉与脐静脉浓度比是 0.29，说明药物在胎儿体内代谢和分布迅速。母亲有过度镇静、呼吸抑制、瘙痒、眩晕、恶心呕吐等不良反应。其中母体的呼吸抑制不良反应令人担心，有报道产妇镇痛期间发生严重呼吸抑制乃至心搏骤停的严重不良事件。强烈建议在使用瑞芬太尼静脉分娩镇痛的场所应具备必需的急救人员和器材，镇痛期间实施医护人员对产妇一对一的陪伴，连续地监测生命体征(包括脉氧饱和度、血压、心率)及持续鼻导管给氧,同时应具备实施紧急剖宫产手术和新生儿复苏的条件。因而,在麻醉或产房人员紧张的单位,采用这一镇痛方法值得深思熟虑。

问 8:静脉分娩镇痛常用的药物有哪些?

答:除了前面提到的瑞芬太尼 (remifentanil)外,哌替啶(杜冷丁 meperidine)、芬太尼(fentanyl) 也可用于静脉分娩镇痛。

问 9:用瑞芬太尼分娩镇痛,对婴儿长大成人后的各方面能力(如社交能力、智力等)有无影响?

答:个别产妇因为有椎管内分娩镇痛的禁忌,静脉阿片类分娩镇痛成为这类患者的选择。瑞芬静脉微泵分娩镇痛是近年来讨论比较多的一个,有了不少临床的研究,基本归纳为以下几个结论:

(1) 这是静脉分娩镇痛中比较有效的方法,但总体有效性不如椎管内分娩镇痛[Liu et al,(2014) Comparison of remifentanil parturient-controlled intravenous analgesia with epidural analgesia: a meta-analysis of randomized controlled trials. Anesth Analg. 118:598 - 603]。药物呈现快速耐受现象,随着时间的延长,效果变差,剂量 - 效果关系变得不确定,增加了临床使用的难度。荷兰 2014 年 15 家医院 1400 多人的随机分组临床研究证实了表中显示和前面的结论[Freeman, et al, (2015). Patient controlled analgesia with remifentanil versus epidural analgesia in labour: randomised multicentre equivalence trial. *BMJ*, 350, h846.]。

(2) 瑞芬是阿片类药效最强烈的药物,有很多安全隐患。世界各地出现了在分娩镇痛过程中产妇死亡的事件,其中包括中国产妇。还有可能导致产妇缺氧,增加误吸机会。美国大多数医院规定,使用瑞芬静脉分娩镇痛时,必须有懂得急救的医护人员寸步不离。

(3) 产科麻醉的宗旨是保障母婴安全,硬膜外分娩镇痛有静脉分娩镇痛不可取代的优点:可以在母婴生命受到威胁的时候,通过硬膜外给手术剂量的局麻药物,完成 5 分钟即刻剖宫产,避免了全麻剖宫产的很多弊病。瑞芬太尼在安全上的隐患,让很多产房医护人员却步。

瑞芬太尼静脉分娩镇痛,在不危及母婴生命的情况下,它的消除迅速,母体和胎儿非特异性血液及组织酯酶均可代谢,无蓄积,目前的研究表明,分娩期间瑞芬太尼的使用不会造成新生儿明显的酸碱平衡失调和阿普加评分降低。至于是否会存在远期的认知及智力等影响,现有的对婴儿心理和运动结果研究还没有超过围产期后,尚缺乏这方面的研究。

第八节　剖宫产麻醉

◎ 胡灵群, Cynthia Wong

1. 剖宫产基本概念

问 1:为什么没有指征的剖宫产对母婴有害？而生不下来或自然产有危险的,却又说剖宫产好?

答:这和制定一个医疗介入指征的方法有关。任何一个医疗介入或临床治疗都有利弊两方面,使用中只有利弊的权衡,没有只有利而无弊的好事。一个难产不能生下来,100% 母婴两败俱伤的情形是不希望看到的一个极端。在这个极端中,一个医疗介入——剖宫产尽管比正常阴道产的死亡率高 10 倍(美国 124 家医院 2006 年报告)、并发症率(美国 2014 年报告剖宫产并发症率 4.37% ~20.93% 不等)率高 3 倍。相对一个 100% 的恶果,剖宫产作为一个医疗介入显然起到了救死扶伤的作用。即使非洲缺医少药地区采用高并发症死亡率的、钢钎撬开耻骨联合打开骨性产道的办法,也是情有可原的。而能够正常经阴道生下小孩的产妇,没有任何理由地经受死亡率高 10 倍、致残率高 5 倍、严重并发症高 3 倍的剖宫产,这就变成“近路不走走远路,平路不走走山路”了。也就是平时经常提到的“过度医疗”问题,呈现其有害面是毫无疑问的。

问 2:美国 32% 的孕妇选择了剖宫产,不知道能不能介绍一下美国人选择剖宫产的原因是什么？有产妇自己要求的吗？美国产妇对剖宫产是怎么看待的？为什么美国剖宫产率也在上升？剖宫产到底有多少害处？

答:美国首次剖宫产指征见图1－10。

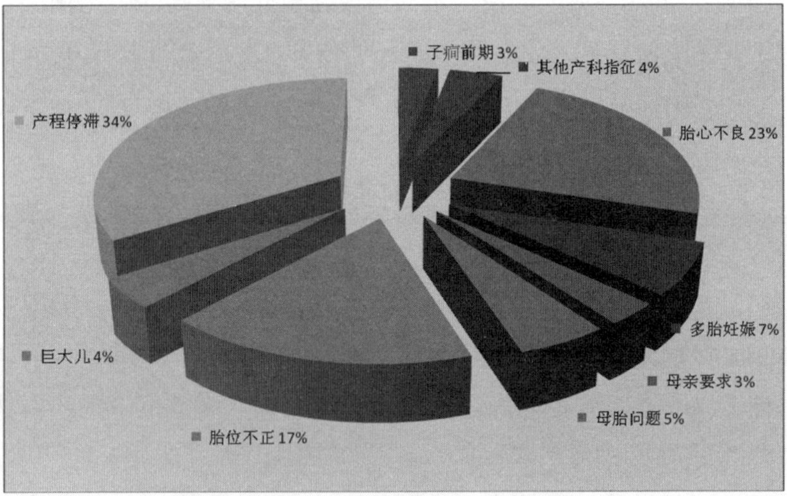

图1－10　美国首次剖宫产指征

根据 Barber, et al. (2011). Indications contributing to the increasing cesarean delivery rate. Obstetrics and gynecology, 118(1), 29－38.

列为前三位的包括:第一/第二产程停滞(34%)、胎儿窘迫(23%)、胎位不正(17%),其中,3%是产妇自己要求的。从产妇角度,经阴道产,产后恢复快,24～48小时即可出院,3天后,产妇即可自己带小孩去看小儿科医师。剖宫产对产妇来说是哭鼻子的事。过去10年中,作者只见到过1例自己要求剖宫产的。即,剖宫产几乎都是有医学指征的。美国和西方国家统计发现,近年来剖宫产率也是呈上升趋势。产妇过度肥胖,剖宫产后再次妊娠(怀孕),待产中全程采用自动宫缩－胎心监护仪导致的过度诊断胎儿窘迫等是剖宫产率上升重要原因。

阴道产的并发症和死亡率是剖宫产的1/10,出血量少50%,腹部、子宫不留切口(瘢痕),再孕时前置胎盘/胎盘植入可能性小。近几十年美国产科死亡率一直在(7～13)/100 000 例活产徘徊,认为这是产科医疗质量提高引起的死亡率下降和高剖宫产率增加死亡率的总和。2006 年美国统计了 124 所医院的 1 461 270 位产妇,死亡 95 例,约 6.5/100 000。剖宫产与阴道产孕妇死亡率之比是 16.3∶1.7,校正后为 2/100 000∶0.2/100 000。文中提到严格把握剖宫产指征,可预防产科死亡,剖宫产率可以降低 28%。全美国每年可以少死 20 个产妇。以 2005 年美国产妇死亡 540 例,13.1/100 000 计算,28% ×540≈151 人,可将产妇死亡率减少到 9.5/100 000 万以下。加拿大(除两个省外)比较了 2014 年 2 339 186 例低危择期剖宫产(类似国内社会因素剖宫产)和足月经阴道产妇的严重并发症发现,剖宫产严重并发症总体发生率是阴道产的 3 倍多,大出血和心跳停止是 5 倍多。

问 3:中国剖宫产指征有哪些?

答:根据 2014 年报告的 2011 年全国 14 个省市的 36 家医院的报告,绘制了图 1－11,以及无痛分娩中国行的战略思维。

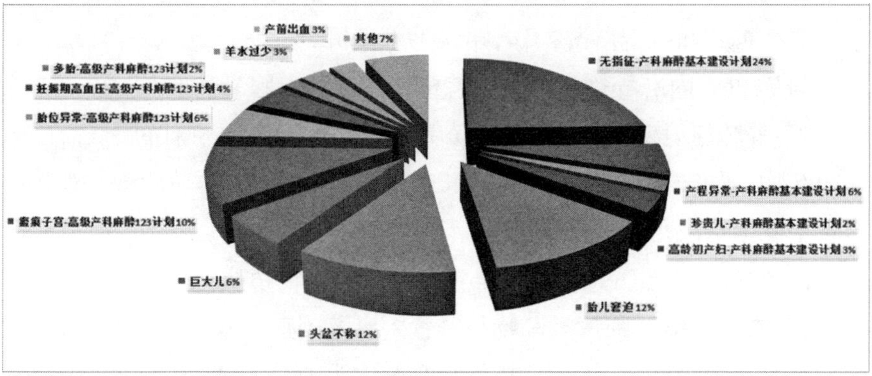

图 1－11　“无痛分娩中国行”——安全降低剖宫产率战略思维

2. 美国产科麻醉剖宫产手术临床指南

问 4:怎么配置产科手术室器械设备和工作人员?

答:产房手术室应配备与大手术室同等水平的器械、设备和工作人员。各类处理潜在并发症(插管失败、镇痛不全、低血压、呼吸抑制、瘙痒、呕吐等)的临床资源也应齐全。全麻或椎管内麻醉术后苏醒期的产妇,应配有相关设备和有资力的医护人员照看。

问5:剖宫产麻醉方法有哪些?

答:具体选择哪种麻醉方法,应根据当时的各种因素和每个产妇的具体情况。这些因素包括麻醉、产科、胎儿(如择期手术或者急诊手术)、产妇意愿以及麻醉医师的临床判断。大多数剖宫产首先选择椎管内麻醉而不是全麻。急诊(非紧急)剖宫产时,利用预留硬膜外导管注药维持麻醉与腰麻起效时间相当。若选择蛛网膜下腔阻滞,则应选用笔尖式腰穿针而非斜面切割式腰穿针。全麻可能是某些特殊临床情况(如重度胎儿心动过缓、子宫破裂、大出血、严重胎盘早剥)适宜的麻醉选择。无论选择哪种麻醉方法,胎儿娩出前,都应保持子宫位置左移,以防下腔静脉受压。

问6:什么是静脉预扩容?

答:静脉预扩容可降低蛛网膜下腔阻滞后低血压的发生率,但不应因单纯等待扩容而推迟麻醉操作,贻误手术良机。

问7:椎管内麻醉剖宫产术中怎样使用苯肾上腺素和麻黄碱?

答:静脉注射苯肾上腺素或麻黄碱,都是治疗椎管内麻醉后低血压的有效药物。如产妇不存在心动过缓,首选苯肾上腺素(非高危产妇观察到苯肾上腺素可改善胎儿酸中毒)。

问8:剖宫产术后怎样使用椎管内阿片类药物镇痛?

答:椎管内给予阿片类药物是椎管内麻醉剖宫产术后镇痛首选,小剂量持续给药效果满意,极少选择间断静脉或肌内给药镇痛。

3. 首选麻醉:腰麻—蛛网膜下腔麻醉

问9:几乎所有书上都说产科麻醉腰麻用药量要减少,布比卡因10 mg足矣,但我碰到过多次腰$_3$、腰$_4$腰麻向上给药15 mg布比卡因,小孩出来后产妇就一直喊疼(不单是宫缩痛),甚至缝皮时只好加芬太尼,一个多小时手术时间,结束时双腿都能抬起活动自如。是我麻醉时有没注意的地方吗?

答:这里有几个问题:

(1) 中国教科书问题。没有看过国内教科书,如果建议的是布比卡因 10 mg 的话,这不是手术剂量。注定在日常剖宫产中,出现类似的事件是难免的。选择这个剂量可能由很多原因造成。

(2) 很多人以为切口在脐(胸$_{10}$)以下,根据推论,10 mg 足够了(其实腹膜的神经分布不像体表的皮肤一样有皮肤节段,而是有和无现象)。

(3) 教科书把手术剂量的平面定为胸$_6$(其实应该是胸$_4$)。

(4) “手术哪里会不痛的,能减轻点就不错了”,“用药少,(给)液体少,不良反应少”等观念,让椎管内麻醉阻滞不全非常普遍。

Chestnut 产科学引用卡瓦诺(Cavalho)的研究,10 μg 芬太尼和 200 μg 吗啡配伍布比卡因的 ED50 是 7.25 mg,ED95 是 13 mg。没有鞘内阿片配伍下的 10 mg 布比卡因显然是剂量不足,这或许都不能与阿片配伍下的 7.25 mg 布比卡因相比较。为什么少用布比卡因的原因有很多个。没有系统正规的住院医师培训是一个主要问题。但无论如何,如果麻醉医师让一个清醒产妇在胸部被挤压、子宫外翻时撕心裂肺的叫喊,那么想让产科同行和产妇尊重麻醉医师那是天方夜谭!作为一名合格的麻醉医师,应该在做到患者完全无痛的同时,预期到可能发生的不良反应,比如低血压,随时准备好对策。

问 10:腰硬联合麻醉剖宫产应用哪种麻醉药物好?剂量如何?需要注意什么关键问题?术后镇痛应注意什么?

答:腰麻部分,可以使用 0.75% 高比重布比卡因 1.6 mL(12 mg)+15～20 μg 芬太尼+150 μg 无防腐剂吗啡,是腰麻剖宫产的常规用药,阻滞效果好,肌松完全。对血压影响大些,需要注意事先开放补液,血管活性药在手。因为当前对椎管内麻醉/镇痛低血压机制的进一步认识,认为它对后负荷减低比前负荷减少作用更大，西北大学普伦蒂斯妇女医院已经常规在腰麻以后，即刻启动静脉微泵苯肾上腺素（50 μg/h 起步，根据血压调整）。

术后镇痛已经在产科鞘内阿片类药物使用部分提到，鞘内无防腐剂吗啡，静脉阿片类药物，或硬膜外镇痛都可以运用。但鞘内注射无防腐剂吗啡用于剖宫产后镇痛已经成为美国的主流。如果已经预留硬膜外导管，用它镇痛效果很好。有医院采用常规术后镇痛的办法，局麻药+阿片类药物，也有医院配用哌替啶（不含防腐剂）不太影响肌力（哌替啶有微弱的局麻药作用）。当然，如果采用鞘内无防腐剂吗啡的办法，可以①省去硬膜外导管或硬膜外麻醉包。②不需专人术后查房。③用25G而不是17G或18G针的单次蛛网膜下腔注射减少创伤。④让产妇手术后尽早下地活动，减少潜在的产后深部静脉血栓形成，进而肺栓塞这个产科前三位死因的发生。

问11：盐酸布比卡因用于脊麻，有的省规定浓度不宜超过0.5%，但有的省仍习惯用0.75%原液，国内有无统一标准？

答：一般的概念，腰麻和药物绝对剂量关系大一些，采用0.5% 布比卡因，保证相当于0.75% ×1.6 mL总量一般应该能够起到非常接近的作用。美国的标准腰麻浓度是0.75%布比卡因+8.4%高糖。研究证明到达胸$_4$平面的时间短，不清楚国内是否有统一标准，0.75%布比卡因腰麻择期剖宫产是美国最流行的办法。

问12：腰麻下取胎后常出现麻醉平面上移，与哪些因素有关？

答：取胎后平面上升，不是很常见。笔者没有经历。

问13：腰硬联合麻醉，腰麻用了布比卡因12 mg加芬太尼10 μg，效果仍不能满足手术需要，后来硬膜外腔用药近25 mL，局麻药效果才理想。不知道在这方面有没有更好的建议？

答：如果用2%利多卡因做硬膜外剖宫产，需要加1∶200 000肾上腺素，最好加阿片（如芬太尼2 μg/mL）否则效果很难好。如果分娩镇痛时间已经很久，超过 10 个小时，所需要的量也会很大，或者根本无法取得效果。分娩镇痛转剖宫产麻醉，成功率随地区和患者情况，变化很大。最好的方法是，在决定剖宫产后，立刻评估镇痛效果，如果效果不是很确切，最好改做新的腰硬联合。由于此时鞘内间隙小，腰麻剂量可以小一点（10 mg 左右，加 20 μg 芬太尼），如果镇痛效果不好，可以在硬膜外追加。硬膜外加药，本身可以压迫鞘内间隙，使腰麻平面上升（有人研究，硬膜外给 10 mL 盐水，也可以使腰麻上升 4 个节段层面）同时硬膜外麻醉药和腰麻麻醉药有协同作用。所以，重新做腰硬联合时必须：

1）高位腰麻问题，确认：

（1）是否已经采用了一系列防误吸的药物。

（2）是否准备了吸引器。

（3）全麻全套器械和药物是否到位。

2）低血压的防范措施，平卧位低血压综合征的预防措施的到位。

问 14：如何做“快速腰麻”？

答：请其他医护人员建立有效的静脉通路和监测患者。给患者氧气面罩，万一全麻，可减少所需的预吸氧时间。使用 5% 氯己定（洗必泰，chlorhexidine）消毒患者皮肤一次，戴无菌手套，不用铺无菌巾，不必在皮肤用局麻药。一次穿刺腰麻，局麻药中可加可不加阿片类药物以节省时间。如果不成功，即放弃，以免多次试穿，增加感染危险。当麻醉平面在胸$_{10}$（T_{10}）以上，就可让产科医师开始切皮，但要做好随时改为全麻的准备。

在此技术发明者的 25 例小样本研究中，从患者摆体位到蛛网膜下腔注射局麻药的平均时间为 2 分钟（范围 1 ~ 7 分钟），到满意的麻醉平面为 4 分钟（范围 2 ~ 7 分钟）。总的腰麻时间平均为 8 分钟（范围 6 ~ 8 分钟）。

4．分娩镇痛转为剖宫产

问 15：美国的利多卡因和我国的一样吗？国产盐酸利多卡因可以加

碳酸氢钠吗？pH7.20 的利多卡因加碳酸氢钠是不是更利于扩散，那到底是什么浓度的多少毫升合理？利多卡因加碳酸氢钠能否用现有的碳酸利多卡因来替换？

答：加碳酸氢钠是为了碱化利多卡因，让药液 pH 更接近 pKa。厂家为了防止局麻药运输储存中沉淀，总是把药物酸化，药物更离子化。当局麻药液 pH 碱化近 pKa 时，离子化越少，脂溶性越大，起效越快。为加快麻醉起效时间，需要在 4 分钟内到达手术麻醉水平，采用 2% 利多卡因 20 mL + 8.4% 碳酸氢钠 2 mL，中国的药物也不应该例外。国内碳酸氢钠是 5% 的，按当量计算，应该是 2% 利多卡因 20 mL + 3 mL 碳酸氢钠。

事先加入后，起效时间变慢。所以经常是把所有要加入的药物（肾上腺素、芬太尼、碳酸氢钠）放在另一个针筒内，使用前加入。不过，做一个认证研究比较一下，测量中国药物的实际起效时间是件实实在在的临床研究。

问 16：实际工作中发现，剖宫产做连续硬膜外麻醉，置管的效果并不确切，而打单次硬膜外效果却很好，请问此方法能否推广？

答：在未知硬膜外针是否在血管内或蛛网膜下腔，也就是在没有试验剂量前，单次在硬膜外给高浓度局麻药，不论效果如何，都有很大的安全隐患。

一个没有经过大规模前瞻性随机分组临床试验方法得出的结论，存在很多偏差。不提倡在没有确切结论前的推广。曾经有过子痫前期患者首选硬膜外麻醉的历史。受益于分次给药，麻醉药物逐渐起效，达到最终效果，减少对血流动力学的影响。但临床试验的结果，并没有支持这种理论。目前择期剖宫产麻醉的最佳方法是前面提到的腰麻。

再者，硬膜外置管有很多影响因素，导管是否软管？硬管容易血管内置管。是不是多孔？单孔硬膜外管理论上会影响药物均匀分布。置管是否太深？硬管体内留置超过 4 cm，软管超过 6 cm，会导致平面过高或过低，或增加血管内置管可能。

问 17：剖宫产麻醉行硬膜外麻醉，术中麻醉效果不佳，改用什么样的麻醉方法较好？

答：单纯硬膜外，效果是不太确切，这和硬膜外间隙大、顺应性高、不规则，或有膈膜有关。如果有留置导管，可以继续加量。一个皮肤节段，需要 2 mL，一个剖宫产，或许需要 20 ~ 30 mL 局麻药物。再者，需要局麻药物浓度大（如 2% 利多卡因）加肾上腺素（1∶200 000）和阿片（如芬太尼 2 μg/mL）。一旦硬膜外失败，应该做全麻，因为此时硬膜外的液体，已经压迫鞘内间隙，此时再做腰麻，导致高位脊麻可能性很大。所以，择期剖宫产最好开始就选腰麻。考虑手术时间不确定因素时，选用腰硬联合麻醉，有硬膜外麻醉做后盾。再不行，还有全麻。

问 18：产妇身高低于多少不宜行腰硬联合麻醉？假如碰到侏儒型产妇，你们会选择怎样的麻醉方式？

答：侏儒症患者，目前没有专门的剂量。1998 年《麻醉学》（*Anesthesiology*）上报道一位身高 120 cm 患者，用的是 12 mL 2% 利多卡因（约为普通人的一半）。作者认为，用硬膜外置管，逐步加药，达到麻醉平面满意，是比较安全的方法。

5. 椎管内麻醉低血压处理

问 19：在产妇仰卧位时，为避免仰卧位低血压综合征，给予静脉快速输入复方氯化钠 500 mL 左右，同时给予麻黄碱 15 ~ 30 mg，能否解决仰卧位低血压综合征？

答：采用药物预防仰卧位低血压综合征不是针对性，还增加药物毒副作用，增加给错药的机会，增加药费。“仰卧位低血压综合征”（详见本篇第二章）应采用左斜位，以防止子宫压迫下腔静脉。可以采用枕头或倾斜手术台来实现。

腰麻后仰卧位低血压综合征发生率成倍增加，主张快速开放输液的同时（不一定全部完成）进行腰麻，一般给 1 000 ~ 2 000 mL 林格液或加

1 000 mL 林格液加 500 mL 胶体,或前面提到的苯肾上腺素微泵防止低血压。

问 20:在处理剖宫产椎管内麻醉造成的低血压时,应该使用什么药物?

答:目前研究已证实,新福林(苯肾上腺素/去氧肾上腺素)比麻黄碱好,新生儿娩出后的阿普加评分高,脐带血氧分压高。所以,首选去氧肾上腺素(新福林),次选麻黄碱。因为麻黄碱可以通过胎盘影响胎儿体内代谢,它刺激 β 受体的间接作用增加代谢,增加氧耗,脐带血代表代谢状态的碱剩余减少,pH 减低。人们对医学研究有个认识过程,以前证据来自于一组孕绵羊试验,观察到去氧肾上腺素(新福林)能收缩子宫动脉,减少胎盘血供。自从开展了循证医学以后,人们更注重于临床结局,也就是更关注临床处理是否导致最终结果的好坏,而不是子宫动脉是否收缩这类生理学变化。当然,胎儿脐带动脉血 pH 和阿普加评分也只是一个间接临床结局,因为直接临床结局(比如,胎儿死亡率)由于事件的偶发性不可能成为研究的终点,间接临床结局作为研究终点远比生理学变化的研究进步了。看到国内有些医院用多巴胺治疗产科椎管内麻醉后低血压的处理手段后,联想到这个例子,请三思而行。

问 21:我是一名产科医师,我们现在剖宫产是在腰硬联合麻醉下的。肌松止痛确实好,可就是血压下降始终不能很好解决,有时他们提前用升压药,虽然产妇没有低血压的症状出现,但强直宫缩还是不能避免,这样就导致了新生儿窒息的问题,请问您如何解决血压下降问题?

答:麻醉医师在施行麻醉同时,采用前面提到的完全开放 16G 静脉通道,阻滞后注意左侧倾斜,减少子宫对下腔静脉和主动脉的压迫,结合血管活性药物使用,不会引起母婴并发症。不清楚存在升压药,或低血压导致子宫强直收缩/收缩过频,导致新生儿窒息的因果关联。在分娩镇痛过程中,偶尔见到子宫强直收缩/收缩过频,引起胎心变化。(请参阅本篇第三章)

问 22：腰硬联合麻醉后产妇出现仰卧位综合征，胎心急剧减慢，在治疗时，产科医师是赶快上台取胎还是等胎心稳定后再上台？以前做腰麻时都要求注药的同时，产科医师洗手上台，从而保证在最短时间内把胎儿取出来。

答：如果超过 20 周的孕产妇在任何地方（产房、手术室、运送途中、家里）没有例外地左侧倾斜，应立刻确定体位，加快液体，提高血压，同时让产科医师洗手快速取出胎儿。等待是百害而无一益。美国产科麻醉基本要求中，专门提到，在麻醉开始前，必须有能实施剖宫产的医师在场，就是保证这类万一的事件发生时，能及时取出胎儿。

问 23：我们的妊娠高血压的孕妇，一般麻醉的时候血压都比较好，但是手术结束后血压上升很快，是什么原因？

答：术前患者血压控制得如何？子痫前期患者，本身血压有自己的基础值。麻醉造成的血管扩张后，血压降低是常见的。手术结束，麻醉药物作用接近消失，血压出现回升就是情理之中的。

6. 剖宫产全麻

问 24：请讲一下剖宫产全麻的实施流程。

答：面罩给氧，但不正压通气，给患者抗酸剂（如枸橼酸钠，国内可用碳酸氢钠代替），新生儿医师在场。手术医师洗好手，皮肤铺巾完成，刀捏在手上时，麻醉医师一边环状软骨加压，一边用丙泊酚 + 氯琥珀胆碱（司可林）诱导，插管后，证实二氧化碳呼出，听诊证实呼吸音，手术开始。插管后用气体维持。可用氧化亚氮（笑气）和七氟烷组合。胎儿取出后，可给芬太尼或其他阿片制剂。术毕清醒拔管。术后吗啡泵镇痛。

各个详细步骤，及全麻诱导前抑酸、促胃排空、药物对胎儿影响、产科全麻后母乳喂养时间限制、产科静脉术后镇痛的哺乳问题，请参看本篇第一章《“无痛分娩中国行”产科麻醉常规及实施细则》。

问 25：在剖宫产全身麻醉中，遇到没有硫喷妥钠的情况，一般主张用什么药替代？我们做了 2 例丙泊酚和氯琥珀胆碱(司可林)诱导，手术开始前给芬太尼，小孩情况不错，取胎前感觉麻醉有点浅，产妇无知晓，我们可以这么做吗？

很多医院没有氧化亚氮(笑气)，在胎儿取出来之前，麻醉维持如何处理？氯胺酮可行吗？超过 1 mg/kg 的剂量会对胎儿造成不良影响吗？

我院产科实施全麻采用芬太尼 50 μg + 氯琥珀胆碱(司可林)100 mg + 丙泊酚 100 mg 诱导插管，然后吸入瑞芬太尼维持。本人体会是插管反应较小，并且手术开始时麻醉深度维持较好，阿普加评分 8 ~ 10 分。这种方法好吗？

答：全麻剖宫产的用药选择主要依据以下几方面：术中知晓，子宫肌收缩乏力，产后出血，新生儿呼吸抑制，产妇术后呼吸道/误吸问题等。

硫喷妥钠在美国的剖宫产全麻中广泛使用的原因是它在历史上很“清白”，在不能用研究方法证实这类药物对母胎是否有害的情况下，它成了首选药。俗话说，历史是最后的见证人。它的相对长效性，基本能保证[合用 50% 氧化亚氮(笑气)]在新生儿娩出前，产妇无术中知晓，也减少了高效吸入麻醉药的用量，减轻吸入麻醉药松弛子宫肌带来成的产后出血。

丙泊酚(美国 FDA 药物分类 B 类)可用于剖宫产麻醉，事实上美国也因硫喷妥钠短缺，已经开始使用丙泊酚，但需注意诱导后的术中知晓，已经出现了困难气道后术中知晓的有关报道。很多医院用丙泊酚全静脉麻醉维持，需要考虑这个问题，因为产妇和静脉全麻成为术中知晓危险因素的两个高危因素。

由于七氟醚松弛子宫平滑肌的作用，单用七氟醚会导致子宫肌收缩不良导致产后出血增加。七氟醚配伍氧化亚氮(笑气)是个很好的选择，在没有氧化亚氮(笑气)的情况下，七氟醚配伍丙泊酚静脉维持也是一种选择。只是不方便[得有微泵，大于 100 μg/(kg · min)]而且量 - 效关系也不确定。单纯气体吸入麻醉量 - 效关系是通过监测 MAC 来实现的。

误用静脉药物后，采用 BIS 监测，目前建议依据 BIS 值来调控麻醉深度，避免术中知晓。丙泊酚的药效学（停药后体内药物代谢时间）与异氟醚类似，对母婴术后呼吸影响要比七氟醚配伍氧化亚氮（笑气）略大，

选择吸入复合静脉氯胺酮也是一种选择，但任何长效或相对长效的药物，都有可能导致新生儿和产妇呼吸抑制。氯胺酮药效持续时间更长。虽然，氯胺酮本身对呼吸影响较小，但术后产妇意识恢复缓慢，增加了误吸可能性，同样，噩梦或一过性失明也会带来麻烦，应不做首选。当然，中国孕妇过度肥胖的不多，术后问题可能会少些，但没有统计数据。前车之鉴是 2007 年《麻醉学》杂志报告的最近 16 年间密歇根州产科麻醉死亡主要原因中，所有因气道问题死亡的产妇都发生在复苏期。

胎儿娩出前，不主张使用强阿片类药物，以减少新生儿呼吸抑制。一般在胎儿娩出后，给芬太尼，然后用吗啡或氢吗啡酮等过渡到术后镇痛。前几年前有个超前镇痛的观念，目前认为，只要复苏前有良好的镇痛，一般不会造成术后痛觉超敏而增加镇痛药物总量的问题。

临床医学是一个反复循证、不断进步的过程，新的想法、做法都值得推荐和研究。西方的做法也不是一成不变的。任何违背基本原则（如胎儿娩出前避免全身使用除瑞芬太尼外的其他阿片类药物）的做法，在缺乏可信的临床研究报告前，最好不要使用。采用瑞芬太尼诱导的方法，理论上和经济学上能说得过去，但临床上的必要性和性价比值得商榷。

问 26：就国内情况，产科剖宫产全麻的最佳方案会是什么？

答：国内的特殊情况在于

（1）由于文化的因素，产妇个个吃东西，而且是越多越好。在国内见到过几个十分“壮观”的呕吐，量多得换床单都不够，最后把整个床都换了。如此大量的胃内容物，误吸会是十分可怕的。

（2）国内不使用常规甲氧氯普胺（胃复安），H_2 受体拮抗剂抗酸药物预防，也没有枸橼酸合剂。即使采用这些，对于大量吃东西的患者，作用也会是十分有限的。

（3）国内大多产妇体型不像国外患者那么肥胖，控制气道相对把握度大。

（4）国内普遍缺少丹曲林，用氯琥珀胆碱（司可林）诱导，麻醉气体维持，如果遇上恶性高热，后果不堪设想。

针对上述特殊之处，现阶段，如果可以避免全麻，而做腰麻剖宫产是上上策。在将来调整后，产程中开始禁食，是需要在每间产房采取的安全措施。

如果没有选择的情况下，静脉丙泊酚诱导，罗库溴铵快速诱导，环状软骨加压快速诱导，气管插管麻醉，是比较合理的方式。今后丹曲林有了，可以用氯琥珀胆碱（作用时间短，又可能回复自主呼吸）。当然，会有美国的同行还是建议用氯琥珀胆碱（司可林）诱导，但必须明确的，产妇即使不是饱胃，剖宫产全麻应该采用快速诱导，气管插管。

问27：急诊+困难气道，椎管麻醉禁忌，如何处理？

答：如果是急诊遇到困难气道，而椎管麻醉又禁忌，此时可考虑可视喉镜，准备好可插管的喉罩。喉罩在饱胃是禁忌，但对于产妇的困难气道，结合环状软骨加压，也是救命手段。清醒纤支镜插管是最后的选择。在涉及母婴两者，只能取其一的医学伦理问题时，保证母亲安全是首位的。

2009年Davies等对ASA案例分析，1990年后，气道困难，插管失败的病例明显减少，2000年后，没有产妇死于丢失气道，所以，这些数据进一步证实，在紧急情况下，要考虑到气管内插管全麻的必要性。在高级产科麻醉中，会详细讨论美国同行在产科麻醉中，急诊剖宫产不能插管不能通气情况下的临床路径。

问28：妊娠合并肺动脉高压患者的剖宫产术麻醉方式如何选择？

答：总体上说，应该采取硬膜外或全麻。硬膜外麻醉的好处是，对患者全身影响小，在严密动脉测压的监测和保持足够体循环压的条件下，逐步加药，直到麻醉效果满意为止，这种方法对轻中度肺动脉高压可以使用。全麻的好处,在于可以提高氧合,避免二氧化碳潴留,以免肺动脉压进一步增高,对严重肺动脉高压比较适合。术前术中维持依前列醇(前列环素,epoprostenol)文献中屡有报道。硝酸甘油、米力农,也是降低肺动脉的措施。具体需要根据引起肺动脉高压的病因分析决定,而且需要确定所需要的额外监测方法。这是高级产科麻醉涉及的问题。

第九节　产后镇痛

◎ 胡灵群,陶为科, Pamela Flood

1. 产后镇痛医嘱

剖宫产术后镇痛选择:

(1) a + c + d + e + g

(2) b + c + d + e + g

(3) e + f + g

阴道产后镇痛选择:

h

a:夹断脐带后,一次性硬膜外置管内注射 3.5 ~ 4 mg (0.5 mg/mL, 7 ~ 8 mL) 无防腐剂吗啡(需要 40 分钟起效)。中国医院建议氢吗啡酮 0.6 ~ 1.0 mg。

b:在进行手术腰麻 $L_{3\sim4}$部位,常规高比重 1.6 mL 、0.75% 布比卡因是美国西北大学的用法)时,蛛网膜下腔无防腐剂吗啡 150 μg (0.5 mg / mL, 0.3 mL)。中国医院选氢吗啡酮 25 ~ 50 μg。

c:严禁非麻醉科医师在椎管内使用吗啡后 24 小时内,处方阿片类镇痛药物。

d:如疼痛控制不佳(疼痛指数≥4/10)麻醉值班医师和产科当班医师交流后,在保证每小时有医护人员查房和持续血氧监护条件下,可给予一定量的静脉阿片类药物，作为补救性措施。

e：在局麻药恢复前、产科出血稳定后，静注酮咯酸/尼松（ketorolac）30 mg，以后每 8 小时静注 15 mg，24 小时后停药。

f：产妇自控静脉镇痛。

g：口服镇痛药物在椎管内使用吗啡后 22 小时后开始。

h：口服镇痛药物。

2. 产后镇痛问答

问 1：大多数时候，镇痛分娩可导致第三产程延长，那么镇痛分娩的持续时间最佳范围是什么？如果时间过长，对产妇和新生儿有无影响？如果出现第三产程产妇产力减弱，应当如何处理？

答：你是不是说的第二产程？分娩镇痛对第一、第二产程研究较多，对第三产程很少有人会感兴趣，分娩镇痛平均延长第二产程 13 分钟，但对胎儿无影响。综合对产妇的镇痛效果和紧急情况下硬膜外的优势，这 13 分钟是可以接受的。而且，现在的产程定义，用椎管内分娩镇痛的产妇可以多享用 1 个小时的第二产程。这已经完成了纠结的历史了。

至于第三产程，2002 年加拿大罗莎热（Rosaeg）等发现，有了分娩镇痛，胎盘娩出更快（25 vs 40 min）。其机制可能在于：无痛后，儿茶酚胺减少，子宫收缩反而加强；此外，有了无痛，腹部挤压，胎盘牵拉比较容易被患者忍受，医师帮助娩出胎盘更容易些。

问 2：无痛分娩下侧切的患者是如何产后镇痛的？吗啡 2 mg 盐水配到 6 mL 硬膜外给是否可行？

答：首先，侧切是非常残忍、不负责、不必要的做法。我和美国同行看到国内产台上的那把直剪刀，心里都很不舒服。中国的侧切，有地方高达 100%，这个太对不起中国妇女了。对于器械助产，或会阴损伤修复，可以给 5 ~ 10 mL 2% 利多卡因，也可以给 10 mL 2% ~ 3% 氯化普鲁卡因。单纯阿片类包括吗啡效果不佳。普通静脉用吗啡含防腐剂，还不适合注入椎管内。

问 3：（顺产后）接下来 24 小时的镇痛有什么好办法？……关于产科的术后镇痛，国内较普遍的观点（至少我接受）是硬膜外镇痛效果优于静脉镇痛，而且硬膜外镇痛的交感阻滞作用和扩血管作用有利于减少下肢静脉血栓形成。似乎许多研究都支持这一观点。下肢手术采用椎管内麻醉较全麻的下肢血栓形成的发生率低。既然已经有硬膜外置管而不采用硬膜外镇痛不是很可惜吗？再者，硬膜外镇痛的患者并不影响尽早下床活动啊，目前的止痛泵携带还是比较方便的。

答：21 世纪美国产妇死亡的头号杀手是肺栓塞。防止血栓的首选预防措施是尽快下地活动。阴道正常分娩后使用硬膜外镇痛是一个过度医疗的问题。一个医疗手段不只是有效性的问题，还有权衡利弊问题和性价比问题。是否需要硬膜外镇痛应该有依据。比如，开腹手术并不一定需要硬膜外镇痛，尤其是下腹部的手术。如前列腺根治术后，就没有发现用硬膜外镇痛优于患者自控镇痛泵，手术后 3 小时，患者就可以在地上走动。剖宫产后椎管内吗啡加用酮咯酸，能让产妇下地活动和压迫子宫挤出宫腔内积血。

确实有报道硬膜外镇痛有利于减少下肢静脉血栓形成，问题是能减少多少？不够确切，能不能保证不发生，必要性如何？针对产妇产后人群是否真的有效？这些都是问题。带泵行走和美国曾经流行的观念“可行走”硬膜外镇痛的问题雷同，万一发生产妇摔倒事件，引发医疗纠纷，法庭上是很难胜诉的。现今医学有些畸形发展，医师有许多时候是在为患者的律师做事。中国产妇的凝血机制上可能和西方人有差别。中国产妇还延续“坐月子”的习惯，但 20 世纪 80 年代的中国医学教科书上就有产后“股蓝肿”的描述。从网上搜寻“坐月子、产后静脉血栓形成”的结果得知，这是个热门话题。专业杂志也大量报道产后静脉血栓形成在中国产妇中的存在。近 10 年，国家统计数据也开始报告产后肺梗死死亡率了。无论是椎管内吗啡加非甾类抗炎药、患者自控镇痛泵，还是硬膜外镇痛泵，都应遵循同一规则，即高有效性、高安全性、高性价比。当一个设计完美的大样本随机临床试验结果出现在我们面前的时候，这一问题也就有结论了。一个物美价廉（产妇和整个医疗体系花费少）高效的产后镇痛方法的确定，符合我们的医学伦理底线——不仅在肉体上而且在经济上不伤害患者。紧张的医患关系和医师社会形象问题，也许从此出现转折。

问 4：无痛分娩和剖宫产患者分别多长时间下床活动，以防血栓？

答：无痛分娩在感觉、肌力恢复正常后，就可以下床活动。下床活动是最有效的预防产后血栓方法。剖宫产后下床活动，当然也是越早越好。大多医院的产科医嘱，术后 6 小时即可在有搀扶的情况下，下床、坐摇椅、行走等。

问 5：剖宫产术后镇痛是手术一结束就通过导管给 3.0～3.5 mg/6～7 mL 吗啡吗？静脉酮咯酸和椎管内吗啡能管理产科两天的疼痛吗？剖宫产术后硬膜外给予吗啡效果好，但是恶心呕吐特别多，怎么处理？

答：采用蛛网膜下腔阻滞时，给局麻药的同时给吗啡。硬膜外麻醉的，胎儿娩出即刻就可经硬膜外导管给 3.0～3.5 mg/6～7 mL 吗啡，45 分钟起效，以避免局麻药作用潜伏期和阿片类药物起效时间的镇痛真空时段！能持续长达 24 小时。为防止过度呼吸抑制，导致可能出现的呼吸心跳停止，一般不合用其他阿片类镇痛药物。在局麻药恢复前、产科出血稳定后，静注酮咯酸 30 mg，以后每 8 小时静注 15 mg，24 小时后停药。对子宫缩复的痉挛痛效果很好。有了这两个药联合镇痛，产妇即可以下地行走，并有助于压迫子宫挤出宫内积血。在 24 小时内，产妇应开始口服镇痛药，以便接续吗啡继续维持镇痛。剖宫产术后硬膜外腔给吗啡后，会有恶心呕吐，用昂丹司琼就能解决，也可以选用其他药物，处理上一般并无特别困难。

问 6：能否谈谈剖宫产术后镇痛：采用椎管内镇痛与静脉镇痛的各自利弊，以及推荐方案？

答：椎管内镇痛其实有两大常用办法，一次性椎管内不含防腐剂的吗啡和普通硬膜外局麻－阿片药物镇痛泵。前一种在美国广泛使用。椎管内镇痛的优势在于,对产妇整体抑制轻,患者满意度高,和新生儿接触时间多,有利于哺乳。静脉麻醉,在没有条件开展椎管镇痛的、或有禁忌证的,也是可取的。20 世纪 90 年代,有一些比较两种镇痛方法的研究,一般认为,静脉镇痛,恶心呕吐、嗜睡比较多,肠道功能恢复慢,出院时间长,需要泵的时间长,用药量也大。如果椎管内用药有阿片,椎管内镇痛的瘙痒比较多。

问 7:我们剖宫产术后镇痛方法:术毕硬膜外推注吗啡(国产)1.0 ~ 1.5 mg 拔管,再接静脉泵,配方为:舒芬太尼 150 μg + 曲马朵 300 mg + 托烷司琼 5 mg + 生理盐水共 100 mL,PCA0.5 mL,锁定 15 min、持续量 2 mL,如母乳喂养对新生儿影响如何?

答:吗啡和舒芬太尼,如果是不含防腐剂的,可以用于椎管内,否则就不行。你的配方这么复杂,恐怕没必要,那些药物,似乎没有批准用于椎管内。如果你有不含防腐剂的吗啡,一次注射 3.5 mg,足够镇痛 24 小时。对母乳喂养没影响,对小孩影响不大。

问 8:COX_2 抑制剂－特耐说明书中没有用于产妇,但许多医院常规在用,同时还在做科研。COX_2 抑制剂－特耐是否可用于产妇?即使在临床没有出现明显不良反应,那么在循证医学角度是不是有问题?

答:非甾类抗炎药(NSAIDS)和选择性环氧化酶－$_2$(COX_2)抑制剂常规应用剖宫产术后。现两个方面需要注意它们依前列醇(前列环素)的抑制剂:①抑制宫缩。一方面是产后镇痛的有效药物,但另一方面,对于宫缩乏力的产后大出血患者,不主张用。②血小板功能可逆性障碍,不用在产后大出血患者,也是其中的一个原因。

问 9:如果不能使用非甾类抗炎药,单纯椎管内吗啡药物能否有效控制剖宫产后疼痛?

答:一般不能完全控制剖宫产后疼痛。所以,笔者因此不选择椎管内吗啡的办法。否则,就会进入进退两难的地步。需要采用补救性计划,让事情复杂化。

问 10:椎管内吗啡或氢吗啡酮剖宫产后镇痛有(相对)禁忌证吗?

答:有。①过敏、产后大出血、血小板功能不全或减少症患者不能使用 NSAIDS。②睡眠呼吸暂停综合征或(和)病理性肥胖患者。③慢性疼痛患者。④年幼或心理不健全,寻求完全无痛者。⑤硬膜外麻醉效果不满意,如斑片状镇痛不全等。

问 11:请介绍下剖宫产术后镇痛的经验与管理模式。我们用止吐药 $5HT_3$ 拮抗剂镇痛,观察到术后 24 小时以后疼痛似乎明显减轻,静脉与硬膜外镇痛停了,很多产妇表示可以忍受,这一点不知有无文献证据?

答:剖宫产术后镇痛,可以使用硬膜外、静脉或鞘内吗啡(不含防腐剂)。硬膜外可以用局麻药或阿片;静脉可以用吗啡。术后 24 小时停止使用,大多产妇可以接受,因为患者要下地活动,要和新生儿亲密,喂奶,会见亲友等。事实上,鞘内使用上述两种阿片类药物,作用只有 24 小时。24 小时后,疼痛多不明显,可以用酮咯酸或其他弱效止痛药。

问 12:剖宫产术后患者术后镇痛治疗,经常有恶心呕吐等不良反应。如何预防呢?我们习惯在镇痛泵中加昂丹司琼,好像效果并不理想。请问,有没有什么好的方法预防呢?

答:静脉用药的弊端就在这里。已有的硬膜外镇痛泵的,可以考虑用低浓度的局麻药。还有一种方法就是鞘内不含防腐剂的吗啡,听说国内可以用氢吗啡酮替代。恶心呕吐可以采用纠正脱水,静脉使用各种其他止吐药物,椎管内镇痛泵里使用昂丹司琼或其他未经研究核实的药物可能是有害的。

问 13:对于产科术后镇痛,PCIA 能否使用舒芬太尼?

答:舒芬太尼用于术后镇痛,多见于硬膜外给药。西纳特拉(Sinatra)等(1996)对比舒芬太尼静脉和硬膜外给药,两组镇痛效果相似,但静脉给药者,缺氧次数较多。

问 14:剖出胎儿后,给予缩宫素后,患者诉下腹部不适(缩宫素的量为 10 U/500 mL)，测试平面满意。患者不满意，请问如何避免宫缩疼痛的出现?

答:这是用药不足的表现。剖宫产腰麻需要 12 mg 的布比卡因，20 μg 芬太尼。缺一不可。单纯硬膜外，也要在局麻药里加芬太尼 2 μg /mL。

问 15:产后镇痛后，还能不能母乳喂奶?

答:能，根据最新的美国指南，即使是产后静脉镇痛，母乳内的药物浓度也不至于导致新生儿呼吸抑制。不再列为禁忌。

选读建议

《Chestnut 产科麻醉学——理论与实践》，人民卫生出版社，2016 年

第 12 章　《脊柱，硬膜外，骶管麻醉:解剖学，生理学和技术》

第 20 章　《产痛及其对母婴的影响》

第 21 章　《分娩准备及非药物镇痛》

第 22 章　《全身镇痛:胃肠外用药与吸入镇痛》

第 23 章　《阴道分娩的硬膜外和蛛网膜下腔麻醉和镇痛》

第 26 章　《麻醉剖宫产》

《产科麻醉:原理与临床》，吴新民，人民卫生出版社，2012 年

第 8 章　《椎管分娩镇痛》

第 12 章　《美国剖宫产的局部麻醉》

第 14 章　《剖宫产后的镇痛》

第五章　患者满意日

本章目的

本章将针对解答产房医护人员，包括产科医师、麻醉医师、新生儿科医师、助产士/护士、孕产妇宣教人员等，所关心的、和椎管内分娩镇痛有关的、关系到产妇及其家属满意度的、涉及母婴并发症的常见问题。旨在充分认识到可能对母婴造成的不良反应，针对性防范、积极及时处理、杜绝它们的发生或把它们减少到最低程度。也为医护人员对这项新的医疗介入有一个全面、深刻的了解，解除不必要的顾虑，付诸于正确宣教。同时，针对自己产房的具体实际，如何面对这些临床问题，从医疗管理上完善自己的系统。并且，利用自己的优势解决这一领域悬而未决的临床问题，为世界产科麻醉做出自己的贡献。

本章涉及范围

（1）无痛分娩科普。

（2）感染、发热、发抖。

（3）恶心、呕吐。

（4）瘙痒。

（5）神经并发症。

（6）慢性腰痛。

（7）尿潴留。

（8）导读。

非本章涉及范围

(1) 产前检查,麻醉产前病史体检有关的临床防治措施,如禁食禁饮、血小板-血凝等(第二章《母亲安全日》)。

(2) 胎儿、新生儿和分娩镇痛相关的问题(第三章《小孩安全日》)。

(3) 分娩镇痛过程中急需解决的临床问题,如仰卧位低血压、椎管内镇痛后低血压、子宫痉挛、宫缩乏力等,高危产妇临床有关问题(第四章《无痛分娩日》)。

(4) 产科大出血、产妇气道、产妇心肺复苏有关的紧急临床问题(第六章《紧急抢救日》)。

第一节 无痛分娩科普

◎ 姚东东

无痛分娩的麻醉方式主要有两种:一种是硬膜外麻醉(epidural anesthesia);另一种是鞘内麻醉,俗称腰麻(intrathecal anesthesia),两者统称为椎管内麻醉(neuraxial anesthesia)。有时为了达到快速并持续的镇痛效果,可以一次性同时做硬膜外麻醉和腰麻,这种麻醉方式称为腰硬联合麻醉(combined spinal-epidural anesthesia)。

椎管内麻醉,其中主要是硬膜外麻醉,专业人士也称为椎管内镇痛或硬膜外镇痛,是无痛分娩的"标准"模式,所以一般提起"无痛分娩",除非特殊标注,基本上都是指产程中的椎管内镇痛或全称:椎管内分娩镇痛。在美国,大约2/3的产妇在分娩时使用椎管内镇痛。

同时需要注意的是,椎管内麻醉毕竟是一项操作,它也存在一定的风险性。那么椎管内分娩镇痛都有哪些常见的不良反应或并发症呢?

除非特殊标出,基本上都是指围产期的硬膜外麻醉。在美国,大约

2/3 的准妈妈在分娩时使用硬膜外麻醉。(注:这里不具体讨论腰硬联合等太专业的分类。)

问 1:为什么选择无痛分娩(硬膜外麻醉)?

答:硬膜外麻醉的优点在于:①镇痛效果好。②产妇可以得到充分休息(尤其是第一产程较长的初产准妈妈)。③不存在嗜睡迷糊等不良反应,产妇可以全方位零距离体验除了疼痛以外的全部分娩经历。④新生儿更健康。

问 2:硬膜外麻醉适合什么样的准妈妈?

答:只要所在医院提供,大多数准妈妈都可以享受这种待遇。

几种例外:①各种原因造成凝血障碍。②严重脊柱畸形或做过某些腰椎手术。③存在局部感染。④对局麻药有过敏史。⑤准妈妈由于紧张等各种原因无法配合操作等。

问 3:硬膜外麻醉存在什么样的风险?

答:(1) 打歪了:任何操作都存在失败的可能,硬膜外也不例外,有可能出现没有效果,或半边有效的情况。

(2) 打穿了:大约存在 1% 的可能性,硬膜外后会出现不同程度的头疼。即使出现头疼症状,大多数人都比较轻微,过几天自己就好了,少数需要特殊治疗。

(3) 打出血了:打硬膜外时有少量出血很正常,但极其罕见的,有可能并发硬膜外血肿或脓肿导致的下肢瘫痪等严重并发症。一般我们向患者通报的数据是约 1/300 000 的可能性。

问 4:宫口开到几指才能要求打硬膜外?

答:最早有研究显示,硬膜外麻醉有可能延长产程,增加剖宫产的概率。所以当时妇产科内部的意见是宫口开 5 指以上才考虑硬膜外。但后来综合分析文献发现,硬膜外并不明显延长产程,也不增加剖宫产的风险。于是美国妇产科医师学会携手美国麻醉医师学会于 2004 年发表联合专家意见:在选择分娩期硬膜外时,准妈妈疼痛就是指征,不需等待宫口开多少的指标。

问 5:硬膜外麻醉对宝宝有什么影响?

答:硬膜外麻醉使用的药物主要有两大类:

(1) 局麻药:硬膜外麻醉使用的局麻药量很少,虽然理论上存在局麻药物可以穿透母血 - 胎盘屏障,而到达胎儿的可能,尤其是胎儿宫内窘迫的情况下,有可能发生局麻药物在胎儿体内蓄积。但目前常规使用的硬膜外局麻药物,如果不存在直接入血的特殊情况,到达胎儿体内的剂量微乎其微,其作用几乎可以忽略不计。

(2) 吗啡类:大多硬膜外麻醉会添加少量吗啡类药物,以提高镇痛效果。与局麻药物一样,吗啡类药物也存在穿透母血 - 胎盘屏障,而到达胎儿的可能性。但同样的,到达胎儿体内的吗啡类药物剂量微乎其微,其作用几乎可以忽略不计。

(注:现在的研究还发现,无痛分娩出生的小孩缺氧情况少。)

问 6:准爸爸能在产房陪产妇吗?

答:硬膜外又不是在准爸爸身上扎针,跟他们有什么关系?有的医院在给孕产妇打硬膜外时,是鼓励准爸爸或家属留下陪伴准妈妈的(最好坐着),因为他们的在场会起到一定缓解她们焦虑紧张的作用。当然,也有些准爸爸比准妈妈还紧张,我们医院就发生过准爸爸看到硬膜外用的粗针头后当场晕倒的情况,这时候我们一般会请准爸爸在产房外散散心,打完硬膜外再回来。有的医院为防止类似事件,在操作时让家属回避。

第二节　分娩镇痛常见问题

◎ 胡灵群,陶为科,赵培山,夏云,姚东东

1. 与操作相关的不良反应

问 1:是不是 100% 想无痛分娩都能达到无痛分娩?

答:根据柳州市妇幼保健院的统计,中国目前这类能够达到无痛分娩的

产妇大概在90%左右。其中会有很多原因。产妇的脊柱结构存在一定程度上的解剖异常,如中重度脊柱侧弯,腰椎既往手术史,有的还有硬膜外腔纵隔等,有可能会增加椎管内麻醉操作的难度,而造成无效麻醉或不完全麻醉。这时候采用腰硬联合麻醉方式,有可能提高椎管内麻醉的成功率。

问2:无痛分娩会不会引起腰痛?

答:进针部位可能会短时局部疼痛或不适。一般来说,椎管内麻醉的进针部位都会给予少量局麻药物,以减免操作带来的不适。但是个别情况,尤其是困难椎管内麻醉,反复进针,有可能会造成短时进针部位的疼痛或不适。这种不适大多在几小时或几天内自然缓解,不需要特殊处理。如果局部出现血肿或疼痛持续数日无明显缓解,产妇最好及时告知医护人员,以便进一步调查或处理。而担心无痛分娩引起慢性腰痛是多余的(详见后面章节的详细解答)。

问3:无痛分娩会不会引起头痛?

答:硬膜外麻醉穿破硬膜导致头痛的概率小于1%。一名熟练的麻醉工作人员,硬膜外麻醉穿破硬膜是一个小概率事件,发生率大概在0.16%~1.3%,一旦发生穿破硬膜,发生头痛的概率大概是16%~86%,但是绝大多数头痛症状都相对轻微,只需要保守治疗即可。75%头痛1周内自行缓解,保守治疗包括充分补液,非甾体抗炎类止痛药物等。极个别可能需要尝试硬膜外血补丁治疗,详见后面的章节。而且,这都是一过性的,和慢性头痛的关联还没有发现。从科克伦荟萃分析[Anim-Somuah, et al. (2011). Epidural versus non-epidural or no analgesia in labour. The Cochrane Library.]-1.29中可以看到,麻醉引起的这类产后头痛发生率,在两项研究,86硬膜外镇痛,120例对照中,RR 0.96(95% CI:0.67-1.40),没有区别。

2. 椎管内麻醉直接导致的不良反应

问4:无痛分娩会不会造成恶心呕吐?

答：硬膜外麻醉和鞘内麻醉都有可能导致一过性低血压，进而诱发恶心呕吐等不适症状。因此，在椎管内麻醉操作前，产妇一般需要有静脉通路，保障良好的体液平衡。在椎管内麻醉的操作过程中及其后的整个产程，定期测量孕产妇血压。一旦发生低血压，可以通过补液或升压药物，保障孕产妇体征平稳。这种恶心呕吐是可以避免的。其他和产科有关的，或一些不明原因的，没有改变。科克伦荟萃分析[Anim-Somuah, et al. (2011). Epidural versus non-epidural or no analgesia in labour. The Cochrane Library.]分析 1.29 中，7 项研究，1 181 例硬膜外镇痛，1 174 例对照，RR1.03(95% CI：0.87 – 1.22)，没有偏向任何一方，也证实这点。

问 5：无痛分娩后，下肢无力是正常的吗？能恢复吗？

答：一过性下肢无力、感觉障碍，实际上，这些症状是椎管内麻醉后的正常表现。为了防止孕产妇发生不必要的摔倒意外，大多数医院要求孕产妇在接受椎管内麻醉后卧床休息。有些医院使用稀释度较高的硬膜外麻醉，允许孕产妇在接受椎管内麻醉后可以小范围内行走。这个需要根据具体下肢肌力和感觉，是否有人搀扶，以及所在产房的其他规章制度情况来制定具体的规范政策。另外，有些孕产妇在椎管内麻醉后对宫缩敏感性降低，感觉在第二产程娩出胎儿时使不上力气。这时候就需要产科医护人员指导并协助孕产妇合理用力，比如，根据便意，或把产妇手放在自己的肚子上，不得已也可以通过监护器上的宫缩波指导产妇用力，顺利生产。

这些症状会在停用药物后自行消失。如果半天后还没有消失迹象的，需要通知麻醉医师。

问 6：镇痛后不排尿怎么办？

答：一过性尿潴留/排尿障碍是产妇在接受椎管内麻醉后的一个常见问题。大约发生在一半左右的产妇。但可以通过一些办法解决。很多医院在椎管内麻醉起效后常规置尿管，也有医院会通过体检或仪器，因人而异指导或单次导尿。分娩镇痛停药后，这个问题随之消失。从科克伦[Anim-Somuah, et al. (2011). Epidural versus non-epidural or no analgesia in labour.

The Corchrane Library.]荟萃分析 -1.34 和1 -35 中可以看到,尿潴留的问题确实存在(RR =17.05,95% CI:4.82 -60.39),但到需要插导尿管的程度,似乎和分娩镇痛的关系就不大(RR =1.81 95% CI: 0.44 -7.46)。

3. 与使用药物相关的不良反应

问7:镇痛后会出现瘙痒吗? 如果有,有什么办法治疗?

答:硬膜外麻醉/镇痛后,少于10%的产妇可能出现全身/躯干瘙痒症状。鞘内麻醉的,单纯阿片类药物的,比例要高一些。现在认为,这不是过敏反应,与椎管内使用阿片类药物有关,随着药效消失而消失。轻度症状产妇,只要安慰解释即可,不需要特殊处理。对于中重度症状的,可以使用 μ 受体阻断剂纳洛酮(naloxone)或阿片受体激动/拮抗剂环甲羟氢吗啡(nalbuphine)治疗,但治疗患者镇痛效果减弱。幸运的是,大部分有症状产妇的瘙痒是可以忍耐的,无须处理。产妇往往告诉医护人员:"痒比痛好受。"

从统计的角度,Cochrane[Anim-Somuah, et al. (2011). Epidural versus non-epidural or no analgesia in labour. The Cochrane Library.] -1.30 收集的2003年随机分组临床研究发现椎管内分娩镇痛和静脉分娩镇痛相比,瘙痒发生率没有变化(RR =4.94, 95% CI:0.21 -117.42)。

4. 可能与椎管内麻醉相关的不良反应

问8:围产期发热和分娩镇痛有关吗?

答:首先,发热在产房里是一件以前就存在的问题。根据一部分现有的研究发现,分娩镇痛产妇,尤其是产程长的初产妇,发热比较多见。与静脉镇痛相比,硬膜外镇痛后观察到有较多的产妇体温升高(≥38℃),这个现象在观察性研究和前瞻性研究报道的发生率为1.6% ~46%,没有硬膜外的产妇发热发生率小于1%。但是,至今没有证据确定这两者的因果关系。还有一些文章把产妇发热和新生儿并发症联系了起来。从中还衍生出解释这种现象的理论和研究:①散热论(由于没有疼痛,产妇张嘴深呼吸散热减少)。②非感染性炎症说(发热并不是感染所致,最近有人用了随机双盲临床试验没有发现抗生素对这种发热有作用;还有坚信者,用 IL-6 建立了动物模型)。

2012 年《麻醉学》杂志上发表了一份美国阿拉巴马大学前瞻性观察研究发现,体温随时间推移呈上升趋势。这种升高和产妇的身高体重指数(body mass index)和破膜时间呈正相关。却没有证实产程中发热和椎管内分娩镇痛的因果关系。这篇文章特别指出了以往分析统计中的方法学问题,认为所有以往研究采用产妇进产房起始温度和产后体温的比较对硬膜外镇痛研究是不科学的。根据以下绘图不难发现,体温随产程推移呈上升的趋势,并没有因为硬膜外改变。不管怎么说,这个问题目前尚无确切的解答。但一般认为不是感染造成的。而且,这一现象与新生儿感染率并不直接相关。这在治疗上除了物理性降温外,不需要特殊处理(图 1-12)。

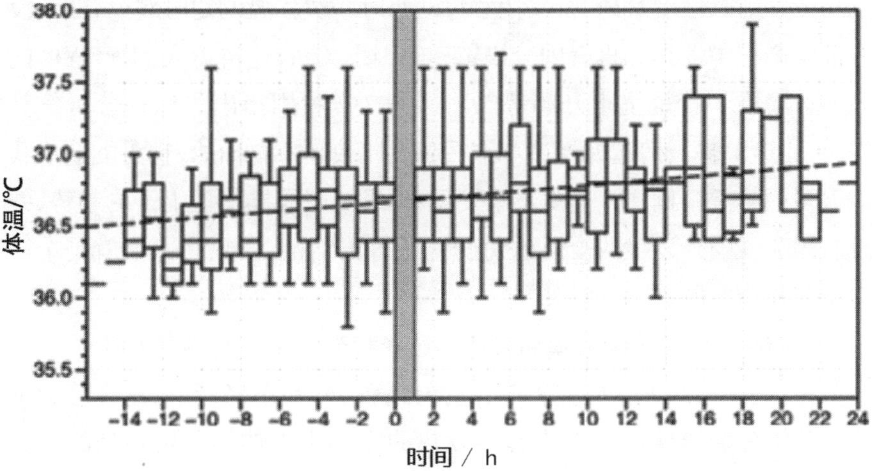

图 1-12　横坐标表示时间,0 点表示硬膜外镇痛起始点;纵坐标表示体温。产妇每小时测得体温以长方形表示。由于产程长短不一,产妇数在横坐标两头的观察点(矩形变短)减少。小方框内的横杠和上下纵向杠分别表示中位数和 25% ~75% 区间。横贯的虚线表示温度升高趋势

来自:Frölich, et al: What factors affect intrapartum maternal temperature? A prospective cohort study: Maternal intrapartum temperature. Anesthesiology 2012;117:302.

问 9：既然有研究提示椎管内分娩镇痛与产程中的发热有关，或者说相关性，如何解释发热不是它引起的呢？

答：医学研究发现的这些相关性，并不一定是因果关系，还可以是果因关系，间接关系。这些研究大多不是以发热作为第一临床结局的。换句话说，只发现了关联。把发现的关联理解为因果关系，会导致更多的困惑，需要我们有客观的解读能力，否则会导致不必要的临床介入（过度医疗），或放弃椎管内分娩镇痛，伤害母婴。比如，以前流传的椎管内分娩镇痛增加剖宫产的相关性，最后证实是个间接关系，要求镇痛的产妇，发生剖宫产多是一个因果关系，镇痛手段被误认为和剖宫产存在因果关系，迷惑过一阵。

此外，在研究方法上，没有采取续贯式的采集温度，可能是造成了至今没有明确结论的主要原因。2012 年《麻醉学》杂志上发表的美国阿拉巴马大学前瞻性观察研究，采用了每两小时一次体温的定时观察，非但没有证实产程中发热和椎管内分娩镇痛的因果关系，还告诉人们，产程中的产妇体温原本就是呈上升趋势的。这篇文章特别指出了以往分析统计中，采用产妇进产房起始温度和产后体温比较是不全面的，也可能造成我们很多困惑。根据图 1－12 不难发现，体温随产程推移呈上升的趋势，并没有因为硬膜外发生改变。这份研究还得出结论：发热在以前就是个产房里存在的问题。

问 10：阿片类药物或镇痛方法的选择和产程中的发热有关吗？

答：在一项回顾性研究表明：选择椎管内分娩镇痛产妇，选择静脉阿片类药物分娩镇痛产妇在产程中发热的比例比不选择分娩镇痛的产妇高。还发现了椎管内分娩镇痛的发热人数（超过 38℃）比静脉阿片镇痛产妇多。同时，研究还证实产程发热与整个产程持续时间和镇痛持续时间的有关。这份 1 233 人的回顾性研究最大的问题是产妇可以有自己的选择，决定：

（1） 镇痛与否。

(2) 用什么方法镇痛。

(3) 因为忍受不了,选择两类镇痛方法。

(4) 静脉镇痛效果不好,转为椎管内分娩镇痛。

从现在的研究得出,椎管内分娩镇痛比静脉镇痛疗效确切有效,静脉分娩镇痛对产痛有效。按照理论推导,上述发热可以认为与疼痛程度有关,而镇痛的方法可能是一个间接关系。和以往历史上的"椎管内分娩镇痛增加剖宫产率"现象,极为相似。

虽然,这假定还没有获得证实,但已经有研究显示,疼痛程度 - 产程长短,疼痛程度 - 产热量,以及产妇发热 - 选择镇痛方法之间的关联[Gross, et al:(2002). Differences in systemic opioid use do not explain increased fever incidence in parturients receiving epidural analgesia. *Anesthesiology*, 97(1), 157 - 161.]。

问 11:我们观察了一批分娩早期椎管内分娩无痛分娩,5 ~ 6 小时后出现体温 38 ~ 38.5℃,胎心音 160 ~ 180 次/min,大约有 50% 的患者有这种现象,是何缘故?

答:按照旧产程定义的潜伏期(宫口 <4 cm)或活动期(宫口 >4 cm)放置硬膜外对母亲体温升高的发生率没有影响。产孕妇体温升高是逐渐的,平均每小时 0.15(0.14 ~ 0.17)℃。在硬膜外镇痛后 5 个小时比较明显。从发病率和发热时间看,你们的患者和文献报道很接近。

问 12:产妇体温增高与什么有关呢?

答:体温升高的原因至今不清楚。上述 2012 年《麻醉学》研究报告,体温升高与患者体重和破膜时间长相关。

其他的研究也发现一些危险因素,其中包括:

(1) 初产妇、产程长(产程小于 6 小时发生率为 7%;产程大于 18 小时发生率为 36%)和破膜时间长等。

(2) 主动要求硬膜外镇痛的患者入院时体温较高,产程中接受阴道检查的次数较多,绒毛膜羊膜炎也较多。

（3）初产妇、产程大于 12 小时、破膜时间长（从破膜到胎儿娩出时间）和产妇体质指数（BMI）。

我们需要观察产妇体温增高趋势，而不是绝对体温大于 38℃，也就是说，以产妇自身作为对照，来看产程中放置硬膜外前后体温升高趋势。没有发现体温变化。

问 13：产程中产妇发热的可能机制是什么？

答：从物理角度，不外乎产热增加，散热减少，或两者兼有。

1）产热增加：

（1）硬膜外镇痛后，颤抖发生率为 31%，颤抖（和宫缩）增加氧耗量和产热。有颤抖的患者也比没有颤抖的患者体温增加快，明显体温升高发生在放置硬膜外后 1 小时而不是 4～5 小时内。

（2）疼痛剧烈，肌肉收缩强烈，产热增加。从上面 2012 年《麻醉学》的文章解读中，也许充分体现出这一现象。

（3）母亲感染，绒毛膜羊膜炎，符合破膜时间与发热的关联。

（4）硬膜外置管和给药引起的非感染性炎症反应（inflammation）。

2）散热减少：

（1）母体出汗阈值增高，出汗减少。孕妇虽然体温高，但不出汗。在非孕妇中，硬膜外镇痛使得出汗阈值增高（更高的中心体温才能使得患者出汗）有些患者（交感神经）阻滞水平下的部位出汗减少。

（2）硬膜外镇痛前，由于疼痛呼吸增快，过度通气，散热增加的方式，这在硬膜外镇痛后，随着疼痛减轻而丧失。

（3）散热不良，已经发现发热和产妇体重成正相关。

发热不外乎产热－散热间的平衡，以上这些可能的机制多是推理，除了特别标明外，还没有研究证实。

问 14：放置硬膜外管前使用抗生素能预防产妇发热吗？

答：没有效果。因为有硬膜外分娩镇痛的患者常有发热现象，有人认为，发热可能是由于产程中母体感染引起，从而使新生儿除外败血症的检查也增多。如果发热是由母体感染引起，那么，放置硬膜外管前给予抗生素应该能降低母亲发热率。

一个双盲的随机分组对照试验将400名初次怀孕、需要硬膜外镇痛的产妇分为两组，在做硬膜外分娩镇痛前一组静脉给2g头孢噻吩(cefoxitin)，一组给安慰剂(placebo)。每小时测一次产妇的鼓膜温度，结果两组发热的产妇数量没有区别，给抗生素组为38%，对照组为40%。检查胎盘发现，无论是哪组，有中性白细胞浸润胎盘的产妇比没有浸润的产妇更多发热(73/158比33/144，$P<0.001$；风险比为23%，95%可信区间，13.0－34.0)。新生儿临床结果也没有差别，两组都没有新生儿败血症的发生。

所以，硬膜外分娩镇痛中的产妇发热与胎盘炎症反应有关，“预防性”抗生素对此无效。[Sharma, et al. (2014). A randomized trial of the effects of antibiotic prophylaxis on epidural-related fever in labor. *Anesthesia & Analgesia*, 118(3), 604－610.]

问15：产妇使用硬膜外镇痛后，出现体温升高对产程有何影响？

答：产程延长会增加产妇体温升高的发生率，体温升高后对产程的影响目前无定论。

问16：产妇使用硬膜外镇痛后，出现体温升高对小孩有何影响？

答：虽然，没有证据表明这些产妇发热与感染有关，但在实际工作中，她们的新生儿败血症评估率增加3倍（产程长，破膜时间长）。有过度医疗的嫌疑，但确实需要临床研究，帮助解决这一问题。

值得引起注意的是，产妇或新生儿发热和一些严重的新生儿不良后果关联，如新生儿惊厥性脑病、脑性瘫痪。证据显示，这种新生儿脑损伤的机制是炎性因素，而非发热本身。硬膜外镇痛是否和这些有关，还待进一步研究，但越来越多的证据表明，母体的炎症和感染，表现为发热，可能有害于胎儿大脑，麻醉医护人员必须在临床上引起足够的重视。一旦产妇出现发热，应努力降低产妇温度，寻找感染源，进行积极针对的必要处理。

问 17:现在采用什么办法处理产妇使用硬膜外镇痛后的体温升高?

答:(1) 抗生素:体温升高使产科医师怀疑产妇患有绒毛膜羊膜炎(chorioamnionitis)或其他感染。因为母亲发热可能是新生儿败血症(sepsis)的危险因素,所以,很多产科医师在处理产妇发热时,并不考虑硬膜外镇痛为鉴别诊断之一。他们常把产妇体温大于38℃作为使用抗生素的指征。如果,患者或胎儿有心动过速(参照基础心率,没有绝对值),他们就更加怀疑患者患有绒毛膜羊膜炎。

(2) 常用的抗生素为林可霉素(clindamycin)或氨苄西林(ampicillin)加上庆大霉素(gentamycin),疗程为24小时,也有产科医师给患者使用单剂量。有意思的是,很多产科医师在给患者治疗可能的绒毛膜羊膜炎前,并不检验患者白细胞是否升高,是否有子宫疼痛、异味阴道分泌物或羊水等其他临床症状,也不在产后随访患者确诊绒毛膜羊膜炎。

(3) 泰诺(tylenol)对使用硬膜外的产妇发热无效(佐证炎性原因),但产科医师仍然给患者使用此药。

(4) 甲泼尼龙(methylprednisolone)100 mg/4h,可以降低母亲体温,但增加新生儿菌血症。

问 18:使用静脉吗啡类药物辅助治疗硬膜外分娩镇痛时的突发疼痛(breakthrough pain)是否会降低产妇的发热率呢?

答:因为阿片类药物有退烧作用,在正常人群中静脉给予芬太尼(fentanyl),确实使注射白介素-2的健康男性体温下降0.6℃。但是,在接受硬膜外分娩镇痛的单胎、健康初产妇中,静脉注入纳布啡(nalbuphine)10 mg,之后,按需要每3~4小时肌注10 mg,对产妇的发热率(发热定义为体温>38°C)没有影响。接受纳布啡治疗组与没有接受纳布啡组的产妇发热率均为17%。所以,静脉注入吗啡类药物不会降低有硬膜

外分娩镇痛产妇的发热率。（Gross JB，Anesthesiology 2002）

问 19：为防止发热，我们是否放弃做椎管内分娩镇痛呢？

答：为防止这类产妇发热，显然没有意义，因为这类产妇在没有分娩镇痛的时候，已经在产房存在了。即使分娩镇痛引起这种发热，权衡分娩镇痛对母婴的收益情况与这些不是所有产妇都会发热的情况，无论是医护人员，还是产妇，绝大多数还是会认可分娩镇痛的。也就是说，用避免做分娩镇痛来预防发热是没有实际意义的。细心的人会发现，这类产妇往往是要求分娩镇痛强烈的那类。

Chestnut 教授在谈到这个问题的时候说：我们在权衡是否采用椎管内分娩镇痛和可能引起并发症时（包括现在不清楚真相的发热），可以询问自己和产妇：是否愿意以此换取"全麻误吸死亡"这样的结局。

问 20：看来这个问题不仅仅不知道原因，临床处理也没有定论，我们临床上怎么办？

答：确实有很多未知数，但仔细想想，临床上这类问题大量的存在着，大家既不知道原因，也不知道怎么对症治疗。也就是说，这并不意外。人类的历史已经这么长了，至今我们还不知道产程是怎么启动的，小孩出生时的第一次呼吸是怎么诱发的。

非常有意思的是，椎管内分娩镇痛不管会不会引起产妇发热，至少人们知道了，随着产程延长，有部分产妇会出现体温增高。或许像当年椎管内分娩镇痛把阴道试产失败转为剖宫产的人群"集中"了起来，发现了产痛可以预测产程长短，可以预测转为剖宫产的可能性多少。这个偶然性，让人们看到了产痛程度强弱对预测产妇是否可能出现体温增高的作用。让我们医护人员，做好良好的散热工作，避免体温随着时间推移而增高，继而，防止胎儿心率增快，避免不必要的产后败血症筛选，甚至母婴不必要的抗生素的滥用等过度医疗问题。比如，初产妇、疼痛剧烈、早破水等产妇需要计划在先。

根据文献的解读和研究这一问题全球专家的讨论，这种假定实际存在的可能性非常大。现在就差有个论证这一学说的研究。

在目前情况下，能够发现因果关系的研究方式非常有限。经典的随机双盲临床试验，因为医学伦理的问题，不能在这一人群开展。也就是说，不能把产房里的人随机分（我们来分，而不是像前面那个研究由产妇自己选择）一组分娩镇痛，另一组不分娩镇痛。唯一还有一种自然临床试验，可以揭示这种关系。“中国行”正计划与“中国行”所在医院揭开这个谜底。

从临床角度，前面提到的，发现高危人群，通过物理散热为主导的预防及其治疗是目前知道的最好方法。因此中国传统的捂被子习俗值得三思而行。

正像《Chestnut 产科麻醉学》中指出：任何原因引起的母体发热，都会导致母亲和胎儿的心动过速，这个“不明身份”的和分娩镇痛相关联的发热也不例外，又很难和感染引起的区别开来。一般情况下，人们倾向于诊断绒毛膜羊膜炎。出于母婴安全的考虑，美国疾病预防控制中心 2010 年修订的准则规定，疑有绒毛膜羊膜炎的母亲，即使其新生儿看上去很健康，也应进行一定程度的临床评估（全血细胞计数 + 白细胞分类计数和血培养），并在等待培养结果的同时，使用抗生素治疗。

前面提到了泰诺、阿片类药物，没有感染源的抗生素治疗对发热没有效果，糖皮质激素似乎有害。还没有找到使用非甾类镇痛消炎药对这种发热作用的研究报道。

问 21：很多产妇发抖是怎么回事？

答：大约 15% ~20% 使用椎管内分娩镇痛的孕产妇可能会出现围产期发抖。一部分原因可能是由于身体从中心到外周热再分配引起的，但具体机制尚不明确。实际上，一部分不用任何药物的孕产妇在围产期也可能发生发抖的症状。研究结果也没有提示和分娩镇痛有关。在处理上,可以使用热毛毯,可能会让孕产妇感觉舒服些,但并不一定能缓解发抖的症状。也有人采用握住产妇的手,或同时搭肩来缓解。

问 22:椎管内镇痛引起嗜睡吗?

答:研究没有发现它们有关联[Anim-Somuah, et al. (2011). Epidural versus non-epidural or no analgesia in labour. The Corchrane Library.]分析 1.33 中,3 项研究,213 硬膜外镇痛,201 对照,RR1.00(95% CI:0.12 - 1 = 7.99),没有偏向任何一方。

5. 罕见症状——可能出现严重后果的不良反应

总体来说,椎管内分娩镇痛是安全性非常高的一项医疗措施操作。但它仍然存在一些非常罕见、后果非常严重的不良反应/并发症。这就需要麻醉工作者在操作前对孕产妇做出详尽准确的评估,在操作时严格遵照无菌操作,注药前回抽等一系列操作规程基本原则,在操作后仔细观察孕产妇的相关症状,尽早发现不良苗头,注重产后的常规回访,及时发现和处理。

问 23:很多人怕椎管内分娩镇痛留下终身残疾,如何让患者和家属了解这个问题?

答:首先,产科领域出现的神经并发症在 1% 左右。和麻醉有关的神经并发症在 0.1‰~0.2‰。麻药 - 针 - 椎管这三个关键词让人联想到神经并发症,那是自然而然的。这将会是个专题,这里就麻醉相关的并发症,讲一些原则。发生的主要情况有以下两大类:

(1) 椎管周围血肿/脓肿导致的神经症状。椎管内麻醉操作中有少量出血是正常现象,但极其罕见的,30 万分之一以下的产妇在椎管内麻醉操作后可能出现硬膜外血肿或脓肿,从而导致下肢瘫痪等严重并发症。

(2) 脊髓/神经根损伤。预防是避免这种毒副作用的主要措施。如果进针或置管时,孕产妇出现疼痛或过电感,根据具体情况,考虑立刻拔出针头或内置管，重新操作。

如何杜绝这些事件的发生，尤其是第一种情况的发生，根据美国同行的经验归纳如下：

（1）预防：主要是靠详尽的病史采集和仔细的体格检查。①对于有局部或全身性感染没有控制的者，慎用椎管内麻醉。②对于健康孕产妇，不需要做额外的凝血功能检查，但是对于有相关血液疾病病史及家族史者，需要仔细询问病史，必要时考虑做相关检查。③对于服用抗凝剂的孕产妇，根据具体情况，慎用椎管内麻醉，或者考虑停药一段时间，再做椎管内麻醉。详见“致麻醉：凝血障碍产妇怎么处理？——100 问系列”。

（2）操作时注意事项：①严格遵照无菌操作原则。②对于困难椎管内麻醉的孕产妇，不必盲目坚持到底。反复穿刺有可能增加局部血肿的风险。

（3）定期随访，尽早发现，及时治疗：椎管内分娩镇痛后，出现一过性的下肢麻木，运动障碍，以及尿潴留属于正常现象。如果这些症状在停药后依然持续，无缓解，甚至加重，需要引起重视，尽早做相关影像学检查，辅助诊断，早发现，早治疗，尽量避免长期后遗症的发生。

问 24：经常听到局麻药物中毒，这是怎么回事？

答：这也是一种非常罕见的并发症，可能导致癫痫、心肺功能抑制，甚至死亡等严重后果。预防为主依然是避免这种毒副作用的主要措施。简单归纳为：

（1）麻醉医师一系列的诊断、预防挽救措施，以防万一。注射药物前一定遵循回抽，检查是否有血液或脑脊液。

（2）考虑在测试药物中添加肾上腺素，便于发现阴性血管内置管。

（3）一旦发生中毒症状，积极采取对症治疗，维持生命体征。如果有条件，考虑使用脂肪乳注射液急救。

问 25：麻醉平面过高是怎么回事？

答:椎管内分娩麻醉/镇痛操作后,需要及时检测麻醉平面。如果麻醉平面高于 T_4 水平,或者产妇出现明显呼吸抑制症状,根据具体情况,紧急通知麻醉医师,积极予以支持治疗,必要时行气管插管。麻醉医师 24 小时进产房,随时做好应急准备,是万无一失的保证。

问 26:有专门产后多学科随访所需要的临床指标吗?

答:在第一篇第一章第一节中,专门列出了"中国行"推荐的随访表。

第三节　神经并发症

◎ 陶为科, Cynthia Wong, 胡灵群

问 1:产科原因所致的神经损伤比例有多高?

答:由于临床对神经损伤的认识不同,常常不能充分认识或者对所发生的症状根本不能识别,所以关于产科原因引起产妇神经损伤的发生率各家报道不一。曾有报道(1935～1995 年间 5 项研究),永久性的为 20/100 000(124 959 例分娩),一过性可高达 1%(2.4/12 725)。关于永久性损伤的时间界定在 6 个月,如果神经损伤仍然没有恢复即可诊断。

问 2:哪些产科原因会引起神经损伤?

答:有很多因素都可以导致神经损伤,例如产程过长、产钳助产、巨大儿、胎位改变、分娩体位等等,所以,当有以上情况发生后,需要高度警惕能否有神经损伤的发生。打开任何一本解剖图谱的骨盆神经示意图中可以看出,大量的神经纤维丛密布在中骨盆和骨盆出口,胎位和产妇体位的变化可以引起这些神经纤维受压或过度牵拉,由此引起它们不同程度的受损而出现一过性或永久性的损伤。

问 3:产科常见神经损伤有哪些临床表现?

答:通过骨盆神经示意图可以了解到,这些不同来源的神经都可能受

损，累及各自的支配皮段及其功能。导致它们损伤的高危因素、损伤机制和临床表现也不尽一致。表 1－10 是一些常见的神经损伤、发生机制、危险因素和主要临床表现。

表 1－10　常见产科外周神经损伤及临床表现、损伤机制、危险因素*

常见神经损伤	节段和功能	主要表现	损伤机制	危险因素
腓总神经	L_4-S_2，感觉＋运动	足下垂、内翻	膝外侧压迫	截石位架
股外侧皮神经	$L_{2\sim3}$，感觉	大腿前侧部痛觉过敏或缺失	腹股沟韧带压迫	肥胖
股神经	L_4，感觉＋运动	膝过伸、上楼梯困难，股前侧痛觉过敏	腹股沟韧带压迫	
腰骶神经丛	$L_{4\sim5}$ 多见，感觉＋运动障碍	25% 可以双侧，足下垂、股四头肌和股外展肌力下降等	胎头压迫	初产妇、产钳、头位、漏斗型骨盆、巨大儿、头盆不称

＊根据《Chestnut 产科麻醉学——理论与实践》(第五版)改编

问 4：产科有关的神经损伤有可能累及脊髓吗？

答：可能的。产科因素不仅仅可以引起外周神经的损伤，还可以累及脊髓。在产科领域里神经损伤的各类原因中，缺血性损伤是其中的一个重要因素，这主要和脊髓血供有关。当脊髓血供受到影响时，脊髓功能便可受损。

不同的脊髓段血供来源不同，脊髓血供前 2/3 来自根大(Adamkiewicz)动脉。大多数人的根大动脉起源于 $T_{12}\sim L_1$，也有部分人起源很低。当此动脉受胎儿压迫后，脊髓缺血性损伤随之发生，可引起脊髓前动脉综合征(又称 Beck 综合征、Davison 综合征)，它的临床特点是脊髓前动脉分布区域受累、痛感缺失、温度感缺失、肌力下降、直肠膀胱括约肌障碍。产后如果突然发作间歇性跛行或者自发性下肢远端发作性无力时，需要引起足够的重视。排尿障碍此时可能不仅仅是简单的产后尿潴留问题。另外,其他原因也可以诱发或加剧这一综合征,比如:严重低血压、动静脉瘘;孕产妇血液的高凝状态容易形成血栓,有可能也是脊髓血供受损的一个影响因素。在临床上,产科医师对这一问题容易忽略或者对其没有认识到。由于脊髓对缺氧的耐受力较强,轻度间歇性供血不足不会导致严重的脊髓功能受损。临床上如果能够及时识别、正确诊断、及时采取治疗措施,则预后较好;否则,可能会发展成永久性损伤。

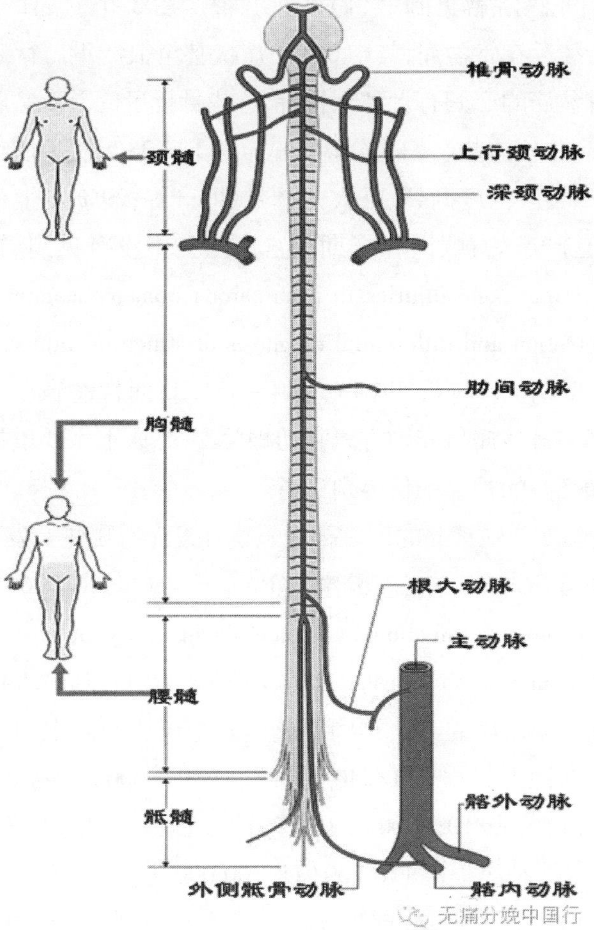

图 1－13　腹主动脉分支—根大动脉的位置示意图

问 5:产妇骨盆痛与分娩方式有关吗?

答:有关。在产后,常常会听到产妇的主诉"骨盆疼痛难忍,甚至放射到大腿",而我们产科医师常常解释为"分娩过程压迫、牵拉导致的",尤其对有些产程进展不顺利的更容易劝导产妇"那么长的产程会疼一段时间,休养几天就好了"。产妇骨盆痛是临床上又一个容易忽视的问题。有调查显示,20% 产妇存在骨盆痛,其中 12% 来自耻骨联合半脱位("中国行"在宁波妇儿医院就见到一例)。在调查产后 3 个月的产妇中发现,7% 产妇还持续存在骨盆痛,其中 3% 的症状甚至很严重。行磁共振检查发现,这些骨盆痛的产妇有骨盆小骨折,这些骨折多位于骨盆后下部或耻骨联合周围。分析这些产妇的分娩方式后发现:38% 发生在难产的初产妇、产程延长、会阴三度撕裂、巨大儿、器械助产等;29% 发生在第二产程停滞后的剖宫产产妇;顺产和择期剖宫产产妇中没有见到[Brandon, et al: (2012). Pubic bone injuries in primiparous women: magnetic resonance imaging in detection and differential diagnosis of structural injury. Ultrasound in Obstetrics & Gynecology, 39(4), 444 - 451.];而骨盆痛和分娩镇痛无关。所以,产妇骨盆痛与分娩方式密切相关,在临床上需要重视产妇骨盆痛,并且要和产妇的神经损伤鉴别诊断。

问 6:硬膜外分娩镇痛的产妇神经系统并发症有哪些?发生率多少?

答:2006 年 Ruppen 在《麻醉学》[Ruppen, et al: (2006). Incidence of epidural hematoma, infection, and neurologic injury in obstetric patients with epidural analgesia/anesthesia. *Anesthesiology*, 105(2), 394 - 399.]荟萃分析了 1990 年以后的 137 万例硬膜外分娩镇痛产妇中的神经系统并发症,其中永久性神经损伤 1/240 000(0.41/100 000),硬膜外血肿发生率 1/168 000(0.60/100 000),硬膜外深部感染 1/145 000(0.69/100 000),一过性神经损害 1/6 700(15/100 000)。从表 1 - 11 还可以看到,各个西方国家的发生率也有区别。早年的综述曾分析了 1 726 858 例硬膜外分娩镇痛的产妇,发生一过性神经损伤为 48/100 000,永久性神经

损伤 26/100 000。这两组数据对中国的分娩现状尤其是大家开始广为关注的硬膜外分娩镇痛有着重要的指导意义。如果参照中国 2013 年孕产妇死亡率 23.2/100 000 来看,百姓会因为生小孩有 23.2/100 000 死亡的可能性而不生孩子吗？回答一定是否定的！同样,麻醉医师不会也不应该因 26/100 000 的神经损伤的可能性而放弃分娩镇痛让广大的中国女性承担分娩的阵痛,回答也一定是否定的！随着科学的探讨、技术的进步、产科麻醉医师各项工作的改进,这种已经很低的损伤率还可以因为麻醉医师的努力减少 100 倍,更可喜的是大量的临床循证医学的数据证实了产科麻醉增加了母婴的总体安全性。

表 1－11　2006 年前西方五国年分娩量、硬膜外分娩镇痛率、神经损伤总例数 *

临床结局	美国	加拿大	英国	法国	瑞士
年分娩量	4 019 280	330 000	646 000	761 464	72 905
硬膜外镇痛率/%	59	45	35	51	40
硬膜外血肿/例	13	1	1	2	0.2
深部硬膜外感染	22	1	2	4	0.3
永久性神经损伤	9	1	1	2	0.1
一过性神经损伤	603	50	98	114	11

* 根据 Ruppen, et al:(2006). Incidence of epidural hematoma, infection, and neurologic injury in obstetric patients with epidural analgesia / anesthesia. Anesthesiology, 105(2), 394－399.

问 7:神经损伤的预后如何？

答:1990 年 Scott[Soott et al:(1990). Serious non-fatal complications associated with extradural block in obstetric practice. *British Journal of Anaesthesia*, 64(5), 537－541.]回顾分析了 2 580 000 例产妇中 505 000 例硬膜外分娩镇痛数据,其中 7.5/100 000 发生了一过性神经损伤,37/38 在 3 个月内自行恢复;1/100 000 出现永久性损伤,其中 3/5 例与麻醉没有相关性。

1997 年 Auroy 前瞻性研究 103 000 普通人群中[Auroy, et al:(1997). Serious complications related to regional anesthesia: results of a prospective survey in France. Anesthesiology, 87(3), 479 - 486.],发现一过性损伤为 33/100 000、永久性损伤 10/100 000。

2009 年 Cook[Cook, et al:(2009). Major complications of central neuraxial block: report on the Third National Audit Project of the Royal College of Anaesthetists†. British journal of anaesthesia, 102(2), 179 - 190.]报告了 770 455 例椎管内麻醉/镇痛病例的前瞻性观察,52 例确认属于神经损伤,发生率 52/770 455 (67/100 000),其中 2/3 完全恢复;4.2/100 000 不太乐观;2/100 000 恢复良好。

问 8:有神经系统疾患的产妇,做硬膜外分娩镇痛会增加神经并发症吗?

答:对于合并神经系统疾患的女性是否适合做硬膜外分娩镇痛、是否会增加神经系统并发症,也有很多的临床研究数据。对多发性脊髓硬化、脊髓侧束硬化症、小儿麻痹症后遗产妇的研究发现,没有新出现或症状加重者[Hebl, et al:(2006). Neuraxial anesthesia and analgesia in patients with preexisting central nervous system disorders. Anesthesia & Analgesia, 103(1), 223 - 228.];对神经痛产妇研究发现 0.4% 出现新症状或症状加重[Hebl, et al:(2006). Neurologic complications after neuraxial anesthesia or analgesia in patients with preexisting peripheral sensorimotor neuropathy or diabetic polyneuropathy. *Anesthesia & Analgesia*, 103(5), 1294 - 1299.];对腰部手术、椎管狭窄、椎间盘突出产妇的研究发现新症状或症状加重率为 1.1%[Hebl, et al:(2010). Neuraxial blockade in patients with preexisting spinal stenosis, lumbar disk disease, or prior spine surgery: efficacy and neurologic complications. Anesthesia & Analgesia, 111(6), 1511 - 1519.]。

通过这些研究,证实了椎管内分娩镇痛对这一人群不是禁忌证。笔者在日常工作中对这些有神经系统疾患的产妇也是常规使用硬膜外分娩镇痛,没有增加神经并发症的发生。

问 9:对有腰部椎间盘手术史产妇局麻药的用量或浓度会高一些吗?

答:对曾经有过椎间盘麻醉、手术史的产妇在实施硬膜外麻醉时,有些麻醉医师对局麻药的用量问题会有一些疑虑,通过西北大学的研究发现[Bauchat, et al:(2012). Prior lumbar discectomy surgery does not alter the efficacy of neuraxial labor analgesia. *Anesthesia & Analgesia*, 115(2), 348 -353.],这类产妇和普通产妇的局麻药用量上没有区别,常规用药即可,不需要特殊增加麻醉药的用量或者浓度。

问 10:硬膜外血肿的发生率是多少?

答:关于硬膜外血肿的发生在非孕妇和孕妇硬膜外麻醉的研究数据已经有报道:哈佛大学麻省总院的[Bateman, et al:(2012). Peripartum subarachnoid hemorrhage: nationwide data and institutional experience. Survey of Anesthesiology, 56(6), 294 -295.]研究结果发现,62 000 使用硬膜外镇痛的非产妇中 7 例出现血肿,其发生率 11/100 000;血肿的症状出现时间在 11 ~71 小时,全部采取椎板切开术,其中 5/7 例出现永久性神经损伤。而 80 000 名产妇使用硬膜外镇痛血肿的发生率为 0。

他的结论是:产科患者硬膜外血肿的发生率比其他患者少见。

这和 2004 年 Moen[Moen, et al:(2004). Severe neurological complications after central neuraxial blockades in Sweden 1990 -1999. *Anesthesiology*, 101(4), 950 -959.]报告的瑞典全国数据库研究结论相符,后者研究了 1990 ~1999 年间 1 260 000 腰麻、450 000 硬膜外麻醉病例,结果是硬膜外血肿的发生率在产科人群为 1/25 000, 其他人群为 1/3 600。

问 11:硬膜外血肿与哪些因素有关,能预防吗?

答:哈佛麻省总院的一项研究统计得出的硬膜外血肿发生的相关因素中:有 4/7 例没有按照《美国区域麻醉与疼痛学会指南》进行规范操作;11/16 产妇发生的硬膜外血肿是有临床线索,可以预防的。Moen 瑞典研究发现的 2 例硬膜外血肿都和 HELLP 综合征有关,1 例是腰麻,1 例是硬膜外拔管以后。

所以，分析以上情况，不准许非麻醉人员拔管是减少硬膜外血肿有据可循的预防措施。

问 12：产科麻醉医师也是经常会被告上法庭的，有哪些常见原因呢？

答：2009 年报告发现[Davies, et al:(2009). Liability associated with obstetric anesthesia: a closed claims analysis. Anesthesiology, 110:131 - 9.]，在被告的病例有两种：子痫（85% 硬膜外、75% 严重损伤）；神经损伤（52% 感觉障碍、19% 神经毒性）。

英国 1995 ~ 2007 年间中神经损伤 39 例（21%）以及疼痛 57 例（31%）被告病例[Szypula, et al:(2010). Litigation related to regional anaesthesia: an analysis of claims against the NHS in England 1995 - 2007*. *Anaesthesia*, 65(5), 443 - 452.]花费 100,000 英镑。

问 13：我们的神经并发症发生率似乎要高得多，这是为什么？

答：西北大学普伦斯蒂妇女医院前瞻性研究了 6 148 例产妇，他们发现这种并发症的发生率是 0.92%，但没有一位记录在病历上的，这与是否严密随访有关。这就是为什么需要产科麻醉常规产后随访，以便及早发现早期神经系统症状，保证产妇不因为医师的疏忽而错过治疗的最佳时机。

问 14：产科患者神经损伤如何分类？

答：神经系统损伤主要包括：

1）产科有关的神经麻痹。

2）椎管内麻醉/镇痛损伤。

（1）直接神经创伤。

（2）占位性病变：硬膜外血肿 + 椎管内感染。

（3）化学性损伤：①局麻药和短暂性神经综合征。②消毒液。③防腐剂和未被证实的药物。

3）缺血性。

问 15：有没有办法减少直接神经损伤呢？

答:直接损伤是由于椎管内麻醉/镇痛操作导致的,所以严格掌握规范的操作、熟练不同体位的操作技巧、明确认识异常情况的发生、合理使用高科技技术解决困难是有效的方法。以下是经研究证实的一些措施:

1）无论做硬膜外还是腰麻尽量在下腰椎间隙穿刺。

(1）因为95%脊髓圆锥部在 L_1 水平终了,而不是100%(图1-14)。

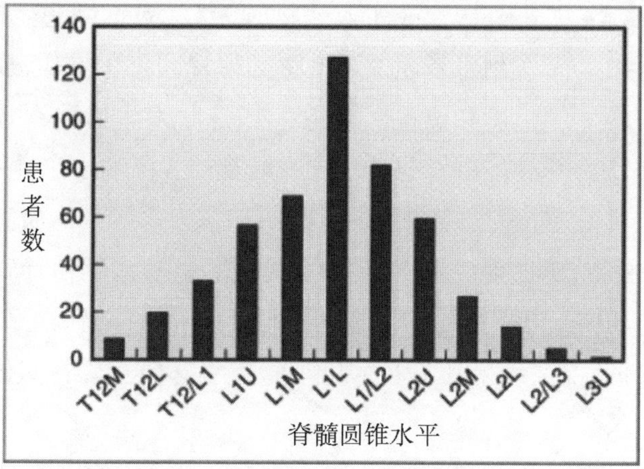

图1-14　潜在神经损伤因素:不能选择 L_{2-3} 作为椎管内尤其是腰麻的平面的证据(来源:《Chestnut 产科麻醉学-理论与实践》(第五版))

(2）侧卧位时,因为用传统的髂后上棘定位,会出现腰椎间隙上移进针情况(图1-15)。

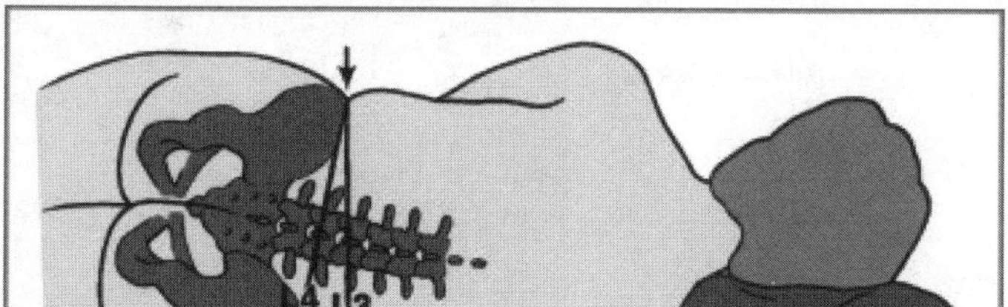

图1-15　侧卧位用上后髂棘定位导致往头侧偏移一个进针节段成为损伤脊髓的一个可能因素
(来源:《Chestnut 产科麻醉学-理论与实践》(第五版))

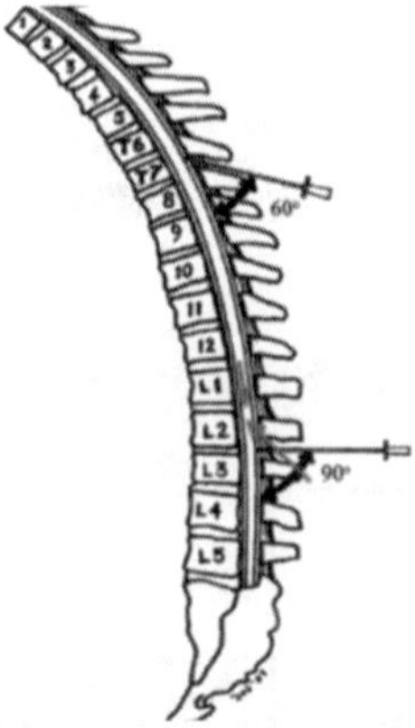

图 1－16　潜在神经损伤因素：进针角度与潜在损伤脊髓图示

（3）坐位时，因为非水平位进针，会出现如图 1－16 所示情况：只有 30% 的进针是在想进的位置，50% 往头侧偏一个节段，最多的可能向头侧偏 3～4 个节段。

2）和产妇加强交流很重要。进针或插入硬膜外导管或注入药物时，要反复询问患者的感觉，遇到患者述说触电感必须立即停止操作，重新调整角度和位置。研究发现，这时发生这种不适 66% 的可能置管或针头已经触及神经纤维或在脊髓内。

3）法国、德国、加拿大等国临床研究人员用放射或超声定位的方法还发现，人们估计脊髓平面的准确率只有 30%，50% 左右几乎清一色地向头侧估计错一个节段（比如，想着去 $L_{2\sim3}$ 间隙的，结果到了 $L_{1\sim2}$ 间隙），其余 20% 可以往头侧错偏 3 个节段。

（4）孕妇的脊柱结构发生显著的变化，如孕妇的硬膜外腔位置更深、棘突之间的腔隙的斜面更陡、棘间韧带变软再加上孕妇的肥胖和水肿会使椎管内麻醉操作困难，部分孕妇极度肥胖、脊柱畸形或者有脊柱手术史会更增加操作难度，反复多次操作会增加神经损伤。采用高科技的床边超声波来确定中线、测量软组织厚度、确定穿刺椎间隙以及穿刺深度和角度，超声实时引导麻醉，协助麻醉医师解决特殊患者操作的困难，以减少直接神经损伤（图 1－17）。

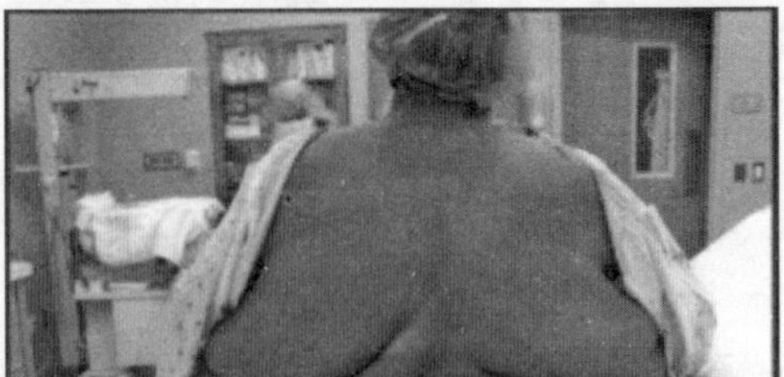
图 1－17　极度肥胖的孕妇

问 16：怀疑有硬膜外血肿临床怎么处理？

答：硬膜外麻醉穿刺过程

中和插入导管时会发生出血，硬膜外穿刺置管会伴随2.8%～11.5%硬膜外腔血管的损伤。一般情况下，这种损伤并不出现并发症，但在凝血功能障碍的产妇，这种损伤出血可压迫脊髓，发生截瘫等严重并发症。一旦怀疑可能出现硬膜外血肿需要做如下处理。

（1）立即磁共振/CT检查明确诊断。

（2）症状出现6～12小时内手术椎板切除减压。

（3）糖皮质激素治疗。

问17：硬膜外脓肿有什么临床表现？如何处理？

答：硬膜外脓肿（图1－18）是硬膜外间隙的化脓性感染，发生后如不及时治疗会发生不可逆的神经损伤甚至死亡，其中硬膜外穿刺尤其在操作过程中的消毒、无菌敷料、注药系统等不规范操作都是诱发因素。一般腰背痛、发热、神经功能受损是典型的三联征，临床表现为硬膜外穿刺后1～3天神经根痛伴有逐渐加重的神经系统感觉、运动、大小便方面的症状和体征。处理上和血肿类似，MRI/CT尽快诊断；首发症状出现6～12小时内手术清创、皮质激素、抗生素。

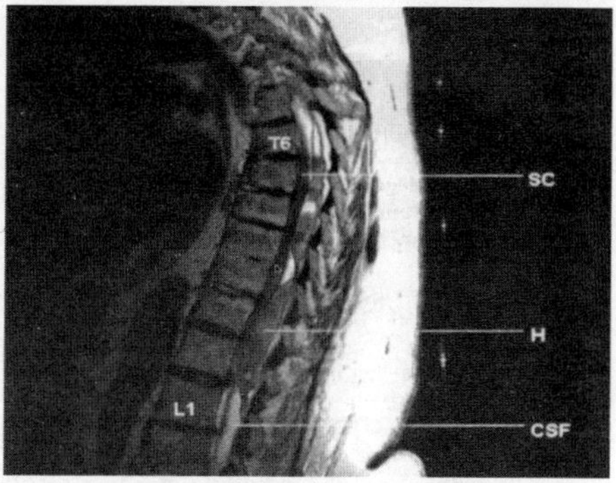

图1－18　MRI硬膜外脓肿

问18：美国麻醉医师学会2010年发表的临床忠告，如何要求麻醉医师避免硬膜外脓肿和腰麻后脑膜炎？

答：腰穿后脑膜炎发生率在13/100 000。在发生硬膜外脓肿和腰穿后脑膜炎的病因中，穿刺后的部分感染是医源性的，属于医院内感染。如何避免这类感染的发生，以下是对麻醉医师的建议[（2011）. Practice advisory for the prevention, diagnosis, and management of infectious complications associated with neuraxial techniques: a report by the American Society of

Anesthesiologists Task Force on infectious complications associated with neuraxial techniques. *Obstetric Anesthesia Digest*, 31(2), 85.]:

(1) 去除身上的各种首饰，口罩必须覆盖口和鼻，每位患者一换，不重复使用。

(2) 戴无菌手套前洗手。

(3) 一次性消毒液(不共用消毒液)：提倡使用乙醇(酒精)+氯己定(洗必泰)消毒液，皮肤消毒剂最佳杀菌效果在2分钟。

(4) 需要无菌铺巾。

(5) 无菌敷料覆盖硬膜外皮肤入口处。

问19：消毒液会有什么问题呢？

答：消毒液是无菌操作的基本保证，但这样一个广为使用的医院用品，一样会带来喜忧参半的双刃剑作用。更多的人会重视细菌性脑膜炎，但越来越多的证据显示出由消毒液、粉末、金属屑可以引起神经损伤。目

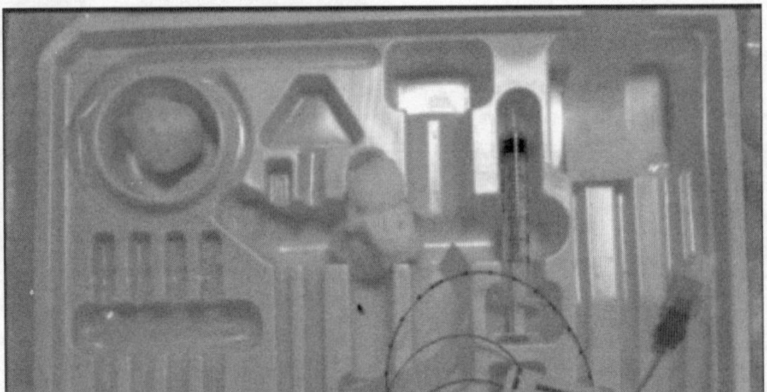

图1-19　潜在神经损伤因素：具有神经毒性的皮肤消毒液和硬膜外盘内可能和神经接触的器具的沾染

前，已经证实消毒液具有神经毒性，可以引起神经损伤（图 1－19）。这一直没有引起医务工作者足够重视。严格遵守操作规程，注意操作细节，防微杜渐，是避免消毒液神经毒性的关键。消毒液的使用应该注意：

（1）不混在普通的硬膜包或腰穿包内。应该单独使用一次性的消毒器具，以免污染椎管内针和导管。

（2）让消毒液自动干燥，一是保证灭菌效果，二是不随针带入到神经组织。建议先消毒后再开包，手套污染后需要更换。

问 20：怎么会有其他物质进入硬膜外腔或蛛网膜下腔的？如何避免？

答：（1）在椎管内麻醉过程中，打开药瓶产生的玻璃碎末会随着麻醉药物进入硬膜外腔或蛛网膜下腔。针对这些问题，美国麻醉患者安全基金会（2013 年秋）专门出了通告，需要使用滤过器滤过后给药以杜绝这类事件发生。中国目前没有单独的滤过针头，可以使用硬膜外包里的硬膜外管过滤器替代（图 1－20）。

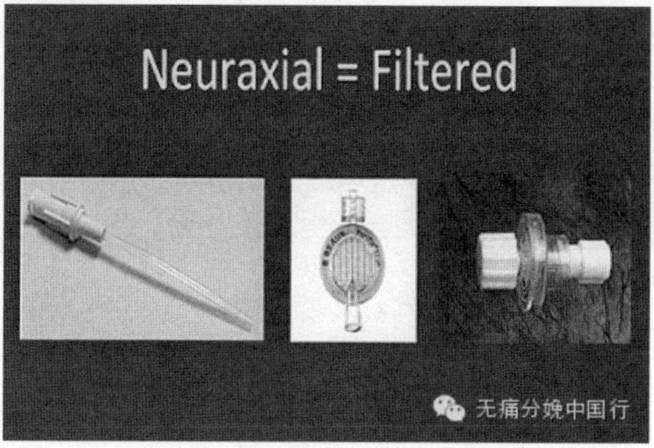

图 1－20　硬膜外管过滤器

（2）根据个例报道，带有防腐剂的药物进入蛛网膜下腔或者硬膜外腔（因为可能出现硬膜的损伤）可以引起终身残废的慢性蛛网膜下腔化学性炎症。用在蛛网膜下腔和硬膜外腔的药物都应该是无防腐剂的。美国 FDA 有专门的要求，只有标有“不含防腐剂”的药物才可以用于椎管内

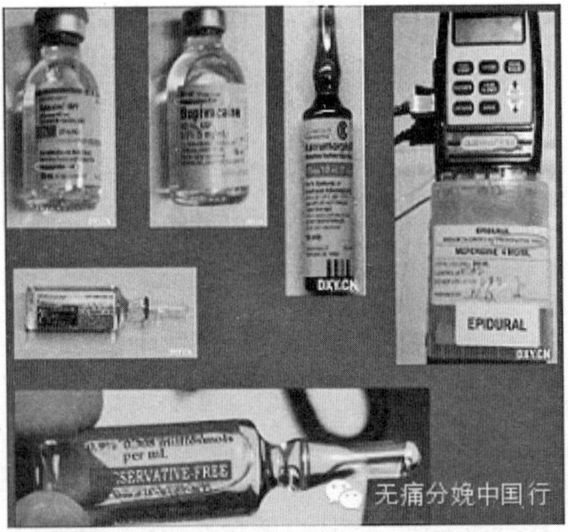

图 1－21　不含防腐剂的药物

麻醉/镇痛。

中国目前还没有专门的药物防腐剂标记，需要努力通过说明书或特定渠道了解药物中是否存在防腐剂。图 1－21 是美国各类在药瓶上标有“不含防腐剂”的药物。详细请见阿片类药物部分。

表 1－12 是常有的药物防腐剂，如果出现在椎管内药物中，需要避免使用。

表 1－12　常有的药物防腐剂

methylparaban	对羟基苯甲酸甲酯
sodium bisulfate	亚硫酸氢钠
calcium disodium ethylenediamine tetraacetice acid (EDTA)	钙二钠乙二胺四乙酸(EDTA)
phenol	苯酚
glycine	甘氨酸(瑞芬防腐剂)
pormaldehyde	甲醛
chlorocresol	氯甲

（3）严禁没有验证过的药物随意加入椎管内麻醉或镇痛：氯胺酮，酮咯酸，可乐定，咪达唑仑，右美托咪，枢复宁，葡萄糖，静脉用吗啡，喷他佐辛，类固醇，齐考诺肽，新斯的明，降钙素，腺苷，加巴喷丁，奥曲肽，芋螺毒素，树脂毒素，对皂素（Ketamine, ketorolac, clonidine, midazolam, dexmedetomidine, Zofran, glucose, IV morphine, pentazocine, steroids, ziconotide, neostigmine, calcitonin, adenosine, gabapentin, octreotide, conopeptide，resiniferatoxin，p-saporin）。

《Chestnut 产科麻醉》（第五版）产科麻醉神经并发症章节要点

1）病因转归

（1）产妇神经损伤可能源于① 分娩过程。② 母体已有的神经疾患可能在围产期加重症状。③ 合并症。④ 麻醉可直接造成神经损伤。

（2）麻醉引起的产妇神经损伤远远比其他原因的少见，而且多为一过性。然而，医疗界或公众普遍倾向把它归咎于椎管内镇痛/麻醉。

（3）仔细记录病史、体检、实验室数据、麻醉计划由来以及操作过程。

2）预防在先

（1）细腻的手法、高度的警觉、频繁的观察是避免这类并发症的关键。良好的硬膜外穿刺技术可以降低意外的硬膜穿破风险。

（2）在 L_3 椎体（即 $L_{3\sim4}$椎间隙）以下进腰麻针可以减少直接损伤脊髓的风险。

（3）相对于单纯硬膜外或腰麻，腰硬联合技术的并发症率发生可能性较高。

（4）掌握正确的无菌技术：戴口罩、洗手、戴无菌手套、采用氯已定（洗必泰）乙醇皮肤消毒、消毒液干燥后再开始操作。

（5）全身或阴道感染产妇，避免硬脊膜穿刺可以降低脑膜炎的风险。

（6）一定要仔细阅读药品标签，避免给错药物。

（7）椎管内分娩镇痛/麻醉产妇的神经压迫可能被忽视，需要定期检查并鼓励产妇定期改变体位。

3）快速诊治

（1）仔细检查结合解剖学知识，可以提示是中枢或是周围神经病变。

（2）及时诊断、治疗椎管内占位性并发症，在症状出现6～12小时内椎板切除减压，是最大限度地减少永久性神经后遗症的关键。

（3）一旦出现硬膜穿破后头痛，绝对不能忽视和掉以轻心。

（4）如果需要提早出院，应告知产妇罕见但可能发生的和椎管内麻醉有关的神经系统并发症症状，并建立常规的医疗安全系统，方便产妇报告，快速求医。

第四节　硬膜打穿后头痛

◎ 夏云，胡灵群

问1：硬膜外针误穿破硬脊膜的概率是多少？

答：根据一项针对328 769例产科患者的荟萃分析研究发现，硬膜外针误穿破硬脊膜的概率大约是1.5%。腰麻时，使用腰麻针穿破硬脊膜后也可以发生硬膜穿破后头痛（PDPH）。

问2：硬脊膜穿破后头痛的概率是多少？

答：硬膜外针穿破硬脊膜后，依硬膜外针的尺寸、类型和硬膜损伤方式（表1－13），其发生PDPH的概率不一。

PDPH其他危险因素包括年龄、性别、体重、妊娠、穿刺针类型及尺寸，以及穿刺次数。

问3：为什么会在硬脊膜穿破后出现头痛？

答：PDPH的确切机制尚不清楚。然而，脑脊液的生成速度低于从穿破孔漏出的速度造成的低脑脊液压力或者容量，可能导致：

（1）缓冲效应丧失，脑组织下移，疼痛敏感性的神经纤维受刺激，这种PDPH的症状可以通过恢复初始脑脊液压力来缓解。

（2）脑血流增加或（和）脑血管扩张，表现在可以通过使用脑血管收缩剂如咖啡因、茶碱、舒马曲坦来减轻头痛症状。

表 1-13 不同型号腰穿针对产妇 PDPH 发生率的影响

腰穿针类型	尺寸(G)	n/N	PDPH 发生率/% *	95% 可信区间值
Quincke	24	15/238	11.2	10.2~12.2
	25	114/1792	6.4	5.3~7.6
	26	139/2467	5.6	5.6~5.7
	27	34/1167	2.9	2.0~4.0
Atraucan	26	16/350	4.6	2.6-7.3
Whitacre	22	1/68	1.5	1.2~2.8
	25	137/6992	2	1.6~2.3
	27	13/820	1.6	0.08~2.7
Sprotte	24	57/1767	3.5	3.5~3.5
Polymedic	25	22/292	6.6	5.9~7.4
BD	26	205/2560	5.8	5.6~5.9
Gertie Marx	24	8/201	4	1.7~7.7

n,头痛人数;N,总病例数;PDPH,硬膜穿破后头痛

来源:《Chestnut 产科麻醉学》(第五版)

问 4:可能有效的保守疗法有哪些?

答:心理治疗,静脉输注或者口服液体和咖啡因,让患者平卧,腹带;止痛药也曾用于治疗 PDPH,但是效果并不确切。其他疗法包括肾上腺皮质激素普瑞巴林、甲基麦角新碱、氢化可的松,所有这些药在被临床推广使用治疗 PDPH 前都需要进行进一步的研究。

问 5:硬膜外腔吗啡对硬脊膜穿破后头痛有效吗?

答:初步的研究显示,硬膜外吗啡 3.5~4.5 mg 对非产科患者的 PDPH 有效。但是,如果存在很大的硬膜穿破口,该方法可能会导致呼吸抑制。至今,这种方法还没有在临床推广。

问 6:什么是治疗硬脊膜穿破后头痛的金标准或最有效的方法?使用这种方法的概率是多少?

答：治疗 PDPH 的"金标准"是硬膜外血补丁，当然并不是所有 PDPH 患者都需要血补丁。是否需要血补丁取决于症状严重程度、日常生活受影响程度、保守治疗的效果以及患者的意愿。使用血补丁一般不超过 2 次。硬脊膜穿破后头痛的产妇中，使用血补丁治疗的，因医院不同而不同。西北大学普伦蒂斯妇女医院的使用比例大约在 50% ~75% 之间。

问 7：血补丁的作用机制是什么？

答：有两个假说：一是认为硬膜外注射血液可增加腰段脑脊液压，继而恢复大脑脑脊液压而改善症状，增加的脑脊液也引起反射性脑血管收缩。

另一个假说认为注射于硬膜外破口的血液可引起炎症反应，促进破口修复和闭合。影像学研究也表明血补丁大部分在 18 ~24 小时被吸收或溶解，血补丁不大可能持续维持脑脊液压力或者像机械性塞子一样持续阻止了脑脊液外泄。

问 8：血补丁是血肿吗？

答：理论上可以说是血肿，但是它的形状不像自然形成的血肿那么硬、那么圆，因为注射入硬膜外腔的血液由于压力关系而分布均匀。一般在 7 小时左右内形成厚的血块，并在 18 小时后分解。

问 9：使用血补丁会在硬膜外腔中形成瘢痕吗？会影响以后的硬膜外镇痛效果吗？

答：如前所述，硬膜外血补丁大部分在 18 ~24 小时吸收或溶解，血补丁一般情况下，不会影响以后的硬膜外镇痛。

问 10：血补丁有效率是多少？

答：已有大量研究对血补丁治疗 PDPH 进行了评估。硬膜外腔给予自体血治疗 PDPH，虽然不是十全十美，但是减轻头痛的效果通常非常明显，而且如果操作正确，一般首次成功率为 90%，再次成功率达 95%。然而，最近对世界范围内约 121 名产妇的多中心研究表明，20 mL 自体血对 PDPH 部分或者永久的减轻率大约是 73%。因此，血补丁虽然不是完美的，但是通常有效的，而且至今为止是最成功的治疗方法。

问 11：多少毫升的自体血治疗 PDPH 最有效？

答：目前研究结果显示不超过 20 mL，而且，建议推注速度不要太快，当患者感觉后背明显疼痛、发紧或者下肢疼痛时应该停止注射。出现 PDPH 48 小时内首次给予血补丁，预计头痛缓解率为 73%。

问 12：保守治疗失败后什么时候做血补丁最有效？

答：根据观察性研究的结果，当前研究表明，实施血补丁的时机是在硬膜穿破 24 小时后，甚至 48 小时后。机制尚不明，但是可能与下列因素有关：①破口大小。破口越大，可能导致脑脊液漏出越多，症状越严重和发作越早，因而需越早寻求血补丁治疗。②硬脊膜穿破口已经在部分愈合。

问 13：哪些患者不能做血补丁？

答：血补丁的绝对禁忌证包括：患者拒绝，不能保证无菌操作，进针部位的皮肤有感染，凝血障碍，增加颅内压。血补丁的相对禁忌证有：败血症，不合作的患者，先前存在神经功能缺损。对发热与持续存在严重 PDPH 且保守治疗无效，患者是否进行血补丁治疗尚有争议。有个例报道用右旋糖酐－40 替代自体血，但由于没有确定的研究。血补丁是否可用于艾滋病、肿瘤患者如白血病也存在争议。

问 14：如果 20 毫升注射完以后，头痛不马上缓解，能马上做第二次吗？

答：根据最近发表的国际多中心随机临床试验结果，首次血补丁可使 73% 患者在 48 小时内头痛缓解。推荐 24 小时以后再做第二次血补丁。实际上，确有部分患者不能马上感觉到头痛缓解，可能与实施血补丁后，需要时间凝集成块或继发炎症反应有关。头痛立刻缓解可能与血补丁直接增加脑脊液压力有关。

问 15：两次血补丁还不行怎么办？

答：一般不推荐实施两次以上的血补丁。如果两次血补丁还不行，应考虑神经科会诊。必要时,可考虑的替代方案,包括右旋糖酐/明胶,或者是纤维蛋白密封胶。某些特殊病例可能需要手术闭合硬脊膜破口。

问 16:血补丁能预防 PDPH 吗?

答:基于多个随机临床试验的结果,现有的证据并不支持预防性血补丁做法。其实这并不奇怪,因为治疗有效并不保证预防有效。

问 17:硬膜外腔或蛛网膜下腔注入盐水能治疗硬脊膜穿破后头痛吗?

答:自 1923 年就有报道,硬膜外腔或者蛛网膜下腔给予一定剂量的液体治疗 PDPH 能够暂时缓解头痛,但是不能持久。关于注入生理盐水的有效性,目前还没有高质量的研究。因此,这些做法可考虑作为患者存在血补丁禁忌证、准备外科手术干预之前的第二选择。

问 18:实施了椎管内麻醉的所有患者都需要去枕平卧 6 小时以预防头痛吗?

答:现有可用的 26 个共计 1 723 病例的随机临床试验结果表明,根本没有证据支持硬脊膜穿破后平卧 4 ~ 24 小时能预防 PDPH,甚至卧床不但增加头痛危险(此综述中相关数据为 4%),而且增加深静脉血栓和肺栓塞可能。

问 19:输注生理盐水/羟乙基淀粉能减少头痛发生吗?

答:大量研究没有证据表明,静脉输注生理盐水/羟乙基淀粉可有效预防 PDPH,喝水也是如此。既然口服补液相对无害,让患者自己决定是否采用。

问 20:有什么药物能预防硬脊膜穿破后头痛吗?

答:三种药物曾被研究并证明了其预防 PDPH 的效果,它们是静脉促皮质素或者氨茶碱、硬膜外吗啡。据认为它们可预防意外穿破硬脊膜后高危人群的 PDPH。然而,由于缺乏有力证据或安全考虑、或者没有足够的量效关系,或者由于不良反应,三者之中没有一个被广泛用于治疗 PDPH。也就是说,需要深入研究以指导其临床使用。使用这些药物需要权衡利弊。另一方面，其他药物包括芬太尼、咖啡因、吲哚美辛、地塞米松也缺乏确定性结果。

问 21：蛛网膜下腔置管能不能预防 PDPH？

答：尽管有研究显示蛛网膜下腔置管可能降低意外的 PDPH，但是多数证据并不支持这一结论，在做出确定性结论之前需要进一步研究。蛛网膜下腔置管作为硬膜外置管困难和意外硬脊膜穿破产妇的分娩镇痛和手术麻醉的手段，至今还在采用。

问 22：右旋糖酐能预防 PDPH 吗？

答：一项针对 17 个病例因而说服力不够强的研究提出右旋糖酐 -40 对 PDPH 有预防效果，但其安全性和有效性还需要进一步研究。

问 23：硬脊膜穿破后头痛往往在什么时候出现症状？

答：典型的情况是头痛发生在两天以内，但也有病例报道发生在长达 12 天后。

问 24：硬脊膜穿破后头痛不治疗能自愈吗？

答：95% 的 PDPH 不超过 1 周，慢性头痛极其罕见。还没有确认有长期后遗症。然而，有报道分析了英国 975 名 PDPH 女性中有 75% 存在日常活动困难。支持积极临床介入。

问 25：硬脊膜穿破后头痛不处理的最严重的后果是什么？

答：如果 PDPH 不治疗，其马上可能出现的问题包括：

（1）不能进行日常活动和照顾新生儿。

（2）住院时间差不多延长一天。

（3）几乎 40% 患者要看超过一次以上的急诊。

虽然绝大多数 PDPH 短期内自己可以恢复，不会出现长期不良后果，对患者而言仍然是非常苦恼的，罕见但严重的并发症仍然可能发生，例如：

（1）硬膜下血肿。

（2）硬膜窦血栓形成。

（3）复视或听力丧失。

问 26：硬脊膜穿破后头痛在哪些情况下容易出现？

答：如前所述，PDPH 危险因素包括如下：

（1）40 岁以下。

（2）女性。

（3）阴道分娩（相对于剖宫产）。

（4）正常体重产妇（相对于病理性肥胖者）。

（5）以前有 PDPH 情况者。

（6）多次硬膜外穿刺。

（7）椎管内麻醉技术。

（8）腰麻针和硬膜外针的种类和尺寸。

问 27：硬膜外分娩镇痛增加产后头痛和腰痛发生率吗？

答：现有证据表明，与没有实施分娩镇痛的产妇相比，硬膜外分娩镇痛对产妇产后头痛和腰痛无统计学差异。

第五节　产后腰痛

◎ 李韵平，胡灵群

硬膜外分娩镇痛（俗称无痛分娩）是目前公认为十分安全、可靠的分娩镇痛方法，也已经越来越普遍地被中国百姓所接受。

硬膜外腔是脊髓腔外的一个充满神经根的潜在腔隙。在这个部位置管（硬膜外置管）也就是用硬膜外针穿刺腰部，到达硬膜外间隙后，通过穿刺针导入一根细小的导管，作为分娩镇痛的给药途径。在分娩过程中，镇痛药物通过这根导管注入硬膜外腔，到达神经周围，从而持续地控制产痛。

更关键的是，在羊水栓塞或子宫破裂等产科突发事件中，由于不需要再做任何操作,直接通过注入手术剂量的局麻药,大大节省了麻醉时间。而这时,时间就是生命,尽快把小孩生下来是保证母婴存活的必要手段。而且,这种麻醉也避免了全身麻醉,对母婴最安全。所以这还是根“救命管”。

正因为如此,现在还主张对很多高危产妇(比如瘢痕子宫的试产、子痫前期、病理性肥胖,心、肝、肾功能不全等)在还没有出现产痛时的超前置管,为母婴安全保驾护航。

问1:我现在腰痛,是不是打麻醉造成的?

答:在硬膜外镇痛术前谈话时,产妇及家属经常会问“打麻醉会不会留下腰痛的后遗症”,在术后偶尔也会有患者询问“我现在腰痛,是不是无痛分娩造成的”。

在硬膜外导管去除以后,一些患者的穿刺点会有一些局部的钝痛,但和一般的静脉针眼一样,随着组织的修复,一般只会持续数天。这种疼痛很少会痛到需要口服止痛药的程度。产后持续数月、甚至数年的腰痛,往往和硬膜外分娩镇痛无关。

因为硬膜外镇痛的进针部位也在腰部,大家便想到硬膜外穿刺可能是产后腰痛的罪魁祸首也是自然而然的。产妇担心这个问题,医护人员也希望知道是否存在这种关联。

2011年英国著名的荟萃分析(Cochrane Reveiews)收集了世界范围内有关这方面的研究[Anim-Somuah, et al.（2011）. Epidural versus non-epidural or no analgesia in labour. The Cochrane Library.]三个累计1 806位产妇的研究,随机分组,比较没有用硬膜外分娩镇痛的913位,和使用硬膜外分娩镇痛的893位产妇的腰痛发生率,两组分别出现了361(40%)位和337(38%)位慢性腰痛患者。完全否定了腰痛与硬膜外镇痛有关的假设。而且,也让大家知道,产后腰痛的发生率在40%左右。

总体感觉上,中国麻醉医师做这类操作比美国医师更熟练,损伤也许会更小些。无痛分娩中国行医师把中国医师的操作录像带到著名的哈佛麻省总院播放后，获得了一片赞扬。

有些产妇因为产后腰痛就诊，确实能够发现一些局部针眼处的压痛，随访过程中，这些都是一过性的表现，没有见到造成慢性腰痛的迹象。

问 2：为什么其他同样是硬膜外麻醉手术患者很少因为腰痛来复诊呢？是不是产妇就容易发生腰痛呢？是否有什么原因会造成产后腰背痛呢？

答：现在认为产后腰痛主要有下面几个原因：

怀孕使内分泌系统发生很大变化，为了分娩时能使胎儿顺利娩出，连接骨盆的韧带也变得松弛。加之一天天增大的子宫使孕妇的腰部支撑力逐渐增加，导致骶棘韧带松弛，进而引起腰痛。

分娩后内分泌系统发生变化不会很快恢复到孕前状态，骨盆韧带在一段时间内尚还处于松弛状态，腹部肌肉也变得较软弱无力，子宫未能很快完全复位，引起腰痛。

产妇第二产程，在特殊的体位、拼命用力数小时，将胎儿娩出，给腰部增加了巨大的负担。加之妈妈在产后需要经常弯腰照料宝贝，如洗澡、换尿布、经常从摇篮里抱起宝贝等，或恶露排出不畅引起盆腔血液淤积，都易诱发腰部疼痛。

很多产妇产后较少活动，总是躺或坐在床上休养；加之体重增加，腹部赘肉增多，增大了腰部肌肉的负荷，造成腰肌劳损而发生腰痛。

产后不注意休息使身体过度疲劳，或经常久站、久蹲、久坐或束腰过紧等，都可导致腰肌劳损，诱发腰痛。

经常采取不当或不放松的姿势给宝贝喂奶，使腰部肌肉总处于不放松的状态中，腰部肌肉受到损伤。

子宫的正常位置是前倾、前屈，如果发生子宫脱垂，就会沿阴道向下移位，引起腰痛。此外，孕产妇非常容易缺钙、起居不慎，腰椎间盘突出等这些怀孕期间的生理变化、体位变化，生小孩过程中的体位，产褥期有关问题均可引起腰痛。

这些也解释了为什么在全身麻醉剖宫产的产妇,产后也会出现腰痛。在没有分娩镇痛生小孩的长辈、同事、朋友中了解一下,也会知道产后腰痛是一个非常多见的毛病。

可能有人接着要问,在怀孕期间或之前,得了坐骨神经痛或其他腰痛的孕产妇,能不能采用硬膜外分娩镇痛,是不是禁忌证呢?

这些情况不是硬膜外分娩镇痛的禁忌证,但值得注意的是,在分娩镇痛后,已有的腰痛可能减轻,需要注意不要把肢体放在原来不能放的位置,避免停用分娩镇痛后原先症状加重的可能。

问 3:那我“产后腰痛”怎么办?

答:根据以上腰痛的原因,针对性的、可能的防治产后腰痛办法如下:

(1) 注重产前预防:合理饮食,避免过于肥胖而增大腰部负担,造成腰肌和韧带的损伤。而且过大的胎儿对母亲分娩会造成很多困难,甚至并发症。控制体重也已经成为防止产伤的重要环节。

(2) 产前产后注意体位:产后保持充足的睡眠,经常变换卧床姿势,避免经常弯腰、久站,避免过于用力,不要过早跑步、走远路,以免导致子宫后位或子宫脱垂引起腰痛。

(3) 围产期适当补钙:多喝牛奶、多吃芝麻等钙丰富的食物,多晒太阳,促进钙的吸收。在防止腰痛的同时,也为胎儿婴儿提供足够的钙。

如果出现腰痛,应适当腰部按摩、理疗,如不能缓解,应及时前去医院就诊。

和硬膜外分娩镇痛一样进针的硬膜外神经封闭,是常规的一种治疗慢性腰痛的有效办法。

所以在选择硬膜外分娩镇痛时,顾虑后遗慢性腰痛是没有必要的。

选读建议

《Chestnut 产科麻醉学——理论与实践》,人民卫生出版社,2016 年 第 31 章 《产后头痛》

第 32 章 《妊娠麻醉神经损伤》
第 36 章 《发热,感染》
《产科麻醉:原理与临床》,吴新民,人民卫生出版社,2012 年
第 19 章 《硬膜穿破后头痛》
第 20 章 《神经损伤》
第 29 章 《神经系统疾病》

第六章　紧急抢救日

第一节　产妇生理性变化对麻醉医师的挑战

◎ 赵培山

问 1:产科病人的误吸概率比一般病人高吗?

答:怀孕早期,孕妇食道下端括约肌的张力有所减弱,引起胃液反流导致返酸;食道蠕动减慢、食物经过肠道的时间延长由此导致腹胀。随着孕期延长,子宫增大,胃被推上移,变成横位。这些变化以往被认为是孕妇误吸概率高于常人的原因。实际上造成误吸的原因还有很多,以上所说的孕期解剖、生理变化不一定会造成误吸,但成为机制的一部分。孕妇的食道反流现象比常人多见,但返酸的症状到妊娠中晚期才变得明显。返酸的发生率随着孕期延长而增高;怀孕前为 14%,孕初期为 22%,孕中期为 39%,孕后期为 72%;按族裔划分,维吾尔族孕妇返酸的发生率为 35%,比汉族的 28% 更高。

问 2:反胃就会误吸吗?

答:反胃(即胃反流或返酸)是误吸的必要条件,但反胃不一定误吸。只有胃反流量足够大,胃内容物反流到咽喉部才可能发生误吸。胃反流量的多少和胃残余量(及胃内压力)有关。

问 3:多少胃残余量可以造成全麻下误吸呢?

答:一般认为,正常人的胃残余量为 25 mL 或 0.4 ~0.5 mL /kg(体重)。人类试验证实,胃残余量 200 mL 可以造成全麻下误吸,远远大于正常数值。因此误吸的发生率在非产科患者中并不常见,1993 年的报告是 0.03%。

问 4：孕妇的胃残余量和胃酸度与非孕妇人群的一样吗？

答：研究显示一样。影响胃残余量的一个重要因素是胃排空，胃排空时间长，胃内容物存留就多，也就容易反流到咽喉部导致误吸。多个利用电阻测定法或是超声测定法的试验已经证实，孕妇和非孕妇人群的胃排空时间是一样的，甚至肥胖足月孕妇的胃排空时间也不延长。也就是说，一般孕妇不是误吸高危人群。择期剖宫产的孕妇禁食要求和一般病人是一样的。

问 5：孕妇的胃残余量和产妇一样吗？

答：孕妇产程一旦开始，胃的排空时间显著延长。如果，把产程开始前的患者称为孕妇，产程开始后的患者称为产妇，她们统称孕产妇，她们的误吸的发生率要比非孕产妇患者高。

问 6：急诊剖宫产使用硬膜外麻醉时，为什么还要给产妇口服抗酸药？

答：急诊剖宫产时，如果硬膜外麻醉效果不好、手术中麻醉不满意，或是术中出现其他意外时，都需要改全麻。而孕产妇是误吸高危人群，所以，术前常规给抗酸药，以避免万一误吸后胃酸对肺组织造成的化学损伤。一般做法是急诊剖宫产前给孕产妇口服 30 mL 的枸橼酸钠，中和胃酸又不增加胃容量。还有人同时给甲氧氯普胺（胃复安）、氢离子泵或 H_2 受体阻断剂，但这些药至少需要 30 分钟才能起效。有可能的话，应该等待起效。当然，这些孕产妇在全麻清醒过程中，有类似的问题，在给药后不能等到 30 分钟的，也是需要给药的。

问 7：为什么孕产妇移到手术床上的第一件事是把右胯垫高？

答：怀孕中晚期，妊娠子宫对主动脉下腔静脉的压迫会引发孕产妇的“仰卧位低血压综合征”，导致胎儿缺氧、胎盘早剥、孕妇脑供血不足、肾血流下降、尿量减低等并发症，严重时可能造成母胎死亡。临床研究证实，将孕妇右胯垫高 15°以上，使子宫左倾将有效减轻母亲的症状，并使新生儿的阿氏评分提高，酸中毒降低。所以，怀孕 20 周以上的孕产妇绝对不要仰身平卧，而要采取子宫左倾位，这是缓解“仰卧位低血压综合征”、保障母婴安全最简单、最有效的方法。

问 8：下腔静脉受压还会造成什么问题？

答：下腔静脉受压后，压力传到硬膜外间隙使硬膜外静脉丛扩张充血，硬膜外间隙变小，从而使硬膜外注射的局麻药物扩散面更广。也就是说，注射同样剂量的局麻药，孕妇会比非孕妇的麻醉镇痛平面要高；另一方面，由于硬膜外静脉丛扩张充血，在硬膜外穿刺时，血管内置管和注射的风险增加。所以，要使用试验剂量，以防血管内注射局麻药毒性的发生。

问 9：全麻诱导时，孕妇呼吸停止后为什么比一般人血氧饱和度下降更快？

答：这是一个氧储备和氧消耗关系的问题。由于潮气量增加，呼气末储备量（expiratory reserve volume，ERV）降低，妊娠子宫上推膈肌挤压肺底部，使得孕妇的功能残气量（functional resiclual capacity，FRC），也就是氧储备降低 20%；肥胖患者或是术中头低脚高位会使氧储备进一步降低。同时，由于怀孕期间母体代谢旺盛，呼吸循环系统做功增强以及胎儿、子宫、胎盘代谢的需要，使得孕产妇耗氧量增加 30%。氧储备降低，氧消耗增加，孕产妇自然就容易发生低氧血症。所以，全麻诱导前的预吸氧对孕产妇来说至关重要。

问 10：为什么孕产妇的全麻诱导比一般人要快？

答：理论上讲，全麻诱导时人为的肺泡过度通气（alveolar hyperventilation）可以提高吸入麻醉药的肺泡浓度（或肺泡气体分压），加上孕产妇本身功能残气量（FRC）的降低有助于吸入气体与肺泡内气体浓度尽快平衡，这些都可以快速弥补麻醉气体在肺泡内被血液的吸收。所以，孕产妇的全麻吸入诱导时会比一般人快，但用静脉诱导时，临床意义不大。然而孕产妇这个特点很容易使诱导后全麻药物用量过度。另外，由于孕期具有镇静作用的孕激素水平是非孕期的 20 倍，β－内啡肽也增加，使孕产妇吸入麻醉药的“肺泡最低浓度”（MAC）降低 30%。这些需要在全麻时考虑，以免造成严重低血压。

问 11：为什么孕妇做手术时尽量采用区域麻醉？

答：区域麻醉用药单一、剂量小，对胎儿影响较小。对母亲来说，主要是避免可能的困难气道和误吸。

（1）孕期由于呼吸道的黏膜充血，会使气道变窄并且容易出血。所以，要尽量避免经鼻气管插管和经鼻放胃管。气管插管要比一般人小 1 号，比如 6 号或 7 号气管插管。

（2）有研究显示，随着孕期增加，Mallampati 评分会增高；随着产程进展，Mallampati 评分也会增高。虽然单独使用 Mallampati 评分不是预测困难气道的准确方法，但在孕产妇人群中用 Mallampati 评分预测困难气道比在一般人群中更有价值。Mallampati 评分为Ⅲ级和Ⅳ级的孕产妇，困难气道相对危险性分别为 7.5 和 11.3。而且，那些阴道分娩转为剖宫产的患者，这个评分还会变坏，说明上呼吸道因为屏气等原因水肿程度变为严重。

（3）此外，孕期乳房增大，平卧时乳房位置会影响气管插管的视野。所以，不管剖宫产使用区域麻醉还是全麻，孕产妇头部都应摆放于气管插管最理想的“斯尼夫”喉镜位（sniff position，即经鼻孔用力吸气之仰头位）。如果术中遇到插管不能，产科手术的特点是既不能让孕产妇苏醒后等待择期剖宫产，也不可能让孕产妇在清醒状态下接受纤维支气管镜插管，只能是千方百计地给病人通气换气，例如在环状软骨加压下使用面罩或喉罩进行全麻剖宫产。研究数据显示，不能插管、不能通气仍是麻醉相关孕产妇死亡的主要原因，所以术前气道评估一定要充分，产科手术室一定要配备“困难气道”相关设备。

问 12：产妇“不能插管-不能通气”的紧急情况和非孕期患者有什么区别？

答：非孕期患者的手术，除非急症，出现不能插管、不能通气的情况时，可以选择唤醒病人的选项，另行择期手术；但产妇处于全麻状态，一旦出现这类性命攸关局面，必须有一整套符合当地条件的应急预案，否则，就可能出现母婴双亡的局面。

第二节　图解2014年美国产科麻醉学会孕产妇心搏骤停抢救共识

◎ Larry F Chu,胡灵群

(1) 诊断:孕妇 + 脉搏消失 = 孕产妇心搏骤停

图1-22

呼叫:

- 新生儿组
- 成人急救组(产科、麻醉、助产/护士)

(2) 立即心肺复苏,紧急呼叫抢救车

抢救:

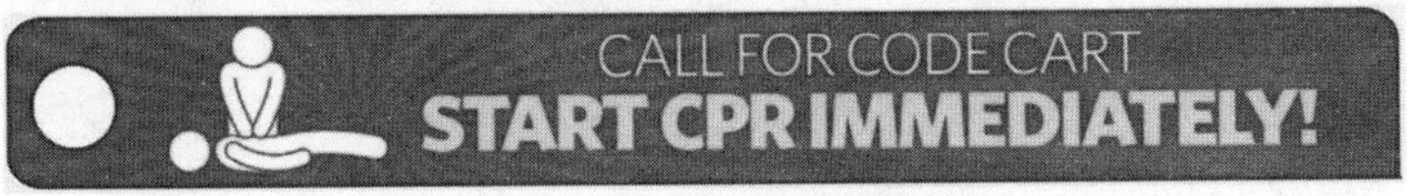

图1-23

(3) 去除子宫对大血管压迫,高质量胸外按压

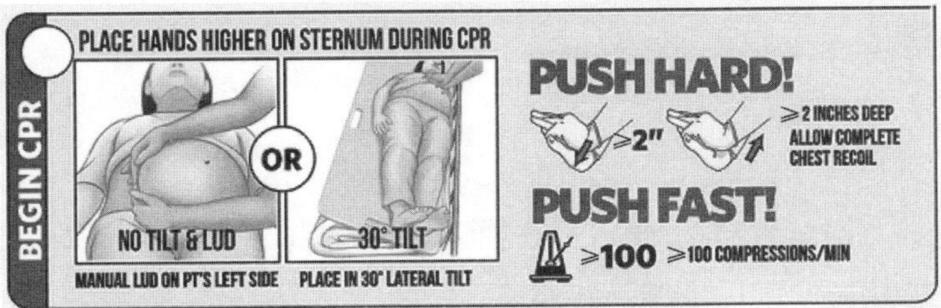

图1-24

体位：平卧位＋双手子宫左牵（首选）或子宫左倾位 30°

胸骨体外按压的部位比普通病人高 2～3 cm

按压深度：≥2 in（5 cm）

按压频率：≥100 次/min

按压后允许胸廓充分回弹

（4）心肺复苏要点

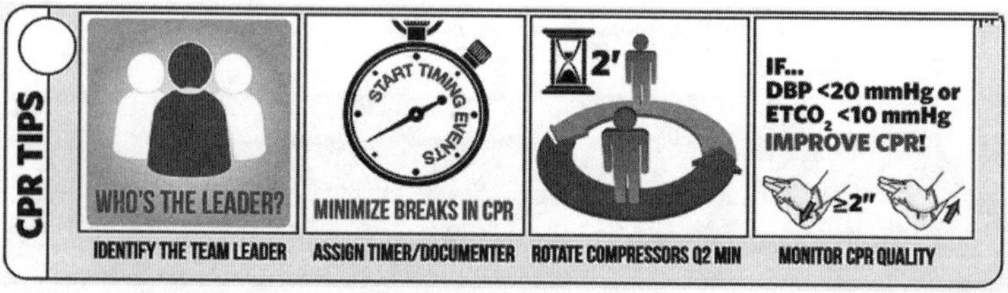

图 1－25

确定现场抢救领导

- 富有孕产妇抢救经验的麻醉医师或产科医师。
- 指导临床干预，促进交流。
- 定期评估，确定目标和判断临床转归。

即刻计时，记录，每次胸外按压中断不多于 5 秒。

每 2 分钟轮换胸外按压人员

监测心肺复苏质量，如果：

DBP＜20 mmHg

$ETCO_2$＜10 mmHg

需要改善心肺复苏效果

（5）即刻评估与操作

放置自动除颤仪电极板，评估是否有心律失常。

评估气道是否通畅、是否存在通气不足，预见困难气道，建立气道。

建立横膈肌膜以上的静脉通道。

不能建立静脉通道的采用肱骨骨髓腔液体通道。

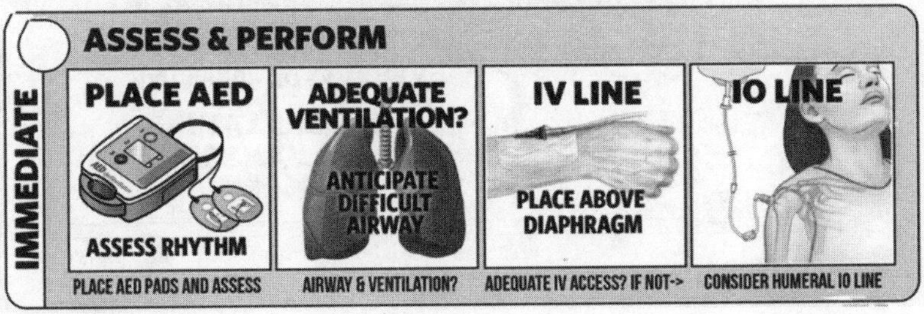

图 1－26

（6）气道＋通气

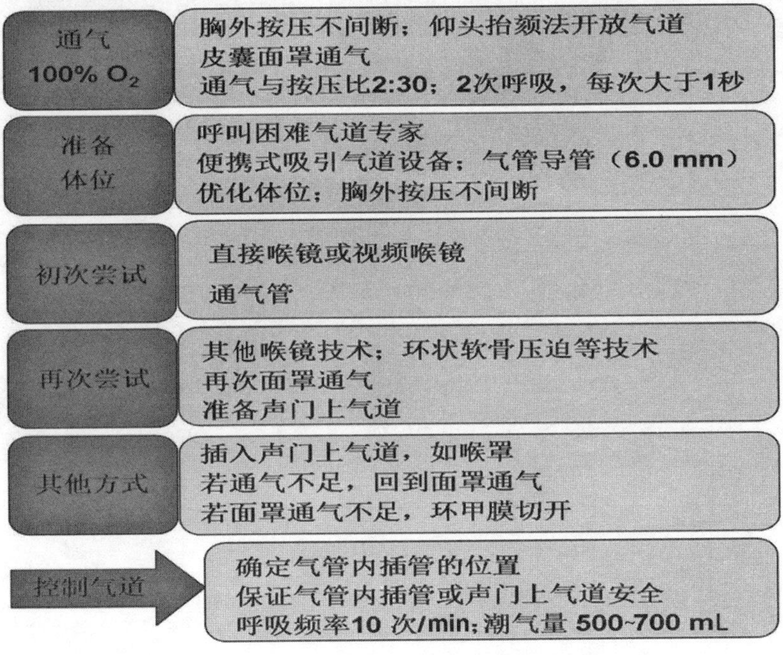

图 1－27

（7）除颤：是否存在可除颤心律

室性心动过速、室颤

除颤能量：双向波 200J

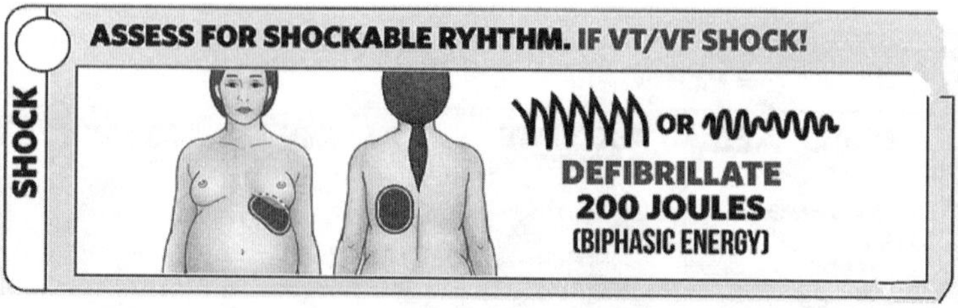

图 1－28

（8） 动刀！即刻剖宫产

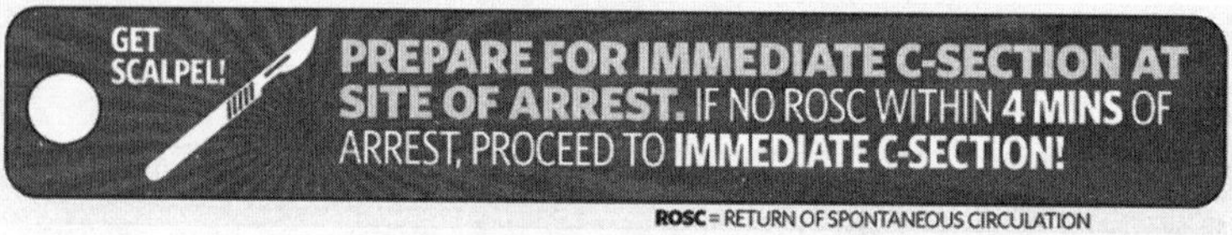

图 1－29

就地准备即刻剖宫产

4 分钟内无自主循环恢复，立即剖宫产

1 分钟内完成剖宫产

（9） 抢救药品

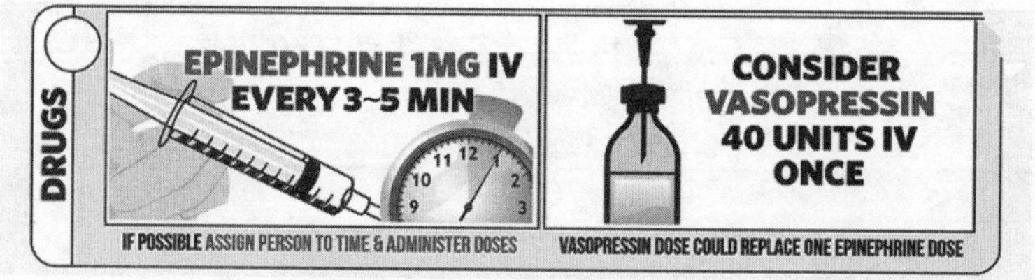

图 1－30

肾上腺素：1 mg，iv，每 3 ~ 5 分钟重复

由专人记录时间和剂量

考虑用血管加压素 40 U，iv 单次（取消一次肾上腺素剂量）

（10） 心肺复苏不间断

继续：

正确体外心脏按压，> 100 次/min

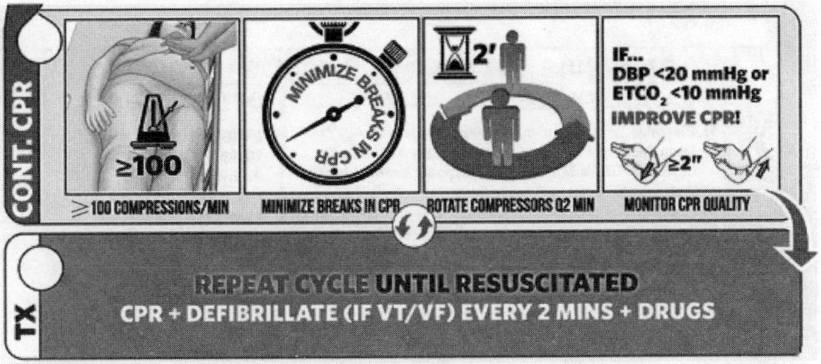

图 1－31

胸外按压中断 <5 秒。

每 2 分钟轮换胸外按压人员

监测心肺复苏质量，如果：

DBP <20 mmHg

$ETCO_2$ <10 mmHg

需要改善心肺复苏效果

重复：胸外按压 + 除颤（每 2 分钟）+ 药物，直到自主循环恢复。

（11）其他治疗

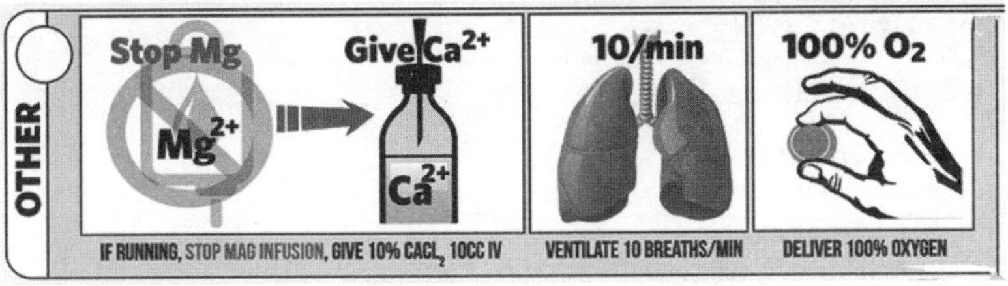

图 1－32

停止镁输注，给予 10% 氯化钙 10 ~ 20 mL，或 10% 葡萄糖酸钙 30 mL 缓慢静脉推注，3 ~ 5 分钟完成。

通气频率：10 次/min

氧疗：100% 纯氧通气

(12) 排查首要可治因素

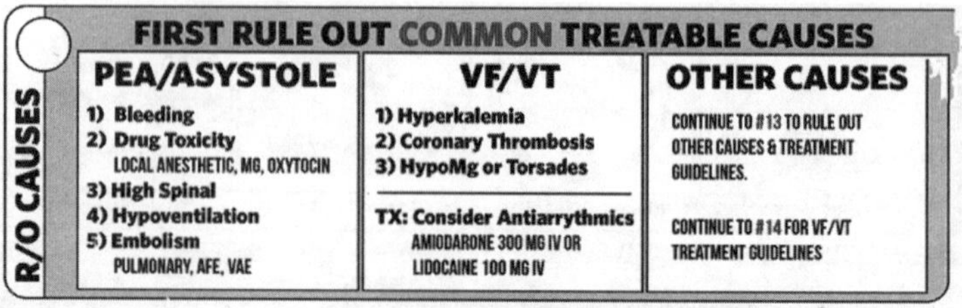

图 1-33

心电分离/心室停搏

- 出血
- 药物中毒:局麻药物、镁、缩宫素
- 高位腰麻
- 通气不足
- 栓塞形成(肺栓塞、羊水栓塞、空气栓塞)

室速/室颤

- 高钾血症
- 冠脉血栓形成
- 低镁或扭转型室速

治疗:抗心律治疗

- 胺碘酮 300 mg,IV 或
- 利多卡因 100 mg,IV

其他原因

- 继续通过下列细则排查原因和治疗
- 继续针对性排查治疗室速/室颤

(13) 系统检查可能造成心脏骤停的原因

原因待查(BEAU)(图 1-34)

出血/DIC

- 快速输液

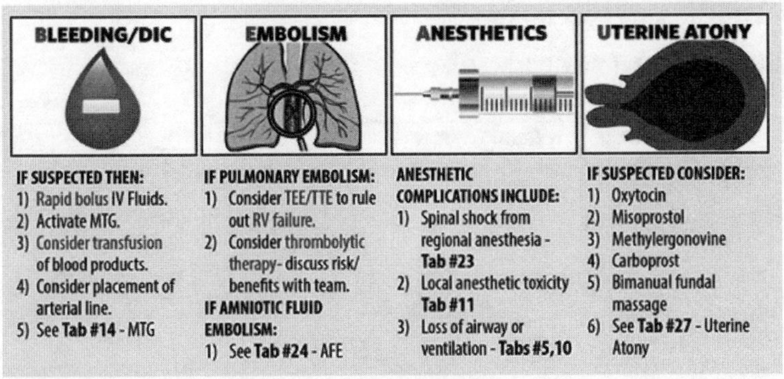

图 1－34

- 启动大输血管理机制
- 血制品输注
- 有创动脉监测
- 执行大输血管理机制

栓塞

- 考虑 TEE/TTE 除外右心衰（TEE：经食管超声心动；TTE：常规经胸超声心动）
- 考虑溶栓治疗（治疗小组需权衡利弊）

如果羊水栓塞，启动相应的临床细则

麻醉并发症

- 局麻药物操作导致“全脊髓麻醉”（详见本篇第二章相关细则）
- 局麻药物中毒（详见本篇第二章相关细则）
- 插管失败或通气障碍（详见本篇第二章相关细则）

宫缩乏力

- 催产素
- 米索前列醇
- 甲基麦角新碱
- 双手子宫底按摩

- 详见本篇第二章相关细则

原因待查(CHPS)(图 1－35)

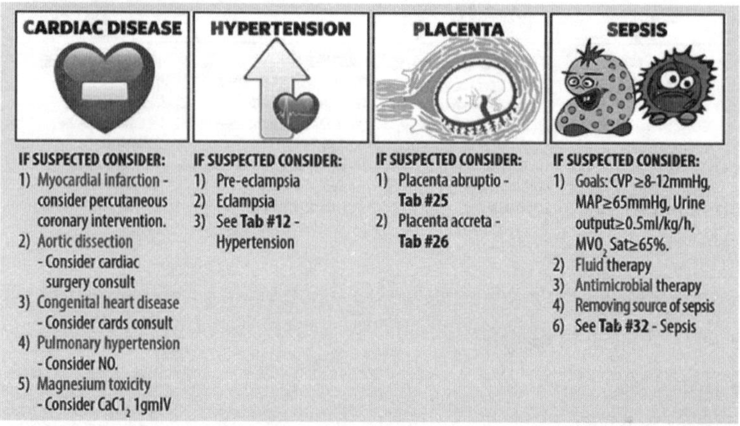

图 1－35

心脏病

- 心肌梗死:心内科会诊经皮冠状动脉成形
- 主动脉夹层:心外科会诊
- 先天性心脏病:心外/内科会诊
- 肺动脉高压:一氧化氮等治疗
- 镁中毒:$CaCl_2$ 1g,iv

高血压

- 先兆子痫
- 子痫
- 其他高血压

胎盘

- 胎盘早剥
- 胎盘植入

脓毒血症

目标：

- CVP≥8～12 mmHg
- MAP≥65 mmHg
- 尿量≥0.5 mL/kg/h
- MVO_2≥65%

治疗：

- 补液治疗
- 抗生素
- 清除感染灶

（14）原因排查（PATH）

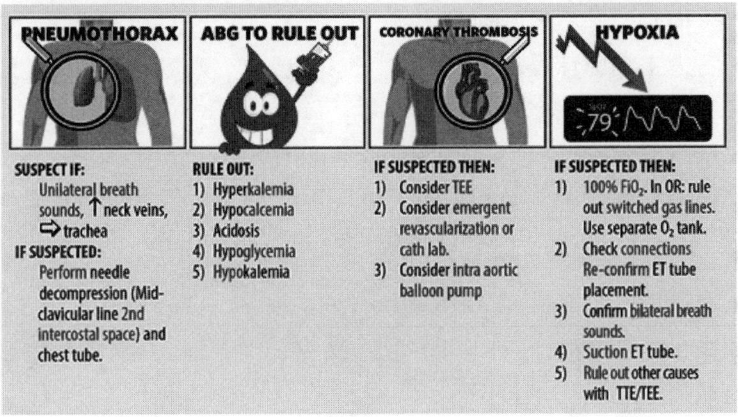

图 1－36

气胸

诊断：

- 单侧呼吸音
- 颈静脉怒张
- 气管偏移

治疗：

- 锁骨中线第 2 肋间

- 针刺排气/胸引管

水电解质紊乱等

通过血气分析排除

- 高钾血症
- 低钾血症
- 低钙血症
- 酸中毒
- 低血糖

冠脉血栓形成

- 考虑 TEE 确诊
- 考虑心内介入冠脉血管重建
- 考虑主动脉球囊反搏

缺氧（$SpO_2 \leqslant 79\%$）

- 纯氧通气，排除氧气管道错接；考虑用氧气瓶
- 检查气管导管位置和接口
- 听诊双肺呼吸音
- 气道插管吸痰
- 用 TTE 和 TEE 除外其他病因

（15） 原因排查（THTP）

心脏压塞怀疑：

- 中心静脉压升高
- 左右心压力相等

确认：用 TEE/TTE 除外心包积液

治疗：心包穿刺术

低体温

- 快速复温
- 保暖

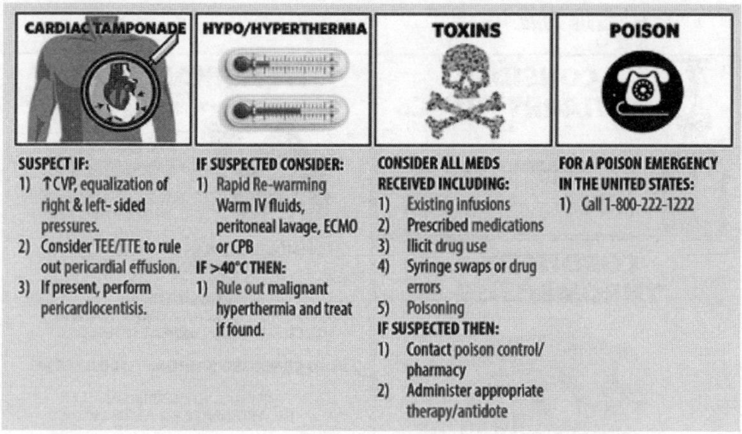

图 1－37

- 加热液体
- 腹腔灌注加温冲洗
- ECMO、CPB

高温（>40 ℃）

- 排除恶性高热
- 对症治疗

中毒排查

- 静脉用药
- 口服用药
- 非法药物滥用
- 注射器及药品错误
- 中毒

如果怀疑

- 联系毒物控制中心/药房
- 特效解毒
- 立即联系毒物控制中心/药监局/职业防疫部门，寻求帮助，指导治疗

（16）常用治疗方法

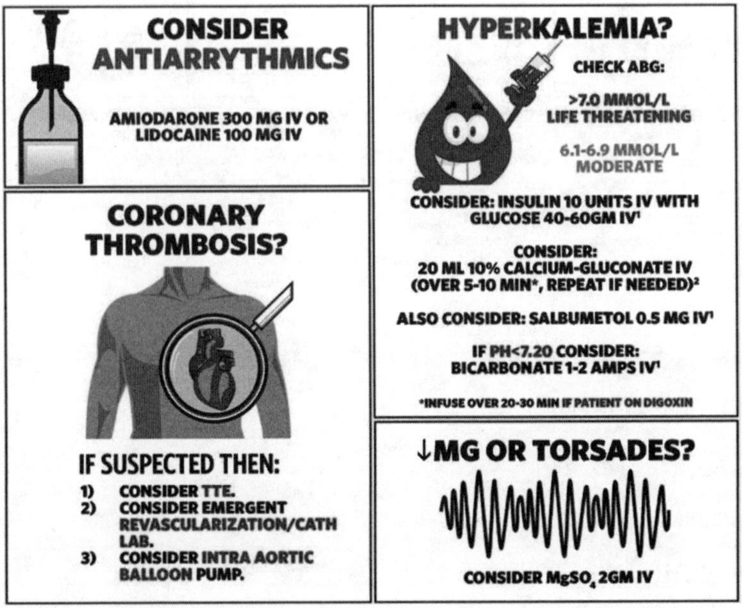

图 1－38

抗心律失常药物

- 胺碘酮 300 mg，iv
- 利多卡因 100 mg，iv

低镁或扭转型室速：

- $MgSO_4$ 2 g，iv

冠脉血栓形成

- TTE 确诊
- 急诊冠脉血运重建
- 主动脉球囊反搏

高钾血症（血气分析）

- >7.0 mmol/L，威胁生命
- 6.1～6.9 mmol/L

紧急处理

- 胰岛素 10 U + 葡萄糖 40 ~ 60 g,iv
- 10% 葡萄糖酸钙,20 mL iv (5 ~ 10 分钟内推完,必要时重复)
- pH <7.20,碳酸氢钠,iv

(17) 临床演习要点(CAB-DE)

呼救!

即刻心肺复苏

- 呼叫"救命"
- 通知新生儿抢救
- AED/除颤器
- 即刻基本生命支持
- 成人抢救车
- 成人气道车
- 抢救平板
- 手术刀/剖宫产包
- 定时器/记录文档

C——循环胸外按压

- 徒手经腹壁子宫左牵,或子宫左斜位
- 手按胸骨中段(比通常位置上移 2 cm)
- 按压频率 100 次/min
- 用力按压! 快速按压!
- 每隔 2 分钟更换按压人员
- 在横膈膜以上建立静脉通路

A——气道

- 抬下巴/举下颌角
- 100% O_2,10 ~ 15 L /min
- 使用自动复位气囊(如 AMBU)

- 口咽气道或
- 专业气道人员:气管插管(6－7.0)或
- 声门上气道(如喉罩)
- 不要中断胸外按压!

B——呼吸

- 没有插管孕产妇:2 次呼吸/30 次胸外按压
- 气管插管孕产妇:10 次呼吸/min(潮气量 500～700 mL)
- 每次呼吸不少于 1 秒

D——除颤

- 贴上正面和背面除颤垫片
- 每 2 分钟 1 次 AED 或正规除颤器除颤
- 立即恢复胸外按压 2 分钟
- 准备分娩

E——产下胎儿

- 目标:4 分钟切皮
- 5 分钟内胎儿分娩(切皮后 1 分钟)

第三节　孕产妇心搏骤停复苏问答

◎ 胡灵群, Francis Stellaccio

问 1:2010 年《美国心脏协会(AHA)指南》推荐 C-A-B(按压-气道-呼吸)而不是 A-B-C。C-A-B 适用于孕产妇吗? 还是应该继续使用 A-B-C?

答:此共识支持当前由 AHA 倡导的 C-A-B 抢救序列。以前主张的首先建立气道,直接削弱了即刻胸外按压的重要作用。虽然呼吸骤停可能是引起孕产妇心脏骤停的始发因素(例如,镁或阿片过量、高位脊麻、子痫发作后的低通气、剖宫产全麻诱导后插管失败/通气障碍）心律失常可同时或随之发生。

强调 C-A-B 序列，能及时提供高质量的胸外按压，将循环中断时间降低到最小。医疗团队应该知道孕产妇基础代谢率高，功能残气量低（氧储备低）、胎儿氧需求多，所以在心脏骤停后，会急剧出现缺氧和酸中毒。因此，在有效胸外按压和/或必要除颤后，必须尽快解决气道和通气问题。

问 2：为什么推荐徒手经腹壁子宫左牵，而不是传统的骨盆或整个身体左斜位？

答：虽然最近的模拟人研究表明，胸外按压都可以在仰卧位和左斜位模拟人体上均匀用力，但倾斜位不是 90°垂直受力，斜面压力分散，胸廓压缩差。倾斜还有可能给控制气道造成潜在困难。另外，该研究专用的 1 米多长、30°角的木制楔形器具，用途很窄，不大可能在其他场合使用。一项健康孕妇剖宫产研究发现，徒手经腹壁子宫左牵比子宫左斜位 15°，可以减少平卧位心排量下降所致的低血压发生率。权衡利弊，徒手经腹壁子宫左牵可能是孕产妇心搏骤停心肺复苏中最佳的防止子宫压迫腹腔大血管的方法。

问 3：医院手术室往往直接与急诊、产房相邻，为什么不把心搏骤停孕产妇送到手术室，在最佳手术条件下开刀？

答：转运心搏骤停产妇去附近手术室手术似乎顺理成章。可模拟人研究发现，即使在理想情况下，从产房转运"模拟人"开始，到进手术室手术、切开子宫，所耗费时间的中位数是 8（7 ~ 9）分钟，而转运器械到产房就地手术却只花了 4（4 ~ 5）分钟。经比较发现，时间主要浪费在准备转运以及转运到手术室还原抢救现场上，实际转运时间只花了 50 ± 13 秒。转运过程中也经常有胸外按压的中断和按压质量的下降。因此，建议任何大于 20 周孕产妇濒死期终止妊娠应在床边进行。

问 4：待产妇心搏骤停，7 分钟前记录有低动脉血压。护士发现后，立即开始胸外按压，心肺复苏抢救团队已经赶到。在这种情况下，是否应该马上分娩胎儿?

答:美国心脏协会(AHA)建议,孕产妇心搏骤停后,应立即提供有效的胸外按压,并且在5分钟内娩出大于20孕周的胎儿。但是,2010年AHA指南同时指明:

(1) 在心搏骤停4分钟后尚未恢复自主循环的,考虑即刻剖宫产。

(2) 复苏4分钟后,如果没有恢复自主循环,考虑即刻剖宫产:目标为在开始复苏后5分钟完成分娩(参见AHA孕产妇心肺复苏路径)。

以上两条可能造成解读上的混淆,开始即刻剖宫产或胎儿娩出的时间,是从心搏骤停还是从开始抢救起算?(后者可能是一个更普遍的现象)在上述情况中,胸外按压和心肺复苏应该继续进行,并准备马上剖宫产,没有必要额外等待4分钟。如果没有恢复自主循环,应尽快实施剖宫产,以增加母婴存活率。美国心脏协会(AHA)还指出:"抢救小组不需要等5分钟再切子宫,越快越好。"

问5:为什么更推荐自动除颤器(AED),而不是通常医院高级手控除颤器?

答:自动除颤器(AED)往往是开始复苏的最佳选择,因为产房医护人员,一般不太熟悉如何使用医院的高级除颤器。2010年AHA指出:"尽管证据有限,自动除颤器可以用来尽早除颤(目标:心脏骤停3分钟内实现电击)"。特别是针对医护人员没有识别心律的技能、很少用除颤器的情况下,抢救小组人员依然能够按常规每2分钟分析和电击,而手控除颤器可能到不了位。当然,有经验的专业人员指挥复苏是个例外。AED带有自动除颤模式和非自动除颤模式(预设为自动除颤模式)也可为抢救小组提供更多的选择。

问6:孕产妇心肺复苏时,家属是否应该留在现场?

答:通常情况是,医护人员从法律医疗诉讼、家人精神创伤、医护人员注意力分散,以及家人干预/耽误急救等方面考虑,建议家属离开抢救现场;并且抢救患者也需要空间,产房成急诊室尤为如此。曾有一项急诊医学住院医师模拟人的研究证实,对比随机分组的两种情形,即痛不欲生家属组和安静家属或没有家属组,痛不欲生组确实延误了除颤时机。产科患者家属与其他科室家属的不同在于,他们绝大多数充满信心的特点是,期待着母婴健康、幸福圆满,而对于孕产妇的死亡往往是家人始料不及、备受打击。在发生例如孕产妇心搏骤停等产科紧急事件时,家属常常在场(美国产妇有家人陪伴是常规)并被迫面对非常不能接受、也不愿接受的事实:"刚才还好好的,这会儿母婴两人生命危在旦夕。"亲眼看见病情突发急转直下、亲人接受心肺复苏过程,家属心灵上的创伤自然不言而喻;但是许多家属仍然坚持在最后一刻和所爱的人同在,这不是特权而是一个权利。而且,抢救患者需要空间,产房或急诊室尤为如此。

因此,美国心脏协会、急诊护士协会以及社会舆论都倾向让家属陪在正接受心肺复苏的患者身边。认为让家属在抢救现场,可能帮助家属节哀,避免他们不能面对现实的否认心态。一项研究发现,不能亲眼看见亲人心肺复苏的死者亲属,其创伤后应激障碍(PTSD)、焦虑和抑郁的比例更高。

其实,允许家属留在心肺复苏现场,远没有我们想象中那么困难。当家属陪伴在患者身边,看到该做的都做了,他们会更认可结局。当然,为此应该指定一名不参加抢救的专职工作人员,帮助、关心患者家属,尽可能给予他们精神上的支持和安抚。

问 7:除颤前去除胎心监护仪重要吗?

答:胎心监护仪电极直接接触母亲和胎儿,佩戴胎心监护仪的产妇接受除颤,存在电烧伤的可能。然而,这种风险是理论上的,绝不应该为除去电极延误除颤。胎心监护仪电极分外置和内置两型,内置型电极即胎头电极,去除时应尽快断开导联线,但这一步仍需占用一定时间,有分散注意力、转移抢救重点的可能;去除腹壁上的外置型电极导联应该不花多少时间,而且即刻剖宫产也需要这个步骤。总之,无论去除内置型还是外置型胎心监护仪电极导联,尽力而为即可,以不耽误除颤为准则。其实,产妇心搏骤停后做胎心监测既不现实，也不符合逻辑，母婴双方都不得益；而将注意力放在胎心监护上更可能扰乱医护人员的视线，延误抢救的时机。如果产妇复苏几分钟后没有恢复自主循环，目前的建议是：不管胎心如何，马上娩出胎儿。

问 8：美国产科和新生儿护士（AWHONN）协会目前不要求产科护士参加高级心脏复苏（ACLS）培训。我们的产房护士需要 ACLS 培训吗？

答：AWHONN 声明，是否需要 ACLS 训练取决于所在单位产妇人群和医院抢救小组情况。虽然几乎所有的单位都有抢救小组，但是可能存在到达产房不及时的问题。因此，产房护士需要进行演习，了解急救小组到达产房所需时间，至少在抢救小组到达前就能够开始孕产妇的心肺复苏。其实，虽然产房医护人员完成 ACLS 训练是个好的想法，但事实上研究发现，尽管有 ACLS 证书，产房医护人员对产妇心肺复苏知识还是了解甚少。而且，拥有证书的医护人员很快出现知识的遗忘。因此，标准 ACLS 课程和常规产科应急演练相结合的产科专业复苏课程（OBLS）可能更合适产房医护人员；而对于那些专门接受过高危产妇临床培训的产科护士，应该鼓励完成 ACLS 课程，获得培训证书。

问 9：为什么要把手放在比一般患者高的位置来做近足月孕妇/产妇胸外按压？

答：近足月妊娠子宫可能改变胸腔器官的位置，使它们移向头侧。专家建议，按压时手应放置在胸骨下心脏的位置。

问 10：如果怀疑局部麻醉药引起的产妇心搏骤停，是否也和其他患者一样给脂肪乳剂？

答：局部麻醉引起的孕产妇心搏骤停，其急救处理在原则上应和其他患者一样。不过由于孕产妇更敏感，更容易因高浓度局部麻醉出现心脏毒性，常常使得常规的复苏手段往往不容易奏效。怀疑局麻药导致的心搏骤停，在标准复苏后不能很快恢复自主循环的，应该把脂肪乳剂作为辅助疗法。脂肪乳剂是处理严重妊娠呕吐和低体重儿肠外营养的一个常规治疗手段,给药和剂量可遵循非妊娠患者标准临床指南。

目前尚未明确脂肪乳剂对胎儿有什么影响,但可以肯定,在任何母体心搏骤停情况下,胎儿的情况只会随着母亲的状况改善或变差。使用脂肪乳剂的主要并发症是感染。

脂肪乳剂剂量请遵照指南:20% 脂肪乳剂起始量 1.5 mL/kg 理想体重(例如,100 mL 为 70 kg 个体),维持输液为 0.25 mL/kg 理想体重/分钟,循环稳定后,持续至少 10 分钟。如果无效,考虑再次追加和以前一样的 1.5 mL/kg 理想体重,并增加维持输液每分钟 0.5 mL/kg 理想体重。20% 脂肪乳剂初始剂量上限为 30 分钟内 10 mL/kg 脂肪乳剂。丙泊酚是心血管抑制剂,不能代替脂肪乳剂。在难治性全身局麻药中毒情况下,采用标准复苏措施,当脂肪乳剂和血管加压治疗未能奏效时,使用体外循环或体外膜氧合(ECMO)可以作为下一步的措施。

问 11:是否有必要使用硬板来提高胸外按压的质量?

答:模拟人研究表明,硬板可以减少床垫的缓冲作用,优化胸外按压效果。在没有硬板的情况下,胸外按压也应立刻进行,并派专人索取硬板,以提高按压质量。

问 12:在孕产妇心搏骤停复苏共识中,建议使用清单法。为什么?

答:清单法是高风险、高变化领域安全措施的组成部分。

航空业清单法不仅用于日常的例行公事(如:飞机起飞前安全检查表),而且适用于紧急状态,是机组人员处于巨大时间压力下的应急手段。例如,美国航空公司 1949 年曾遭遇空中双引擎故障。在撞击地面前短短的几分钟中,机长一边操纵飞机,一边命令副驾驶通读应急着陆清单,飞机成功安全降落,没有人员伤亡。

清单法慢慢融入了医疗领域,应用于常规情况下的操作或手术前的例行复查(Time-Out)。模拟人研究表明,清单法能够帮助医疗团队在紧急情况下达到最佳状态;不过,为熟悉医疗团队的作用、各司其职,周期性的演练是必要的。

第四节　不能插管－不能通气

◎ 胡灵群，Francis Stellaccio

问1：产科麻醉最可怕的问题是什么？

答："不能插管－不能通气"！！！这是最危险的一种产科麻醉情形。一旦在母婴出现生命危险的5分钟即刻剖宫产时发生，将同时威胁到两个生命，生死就在一瞬间。

问2：发生了"不能插管－不能通气"怎么办？

答：这是可以预防和避免的事件，所以更重要的是怎么避免这一恶性事件！

英文里有两个词：preemptive 和 proactive，是处理这种临床急症的关键词。椎管内分娩镇痛不但比目前其他分娩镇痛方法更为有效，更重要的是，采用这种方法，可以在母婴生命受到威胁的紧急关头，变镇痛剂量为手术剂量，保障在5分钟内娩出胎儿。在这种"预见性医疗"思维下，提倡剖宫产高危产妇试产时接受，"超前分娩镇痛"——产程启动后，即使产妇没有镇痛需要，也应该放置硬膜外导管。

问3：哪些是剖宫产高危产妇？

答：剖宫产高危产妇包括：瘢痕子宫阴道试产、巨大儿/头盆不称、胎心异常，先兆子痫，双胎、多胎妊娠、臀位或其他胎位异常、重度肥胖、伴有内科疾患，如严重心脏病、肺部疾病、神经系统疾病。

问4：上述规定好像都是列在分娩镇痛禁忌证上，这让我们变得很纠结，应该如何是好？

答：即使不做分娩镇痛，作为麻醉医师，也随时会接收病理产科患者，面临困难气道的挑战。研究发现，全麻剖宫产的产妇死亡率为32/1 000 000，区域麻醉（硬膜外或腰麻）剖宫产则是1.9/1 000 000；而全麻诱导下产妇困难气道的发生率为 1/250，是非产妇的 10 倍之多。椎管内麻醉下剖宫产已被公认是更为安全的麻醉方法，2002 年美国妇产科医师学会发布的第 36 号临床公告（2013 年重申）中就明确指出，产科医护人员应该鼓励剖宫产高危产妇尽早接受椎管内分娩镇痛。

美国产科麻醉发展后，全国与麻醉相关的产妇死亡率从 1980 年产妇死亡原因的第 6 位、1990 年的第 7 位，下降到了 2011 年的第 10 位。包括超前硬膜外置管在内的区域麻醉的临床普及，是其中一个功不可没的临床举措。

问 5：如果实施局麻下剖宫产，那就不会有麻醉医师的问题，也不算麻醉并发症了吧？

答：局麻下剖宫产，或者没有麻醉下的剖宫产，只听到过两次：一次是前面提到的“不能插管－不能通气”的即刻剖宫产情况，发生在美国西北大学普伦蒂斯妇女医院产房，最后只有唤醒产妇，在局麻下实施剖宫产，保全了母婴的生命（见下述英国《产科麻醉困难气道管理指南》）。一次是美国华盛顿大学产房一位体重超过 250 kg 的产妇，需要即刻剖宫产，却无法进入手术室。当然，在濒死期剖宫产时，不需要给麻药。

围手术期生命体征管理是现代麻醉医师的职责和使命。尽管现在还没有把麻醉医师正式称呼为“围手术期医师”，但是美国麻醉医师学会在 2014 年已经开始使用“围手术期之家（Perioperative Surgical Home）”这样的概念。产妇剖宫产围手术期包括疼痛在内的生命体征管理，自然成为麻醉的一部分，也就是说，即使没有麻醉医师在场，从医疗质量角度来看，这仍然还是麻醉问题。

现代麻醉学已经远远超过了打“麻药”这个概念，没有麻药就不是麻醉问题的逻辑显然不成立。相反地，在这样的情况下，麻醉医师不但需要在场，而且是现场主力，甚至是医疗小组的领导。如果有意回避这类临床问题，那就已经涉及了：“医学为什么？”“我们为什么要变成医师？”这类远远超出本书讨论范畴的问题，而麻醉医师也会因为虽然已经掌握了医疗手段却见死不救而受到全世界同行和道义上的谴责。

问 6:如果一切按照“超前置管”办事,在 5 分钟即刻剖宫产时,还是出现了“不能插管-不能通气”的情形,如何应对?

答:确实可能会出现这种情况。作者在工作了 10 年以后,终于遇上了一例:肥胖产妇分娩镇痛几个小时后,镇痛效果不满意,下午交班时决定马上重新置管,以防突发事件。在走向产房、准备重新置管的路上,产房警报响起,胎心异常,需要即刻剖宫产!

- 马上去手术室!
- 在转运途中,给硬膜外管手术剂量!
- 到达手术室后,边除氮,边安监护,准备全麻诱导!
- 确认是否存在硬膜外麻醉平面?报告:没有任何平面!
- 确认产科医师一切就绪,快速诱导麻醉!
- 插管——失败!
- 喉部重压防误吸,面罩通气——失败!
- 口咽气道 - 鼻咽气道 - 双手双人通气:接二连三地失败,氧饱和度急剧下降!
- 放置喉罩,能够通气!
- 通知产科动刀,胎儿降生!
- 可血氧回升到 85% 左右便不再上升,第一反应:误吸了!
- 手术室的空气凝固了,麻醉团队焦急地等待下一道命令,怎么办?
- 纤维支气管镜经喉罩插管——成功了!产妇有救了!
- 误吸以后,氧分压怎么办?
- 经气管吸引,尽可能吸出误吸物。出乎意外的消息——没有发现吸入物!感谢产程中的禁食。
- 大潮气量 + 呼气末正压通气:氧饱和度 100%!

这一刻,手术室全体同仁欢呼起来!亡羊补牢成功!

问 7:产妇“不能插管 - 不能通气”的情形和普通女性比较,有什么特点？

答：除了前面提及的产妇困难气道比常人高十倍以外，还有以下三大特点：

（1）误吸可以发生在所有产妇，它是美国历史上产科麻醉致死的一大原因，也是产科麻醉界被告上法庭最常见原因。

（2）氧气库存（功能残气量）减少，母婴二人的氧耗大，产妇容易出现低氧血症。

（3）在即刻剖宫产情况下，“不能插管–不能通气”后，像急诊手术一样，没有唤醒后择期手术这一选项。往往时间紧迫，动辄危及母婴的生命。

问 8：有专业组织制定过产科麻醉困难气道管理的专项文件吗？

答：2014 年，英国气道管理学会专门提供了《产科麻醉困难气道管理指南》供大家讨论。在出现“不能插管 – 不能通气”后的路径如图 1 – 39。

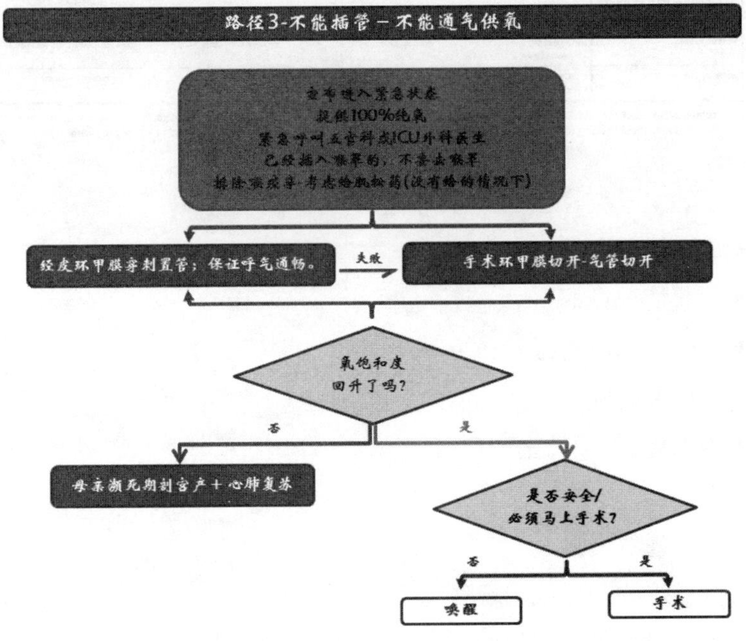

图 1 – 39

问 9：在“不能插管－不能通气”后，有没有哪种情况应该唤醒产妇、暂停剖宫产？

答：美国气道管理学会 2014 年制订出《产科麻醉气道管理征求意见稿》，认为下列情况下可以唤醒产妇，暂停剖宫产见图 1－40。

Table 1 – proceed with surgery?

	Factors to consider	WAKE ←		→	PROCEED
Before induction	Maternal condition	• No compromise	• Mild acute compromise	• Haemorrhage responsive to resuscitation	• Hypovolaemia requiring corrective surgery • Critical cardiac or respiratory compromise, cardiac arrest
	Fetal condition	• No compromise	• Compromise corrected with intrauterine resuscitation, pH < 7.2 but > 7.15	• Continuing fetal heart rate abnormality despite intrauterine resuscitation, pH < 7.15	• Sustained bradycardia • Fetal haemorrhage • Suspected uterine rupture
	Anaesthetist	• Novice	• Junior trainee	• Senior trainee	• Consultant / specialist
	Obesity	• Supermorbid	• Morbid	• Obese	• Normal
	Surgical factors	• Complex surgery or major haemorrhage anticipated	• Multiple uterine scars • Some surgical difficulties expected	• Single uterine scar	• No risk factors
	Aspiration risk	• Recent food	• No recent food • In labour • Opioids given • Antacids not given	• No recent food • In labour • Opioids not given • Antacids given	• Fasted • Not in labour • Antacids given
	Alternative anaesthesia • regional • securing airway awake	• No anticipated difficulty	• Predicted difficulty	• Relatively contraindicated	• Absolutely contraindicated or has failed • Surgery started
After failed intubation	Airway device / ventilation	• Difficult facemask ventilation • Front-of-neck	• Adequate facemask ventilation	• First generation supraglottic airway device	• Second generation supraglottic airway device
	Airway hazards	• Laryngeal oedema • Stridor	• Bleeding • Trauma	• Secretions	• None evident

Criteria to be used in the decision to wake or proceed following failed tracheal intubation. In any individual patient, some factors may suggest waking and others proceeding. The final decision will depend on the anaesthetist's clinical judgement.

图 1－40

- 母亲情况良好
- 胎儿情况良好
- 麻醉医师没有经验
- 病理性肥胖
- 手术复杂，预计出现产后大出血
- 刚进食
- 面罩通气失败
- 气道水肿明显或出现喉鸣音

从字里行间可以看到，在二取一选择的时候，母亲优先！（注：产房需

要双签字分娩镇痛的单位，违背了这一医学伦理准则）

问 10：不是说孕产妇都是误吸高危病人，前面那个例子，为什么没有出现误吸呢？

答：美国历史上的教训已经告诉大家，误吸会致命，误吸也会出现医疗纠纷，所以为了改进这一状况，《美国麻醉医师学会产科麻醉指南》的各个版本以及《美国妇产科学会临床公告》的有关文献，都反复强调产妇在产房待产和分娩期间要禁食。对于禁饮问题，最近出现了一些松动，允许非剖宫产高危产妇可以适量饮用清亮饮料（详见本书相关章节）。

前例中的这位产妇在去手术室的途中，麻醉医师给了甲氧氯普安（胃复安）、雷尼替丁、枸橼酸合剂（详见第二篇中相关章节）。不仅如此，还使用了快速全麻诱导技术。

问 11：什么是快速全麻诱导技术？

答：这是为了缩短病人从意识消失到气管插管完毕这段时间设计的。主要包括以下几个内容：

（1）使用减少胃酸分泌、增加胃内容物排空、中和胃酸的药物。

（2）采用环状软骨后加压阻断胃食管反流。

（3）快速起效的静脉诱导药物：镇静类和氯琥珀胆碱（司可林）。

（4）采用自己最熟悉的喉镜片。

（5）采用比常规小一号的气管导管，并加导丝。

问 12：我们在产房里不禁食，产妇们都认为只有吃了才有力气生小孩。一个饱胃产妇，在即刻剖宫产时，是否只能局麻而不能全麻？

答：在产科麻醉发展的今天，尽管“饱胃产妇”这种情形在产妇禁食等一整套临床措施下已经减少，但产妇这一整体人群的误吸仍然是一个大问题，从急诊室来的即刻剖宫产产妇，也时常没有禁食，通过快速全麻诱导实现全麻下剖宫产，已经成为产科麻醉的常规操作。从上文中看到，在没有产科麻醉经验、遇到饱胃产妇、“不能插管-不能通气”等情况下，仍可以唤醒产妇,考虑给予其他方法麻醉。这种情形在前面也有例子,按照这家医院的年分娩量,它的发生率在 1/150 000。

问 13:不能插管、不能面罩给氧的紧急情况下,护士怎样帮忙?

答:(1) 帮助麻醉医师拿取和准备困难气道的设备。

(2) 紧急呼叫,寻求帮助。

(3) 协助实行 2 人面罩给氧的方法。

问 14:产科医师怎样帮忙?什么时候可以剖宫产分娩胎儿?

答:(1) 保持清醒的头脑,如果胎儿情况转好,考虑让产妇苏醒。

(2) 消毒、铺巾、刷手、穿手术室衣、戴无菌手套,做好紧急剖宫产的准备。

(3) 当麻醉医师插管成功或能有效通气时,迅速将胎儿娩出。

(4) 可能需要做好气管切开的准备。

问 15:什么时候使用 LMA?剖宫产是否可以常规、全程使用 LMA?一定要将 LMA 转换为气管插管吗?

答:LMA(Laryngel Mask Airway)是处理困难气道的重要手段之一。手术室一定常规备有各种型号、各种类型的 LMA。如果 LMA 可以提供良好的通气,并且患者为误吸低风险的,可以考虑剖宫产全程使用 LMA。否则,应及时将 LMA 转换为气管插管。产科麻醉专家不主张在剖宫产时常规使用 LMA,因为产妇为误吸高风险人群,而 LMA 并不能保护气道。但也有报道,在择期剖宫产、并且禁食空腹的孕产妇,LMA 是安全的(Canadian J Anesthesia 2001;111:1114)。异议是,不是紧急剖宫产,为什么不选择更安全的蛛网膜下腔麻醉呢?

问 16:当误吸发生后,是否应该用生理盐水或碳酸氢钠灌洗肺?用激素治疗?

答:首先应尽快气管吸引,尽可能将误吸的液体和颗粒物排除。用生理盐水或碳酸氢钠灌洗肺会将这些液体和物体送到肺脏的深部。用激素治疗误吸,在动物实验有些依据,但在临床使用并没有什么益处(Am J

Med 1977;63:719)(New England Journal of Medicine 2001;344:666)。同样,也不主张预防性使用抗生素。

问 17:是否能降低"不能插管 - 不能通气"(CICV:Cannot Intubate Cannot Ventilate)的风险?

答:(1) 及早鉴别困难气道的患者,这需要麻醉医师访诊每一位产妇、做术前评估;

(2) 由于气道预测还很不准确,应鼓励剖宫产高危产妇使用超前分娩镇痛,避免全麻。

(3) 与产科医师交流信息,尽量避免紧急剖宫产,使麻醉医师有时间做快速腰麻。

(4) 常备困难气道需要用的设备。

问 18:万不得已的情况下,优先选择妈妈还是胎儿?

答:毫无疑问应该是妈妈。只有保证了妈妈的氧供,才有胎儿的安全。

问 19:我们是否能预测困难气道?

答:预测困难气道的准确性很大程度上依靠临床经验(Anesthesiology 2000;92:1229)。也就是说,很不准确。所以,只要有困难气道的任何可能性,我们都应该做好充分的准备,不能掉以轻心。

更重要的是,产妇的气道在产程中是动态变化的,由于妊娠高血压、先兆子痫、子痫都可以导致严重的气道水肿,再加上第二产程屏气用力,原来容易插管的气道瞬间可以变为困难气道[Anesthesiology. 2008 Mar;108 (3):357 -62].

选读建议

《Chestnut 产科麻醉学——理论与实践》,人民卫生出版社,2016 年

第 2 章　《妊娠期生理变化》

第 30 章　《困难气道》

第 40 章 《产妇死亡》
《产科麻醉:原理与临床》,吴新民,人民卫生出版社,2012 年
第 18 章 《产科麻醉急症的临床管理》
第 21 章 《困难气道的处理》
第 23 章 《美国产妇死亡率》
第 37 章 《孕产妇的心肺复苏》

第二篇　高级产科麻醉1+2+3计划

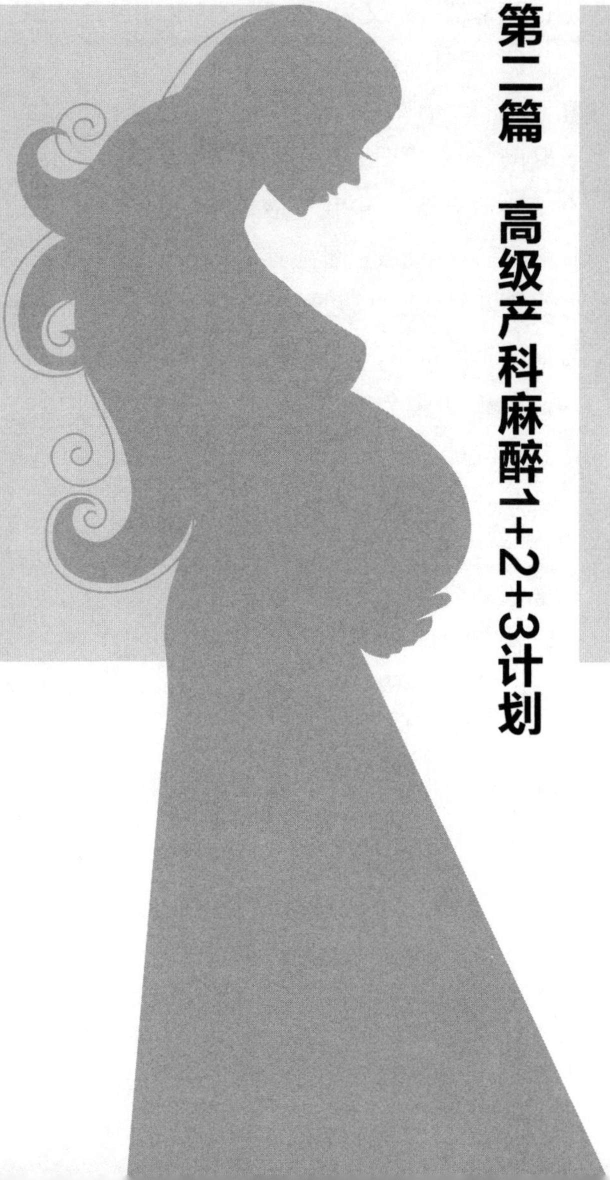

不管你是产科医师还是产科麻醉医师，也不管你是助产士还是医院管理者，如果你仅仅将产科麻醉定位于分娩镇痛，仅仅着眼于降低无医学指征剖宫产率，那么这是远远不够的。

从20世纪七八十年代内科医师Archie Cochrane第一个提出循证医学的概念、创立循证医学研究体系开始，到2000年David Sackett教授将循证医学精确定义为“慎重、准确和明智地应用当前所能获得的最好的研究依据，同时结合临床医师的个人专业技能和多年临床经验、对患者价值和愿望的考虑，将三者完美地结合制定出患者的治疗措施”，再到2009年互联网“大数据”概念的流行引发了各行各业对海量数据挖掘整理、提供全新决策支持…… 我们应该清醒地认识到，依赖经典教科书、单纯凭借执业经验、吟诵数篇可能具有倾向性的文献来制定医疗决策的传统模式已经被新时代医学发展取代，越来越多的临床指南开始使用越来越精准分层的指导策略，并且根据全球医学数据的汇总而随时更新和纠偏。

而在中国，分娩镇痛作为一项在国际上已经应用数十年、非常成熟的产科麻醉技术，却还在经受着质疑和阻力。他们质疑其对母婴安全的有效性和必要性，认为其无端增加了工作量、增加了围产期并发症等等。面对这一切，我们不禁深切而且痛楚地感受到，中国的产科麻醉还有太多工作要启动，还有太多差距要迎头追赶。

在本篇，我们将进一步为大家讲述产科麻醉对人类医学的贡献、发达国家的产科麻醉经历了怎样的历史变革、现代产房如何建立高危产科围产期应急机制等内容。诚然，产科麻醉除了分娩镇痛和本篇内容外，还有更多具体的临床实践，本篇意在抛砖引玉，希望为国内产科麻醉的发展奠定理论基础。

第一章　高危产科门/会诊制度

第一节　为什么需要产科麻醉门/会诊

◎ 胡灵群, Lynn M Yee, Pamela Flood

问 1: 为什么有了围产期保健,还需要产科麻醉门/会诊呢?

答: 围产期保健关注的是产科一系列问题,产科麻醉门/会诊则更关注在分娩过程中母婴的安全。一些合并症或妊娠并发症、手术既往史,会影响产程中分娩镇痛或手术镇痛的选择,并可进一步防范产后大出血及其他并发症。从对各国死亡产妇的研究中发现,大约 30% ~40% 的死亡是可以预防的[Mhyre, J. M. (2012). Maternal mortality. Current opinión in anesthesiology,25(3), 277 -285.]。90% 的产后大出血也是可以预防的。怀胎十月,是给我们医护人员 40 周的时间,用来避免母婴并发症!

问 2: 通过产科麻醉门/会诊,可以减少哪些疾病引起的产妇死亡率和并发症率?

答: 上个问题引用的文章中综合了美国、英国、荷兰、新西兰、法国的研究报告显示:各国前 3 位的死亡原因中,除了羊水栓塞的预防有困难以外,妊娠高血压疾病、妊娠心肌病、产后出血、静脉血栓/肺栓塞、感染等,都是可以预防的。表 2 -1 是摘要。

问 3: 随着医学的发展,除了产后大出血外,哪些疾病是我们产科和麻醉界需要重点关注的?

答: 美国在 1987 年至 2005 年的全国统计中发现,随着产后大出血退出产科首要死亡原因后,围产期心肌病、心血管性疾病、脑血管意外和其

表 2-1　西方五国母亲死亡率、产后出血死亡率和前 3 位死因及死亡率*

	美国	英国	荷兰	新西兰	法国
年份	1998～2005	2006～2008	1993～2005	2006～2009	2004～2006
活产例数	32 347 794	22 911 493	2 557 208	255 208	4 651 163
死亡率（每十万）	14.5	11.4	12.1	15.3	8.60
产后大出血死亡率（每十万）	1.81	0.65	1.10	1.20	1.91
第一位死因（每十万）	心血管病 3.48	心血管病 2.31	妊娠高血压 3.50	其他内科病 3.50	产后大出血 1.91
第二位死因（每十万）	产后大出血 1.81	其他内科病 2.14	心血管病 1.60 静脉栓塞 1.60	感染 3.20	羊水栓塞 1.14
第三位死因（每十万）	妊娠高血压 1.79	感染 1.63	产后大出血 1.10	羊水栓塞 3.10	心血管病 0.88 脑血管意外 0.88

* 根据 Mhyre，J. M.（2012）. Maternal mortality. *Current opinión in anesthesiology*，25(3)，277－285.

注：美国疾病预防中心刚刚发布的 2011 年前十位孕产妇死亡原因依次为（每 10 万）：心血管 15.1，非心血管疾病 14.1，感染 14，产后出血 11.3，心肌病 10.1，血栓/肺栓塞 9.8，妊娠高血压疾病 8.4，羊水栓塞 5.6，脑血管意外 5.4，麻醉 0.3。

他内科伴随病的死亡比例相对增高[Berg，et al：（2010）. Pregnancy-related mortality in the United States，1998 to 2005. *Obstetrics & Gynecology*，116(6)，1302－1309.]。一项关于产后严重并发症率的研究调用了美国一个数据库 1998～2009 年间 49 346 974 位产妇的生育资料发现 738 124 人产后住院，597 920 诊断为围产期并发症。其中，急性肾功能衰竭，休克，肺血栓栓塞，呼吸窘迫综合征，急性心肌梗死，输血，动脉瘤，心脏和心包疾患，成为医务人员面临的大问题。而这些问题正需要由麻醉医师的参与来保障母婴安全。2008 ~2009 年美国前 10 位严重住院并发症发生率(每 10 万)及其原因见表 2 -2。

表 2 -2　2008 ~2009 年间美国前 10 位严重住院并发症发生率(每 10 万)及其原因

严重住院并发症排名	分娩期间	产后住院
第 1 位	输血 96.4	输血 9.9
第 2 位	弥漫性血管内凝血 12.5	血栓 3.6
第 3 位	心力衰竭 9.9	败血症 3.5
第 4 位	子宫切除 9.1	脑血管意外 3.1
第 5 位	呼吸机使用 6.3	成人呼吸窘迫 3.0
第 6 位	成人呼吸窘迫 6.2	先兆子痫 2.9
第 7 位	子痫前期 4.8	呼吸机使用 2.6
第 8 位	心脏手术或心包穿刺 4.6	弥漫性血管内凝血 2.2
第 9 位	急性肾功能衰竭 4.5	急性肾功能衰竭 2.2
第 10 位	败血症 3.1	心力衰竭 1.9
住院死亡率	0.66	0.43
Callaghan, et al (2012). Severe maternal morbidity among delivery and postpartum hospitalizations in the United States. Obstetrics & Gynecology, 120(5), 1029 -1036.		

第二节　影响麻醉/镇痛方法的疾病

◎ 胡灵群, Lynn M Yee, Pamela Flood

问 4: 哪些疾病会影响麻醉/镇痛方法的选择?

答: (1) 内科疾病:出血性疾病、血小板减少症、各种原因所致的肝硬化。

(2) 恶性高热病史或既往有其他麻醉并发症。

(3) 背部手术史、慢性腰痛、神经系统疾病或其他可产生椎管内阻滞相关并发症。

（4）心脏疾病或严重肺部疾病。

（5）孕期需要非产科手术。

问 5:麻醉相关的产妇死亡中,主要有哪些原因？怎么应对？

答:以往的研究中发现,麻醉导致相关的产妇死亡,大多根源于产妇气道管理问题,比如困难插管、气管导管食管误插、通气不良、误吸等。2007 年《麻醉学》上报告的美国密歇根州 1985～2003 年麻醉相关麻醉致死的 15 例死亡产妇的病例分析有了新发现(Mhyre, et al:(2007). A series of anesthesia-related maternal deaths in Michigan, 1985 - 2003. *Obstetrical & Gynecological Survey*, 62(10), 645－646.):

（1）所有气道通气不畅,或通气不良死亡的产妇都发生在麻醉苏醒和复苏中,不再是以前的麻醉诱导阶段。

（2）麻醉系统管理失误和衔接漏洞是导致产妇死亡的重要原因。

（3）美国低收入人群和肥胖群体多见。

中国现阶段和美国密歇根州的情况不一样,但报告中提到“其中几例死亡病例是可以通过术前门/会诊发现、制定周密的麻醉计划来避免的”,是值得我们借鉴、关注的。

问 6:哪些和产后大出血密切相关的疾病,应该进行门/会诊?

答:内科疾病:出血性疾病、血小板减少症、各种原因所致的肝硬化。产科疾病:疑似前置胎盘/植入性胎盘/穿透性胎盘。

问 7:健康产妇术前评估 ASA 为“一级”还是“二级”?

答:产妇和普通人群不同,正常的产妇评为 ASA Ⅱ;如果有并发症的评为 ASA III;比如,子痫前期的产妇,应该定为 ASA Ⅲ级孕产妇。常见的影响临床的孕期生理变化,详见产妇生理性变化章节。

问 8:频发室早三联律产妇麻醉应注意些什么?

答:任何心脏疾病,不论是什么诊断,最关键是看患者的功能状况。很多室性早搏是功能性的,室性三联律就是这类。询问病史很重要(如运动耐力、晕厥史等），体检要检查有无杂音、啰音、水肿等。如果一切阴性，不用改变麻醉方案。如果遇到比较复杂的病例，可以做心电图和超声检查，并请心内科协助会诊。与麻醉，尤其是椎管内麻醉/镇痛最密切相关的是，左心流出道是否受阻以及受阻程度；左右心是否交通；是否存在肺动脉高压。

问 9：请教一下妊娠合并脂肪肝的患者如何麻醉？

答：如果肝功能不好，要注意。肝功能中最敏感的指标是第七凝血因子相关的检查 PT。这也关系到分娩镇痛或麻醉的计划。如果没有明显的肝功能异常，处理和正常人无异；如果全麻诱导，剂量不会改变很多，因为丙泊酚的第一次作用消失，不是靠肝，而是靠再分布。急性脂肪肝发生率在 1/6 692 – 1/13 328 之间，病因不明，大多在怀孕后期或产褥早期，严重的可以致命。

问 10：肾功能衰竭的产妇阴道产还是剖宫产好？

答：重要脏器功能障碍的产妇，总体上看产科指征，产式和功能衰竭的关系都不大。严重肾功能衰竭的产妇，会存在血小板的功能障碍和电解质紊乱。麻醉上的处理，主要针对这些方面。分娩镇痛并不是禁忌证。

问 11：让所有产科患者去麻醉门诊，我们人手缺少怎么办？

答：从经济效益或性价比角度来看，采用由产科医师门诊筛选的方法，配合重点病人定期多学科门/会诊的办法，比较适合中国国情；让全部产妇去麻醉门诊确实存在经济上是否合理的问题。

产妇的得天独厚优势是，她们有 40 周时间准备她们的分娩。医护人员必须牢牢把握这个机会。

可以参照美国西北大学普伦蒂斯妇女医院的做法，每个月第一个星期一作为门诊日，一个月一次多学科会诊会议，讨论一些需要多学科合作解决的疑难病例。

问 12：有麻醉门/会诊筛选清单吗？

答：根据 2002 年美国妇产科学会第 36 号临床指南（2013 年重申）的

要求修订(不局限于下列情况):

1) 产后大出血高危者:

(1) 内科疾病:出血性疾病、血小板减少症、各种原因所致的肝硬化。

(2) 产科疾病:疑似前置胎盘/植入性胎盘/穿透性胎盘、多胎妊娠。

2) 麻醉有关高危因素:

(1) 困难气道,通气不良相关的临床征象:面部、颈部解剖结构异常或有外伤史(张嘴困难、脖子粗短、小下巴、龅牙等),重度肥胖等。

(2) 恶性高热病史或既往有其他麻醉并发症者。

(3) 背部手术史、慢性腰痛、神经系统疾病或其他可产生椎管内阻滞相关并发症者心脏疾病、严重肺部疾病、神经系统疾病、甲亢、甲状腺肿大。

3) 其他产科有关的情况:

(1) 重度子痫前期。

(2) 剖宫产可能性大的孕妇:瘢痕子宫,胎位异常等。

(3) 孕期需要非产科手术。

选读建议

《Chestnut 产科麻醉学——理论与实践》,人民卫生出版社,2016 年

第 40 章 《产妇死亡》

第 41 章 《自身免疫疾病》

第 42 章 《心血管疾病》

第 43 章 《内分泌疾病》

第 46 章 《肝脏疾病》

第 50 章 《肥胖》

第 51 章 《肾脏疾病》

第 52 章 《呼吸疾病》

《产科麻醉:原理与临床》,吴新民,人民卫生出版社,2012 年

第 23 章　《美国产妇死亡率》

第 24 章　《中国产妇死亡率》

第 27 章　《孕产妇心脏病》

第 28 章　《产妇与肺脏疾病》

第 31 章　《糖尿病》

第 32 章　《病态肥胖》

第 36 章　《产科重症治疗》

第二章　产房两大应急机制

第一节　5 分钟即刻剖宫产细则

◎ 胡灵群，陈凯，林锦，潘皓瑜

本节主要介绍产房多学科联合演练细则(经典版)。

目的

充分理解即刻剖宫产对母婴安全的意义及必要性，因地制宜地采用就地或运送产妇的方法，在团队协作下，演练 5 分钟(从临床决定到小孩娩出)即刻剖宫产的基本功，满足临床需要。

人员

产科医师、麻醉科医师

产房护士、新生儿科医师

手术环境

产房手术室(经典)

产床边(备选)

临床情形

脐带脱垂、瘢痕子宫破裂、

产妇心搏骤停(包括急性羊水栓塞)、

子痫、急性心衰、胎心严重减速、

重型胎盘早剥

评定

全程录像；打钩评分(表 2－3)。

表2-3　打钩评分

启动	0,1,2
护士:呼叫“来人啊”	
护士:将产妇放置到正确体位(子宫左斜位)	
护士:给氧、给液	
护士:停用催产素	
麻醉:简单扼要的病史、体检—重复气道检查	
麻醉:术前给药——枸橼酸合剂口服(最重要)并静脉给予甲氧氯普胺10 mg和雷尼替丁50 mg	
麻醉:如果有硬膜外——3%2-氯普鲁卡因20 mL(首选方案,在产房开始首剂5 mL,以避免全麻剖宫产)	
去手术室	**0,1,2**
护士:及时让手术护士知道,以便准备器械、手术衣、手套等	
麻醉/产科护士:把硬膜外导管和静脉通道从泵上分离	
麻醉/产科护士:把氧气导管从气源上分离	
麻醉/产科/护士:把产妇运送到手术室	
手术室	**0,1,2**
麻醉/产科/护士:拿到帽子、口罩、手套	
麻醉/产科/护士:把产妇移放到手术台	
麻醉/护士:合上手术床手臂板,支持手臂和保护静脉	
护士:重置子宫左斜位	
护士/麻醉:理顺静脉通道、硬膜外、胎心监护电线	
护士/手术护士:打开手术包,清点	
护士:听取胎心率	
护士:插导尿管	
护士/产科:用乙醇(酒精)—碘混合液消毒	
护士/产科:安上无影灯的无菌把手	

（续表）

手术室	0,1,2
手术护士：产科医师及器械护士穿上手术衣、戴上手套	
连上吸引器、电刀线、接地板	
护士：紧急呼叫新生儿抢救团队	
麻醉启动	0,1,2
麻醉：口服枸橼酸合剂	
麻醉：呼吸管快速检查	
麻醉/护士：监护器	
麻醉：气管加管芯	
麻醉：喉镜检查	
诱导前确认	
麻醉：如果有硬膜外导管并已给予了手术剂量的，确定麻醉平面是否达 T_4 平面，决定是否需要启动全麻诱导	
麻醉：复查氧饱和度、血压、心电图	
麻醉：去氮	
麻醉：确认产科准备好了	
麻醉/护士：压迫环甲软骨	
麻醉诱导（如果有硬膜外麻醉手术平面，告诉产科开始剖宫产，省去下列步骤）	
麻醉：在确定产科主刀马上可以切皮时，丙泊酚诱导	
麻醉：氯琥珀胆碱（司可林）	
麻醉：等待药物起效	
麻醉：直接喉镜	
麻醉：气囊充气、接呼吸管	
麻醉：确认 CO_2	
麻醉：通知产科切皮	

（续表）

麻醉诱导(如果有硬膜外麻醉手术平面,告诉产科开始剖宫产,省去下列步骤)	
麻醉/护士:松开对环甲软骨的压迫	
麻醉:确认双肺呼吸音	
麻醉:固定气管导管	
麻醉术中维持	
麻醉:启动呼吸机、调整潮气量和呼吸频率	
麻醉:吸入氧浓度 >50%	
麻醉:吸入气体 >1 MAC	
麻醉:眼睛保护	
麻醉:胃管、温度、神经刺激仪	
麻醉:在夹脐带后,启用缩宫素,确认其作用	
麻醉:将吸入麻醉降到 0.5MAC	
麻醉:氧化亚氮(笑气)、阿片类,酌情给咪达唑仑	

注:0 – 完全忽略,1 – 没有达标,2 – 达标了。

1. 麻醉科分解动作

1）转运到手术室

（1）在手术台上子宫左斜位——首要任务

快速呼吸机蛇皮管检查:保证能够正压呼吸。

（2）100% 面罩吸氧除氮(即使准备用硬膜外麻醉也不例外)

- 最好维持 3 分钟以上。
- 没有时间的话,0.5 分钟 4 次或 1 分钟 8 次深呼吸。

（3）确认静脉通畅

- 放好监护仪:血压(测压)、氧饱和度、心电图。
- 气道设备:查喉镜、7.0 带导管芯气管导管、吸引器。

- 如果硬膜外已经给药,检查手术麻醉平面。
- 如果平面不够高,没有时间等待,马上全麻。

2）全麻插管

没有消毒铺巾、产科医师未拿上手术刀,绝对不要诱导。

（1）确认产科医师准备完全——减少胎儿对全身麻醉药物的吸收

（2）快速诱导:诱导前重压环甲软骨直到插管后测得呼气末二氧化碳($ETCO_2$)。

（3）诱导给药

- 硫喷妥钠 4 ~ 5 mg/kg（首选）。
- 丙泊酚 2 ~ 3 mg/kg。
- 如果血压不稳,考虑依托咪酯或氯胺酮。

（4）静脉给肌松药

- 氯琥珀胆碱(司可林)1 ~ 1.5 mg/kg:通常不需要加用非极化肌松剂,除非产科医师术野暴露或关腹困难。
- 如果氯琥珀胆碱(司可林)禁忌,改用罗库溴铵 1.2 mg/kg。

（5）气管插管

- 插管后确认呼气末二氧化碳($ETCO_2$):一旦确认,马上通知产科医师。
- 确认呼气末二氧化碳后,解除环甲软骨重压。
- 确认双侧肺呼吸音排除插管过深。
- 固定气管插管、眼睛闭合、胶布贴封。

3）术中管理

（1）目标:

- 保证母婴氧供。
- 确保足够的麻醉深度。
- 胎儿娩出后减少吸入麻醉对子宫肌收缩的负面影响。

开启呼吸机:调节频率/使潮气量保持 $ETCO_2 = 30 - 32$。

吸入麻醉七氟烷/地氟烷/异氟烷。

- 保持1.5MAC，使得子宫肌舒张。
- 保持吸入50%氧/50%氧化亚氮（笑气）。没有氧化亚氮的加用丙泊酚泵。

（2）新生儿娩出后：

- 减吸入麻醉减到0.5MAC（加上75%/氧化亚氮）。
- 脐带上夹后开始催产素静脉滴注，和产科医师确认子宫收缩情况，如效果不好考虑其他缩宫药物。
- 其他麻醉药物：①氧化亚氮（笑气）：氧气为2∶1，要保持饱和度正常为度。②咪达唑仑1~2 mg。③阿片类；芬太尼/氢吗啡酮/吗啡。

（3）其他事项

- 放置胃管。
- 体温检测：保持体温（考虑用保温毯）。
- 考虑BIS监护：针对术中知晓高危人群。
- 放置神经肌肉刺激仪。
- 昂丹司琼使用。

4）清醒

（1）确保氧饱和度和通气量：

- 潮气量5 mL/kg，呼吸<30次/min，血氧饱和度>93%。
- 生命体征稳定。

（2）确认肌松剂作用全部消除：

给了去极化肌松剂后，用新斯的明和格隆溴铵（胃长宁）。

（3）拔管过程中，密切注意气道通畅。

清楚意识到气道梗阻、呼吸过浅、误吸的潜在威胁。

2. 产科分解动作

1）到产床边

喊“来人啊”

检查患者和医护人员沟通临床发现

（1）脐带脱垂者：

- 宣告脐带脱垂。
- 托起胎先露，不到胎儿娩出不松手。不能即刻剖宫产的，需要在手术中托着胎先露。

（2）瘢痕子宫破裂者：

- 快速了解产妇的生命体征：心率、血压。
- 启动宫内复苏（停用催产素，静脉开放输液，给氧）。

宣布需要去手术室（在胎心变化后 4 分钟内到达），口头知情同意，解释即刻剖宫产的必要性。

协助断开各种监护导线，转运产妇去手术室。

2）产房—手术室

（1）把产妇平移到手术台。

（2）重新变子宫左斜位。

（3）查胎心（疑子宫破裂者不需要），和其他团队交流结果。

3）床边手术

（1）确认手术室工作人员已经打开和清点完手术器械。

（2）和其他医护人员交流剖宫产的迫切程度以决定做全麻或区域麻醉。

（3）和护士交流输血的可能性。

（4）强调需要新生儿重症医师到产房手术室。

4）术前管理

（1）确定一下在手术室的领头产科医师

- 指定一位开处方/取得抗生素（如果有人手）；
- 指定一位插导尿管，或根据即刻剖宫产需要不插导尿管；
- 指定一位放置电刀接地片；
- 让护士在产妇腹部泼优碘消毒；

- 如有必要让护理人员取出胎儿头皮电极。

(2) 让手术团队开始术前洗手。

(3) 产妇腹部铺巾。

(4) 连接并启用吸引器和电刀。

(5) 产科医师准备完毕，通知麻醉医师启动全麻诱导，并等待麻醉医师“可以开始”的指令。

5) 术中管理

(1) 告诉切皮时间。

(2) 切皮以后尽快完成手术。

(3) 胎儿娩出以后，和麻醉医师沟通产妇子宫收缩情况。

3. 助产/护士分解动作

1) 床边护理

喊“来人啊”。

遇到如下情况，应尽力抢救，做好转运去手术室的一切准备，等待产科医师的到来。

(1) 脐带脱垂

- 托起胎先露，等待产科医师的到来。
- 或把产妇变成头低脚高位。
- 停止催产素静脉滴注。
- 将产妇情况报告给产科医师，并继续托起胎先露，不到分娩结束不松手。
- 准备剖宫产。
- 收起/好各种监护导线、静脉通路、氧气鼻导管，去除产床制动闸，护士坐/蹲在转运床上顶住胎先露全速奔向手术室。

(2) 瘢痕子宫破裂

- 启动宫内复苏(停用催产素，静脉开放，面罩吸氧)，特别强调转运速度。

- 准备即刻剖宫产。
- 收起/好各种监护导线、静脉通路、氧气鼻导管，去除产床制动闸，全速奔向手术室。

护士长是手术小组的主管，其职责如下

（1）产科剖宫产决定一下达，立刻通过通信渠道快速传播给所有手术小组成员（麻醉、新生儿、产科、手术小组）

（2）护士的职责分配：

- 产房护士：

和产科/麻醉科转运产妇到手术室。

在手术室守护产妇，负责母婴医疗。

留置导尿管放置（子宫破裂产妇免）。

手术台上的安全带安置。

腹部消毒液抛洒。

临床记录。

术前核查确认（手上继续干活）。

- 跑腿护士：

协助产妇转运。

领取抗生素到手术室。

连接好吸引器和电刀。

安置下肢序贯压缩泵预防血栓。

作为跑腿护士，送脐带血气、从血库拿血、根据需要协助麻醉或新生儿医师。

手术开始后，一旦局势得到控制，可以离开。

- 新生儿（产房）护士：

产后新生儿的即刻处理，协助新生儿小组的工作。

一旦新生儿小组处理开始，可以离开。

2）转运到手术室

（1）把产妇转运到手术台：尽量子宫左斜位。

（2）取得胎心信息、报告产科医师（产房护士）（如果高度怀疑子宫破裂，不要浪费时间，即刻手术）。

（3）如果可能，放置留置导尿管，但不要耽误子宫破裂的手术（产房护士）。

（4）放置电刀接地板（产房护士）。

（5）安置手术台安全带（产房护士或跑腿护士）。

（6）帮助手术人员手术衣穿着（巡回护士）。

（7）手术台准备完毕后，和器械护士清点手术用品和器械（巡回护士+器械护士）。

（8）连接好吸引器和电刀（跑腿护士或巡回护士）。

（9）一旦产科和麻醉准备就绪，开始手术前核查。

3）术中管理

（1）产房护士继续记录。

（2）巡回护士进行手术室的巡回。

（3）跑腿护士在胎儿娩出前，继续作为团队万能队员，随时应付各种意外事件。

（4）在新生儿重症小组稳定了新生儿生命体征后，新生儿科/产房护士负责新生儿后续的常规医疗。

（5）非全麻剖宫产，在各项事务安排妥当后，巡回/跑腿护士可引领家属进手术室，给予产妇精神支持。

4）术后管理

（1）协助对产妇的清理和会阴部护理。

（2）协助转运产妇到床上。

（3）转运产妇去复苏室。

（4）开始复苏室护理和新生儿护理。

（5）在复苏室开始母乳喂养。

4. 新生儿科分解动作

1）构成成员

（1）新生儿科医师。

（2）新生儿专业护士。

（3）新生儿重症监护护士。

（4）新生儿呼吸治疗师/管理呼吸机人员。

2）快速赶赴产科手术室

（1）做好准备、开启新生儿辐射加温器。

（2）大部分情况下产房护士已经做好了准备。

（3）从产房护士处了解产妇和待产经过。

（4）检查器械。

表2－4是在辐射加热床边抢救新生儿所需物品和器械清单。每胎分娩前必须由产房护士清点和检查它们的功能状态，新生儿护士到手术室再确认。

表2－4 辐射加热床边抢救新生儿所需物品和器械

保暖	• 预热暖床 • 暖床温度设定在36.5℃ • 热毯子或热毛巾（用于擦干新生儿） • 塑料袋或布包（用于早产儿） • 可激活化学性加暖垫 • 转运保温箱随时待命
清理气道	• 吸球（2盎司） • 10Fr吸管连接到设置在80～100 mmHg的吸引器 • 胎粪吸引器
气管插管	• 喉镜：1、0、00号镜片，绝对的明亮光线 • 气管导管：2.5，3，3.5，4 • 气管管芯 • 呼气末二氧化碳探测器 • 1号喉罩和5 mL注射器

（续表）

给氧	• 方法给自由流动氧气（面罩，吸氧管，流量充气袋或三通） • O_2 流量：刚刚出生之前 5～10 L/min 依常规设置空氧混合器 脉搏血氧饱和度探头 脉搏血氧饱和度仪
通气	• 正压通气（PPV）装置并且工作正常 足月儿面罩（1号）、早产儿面罩（0号） 连接到空气/氧气源（空氧混合器） • 8 Fr 鼻饲管和 20 mL 注射器
听诊	• 听诊器
药物	• 随手即得的 1∶10 000 肾上腺素 • 生理盐水 • 记录单
脐带血管插管	• 无菌手套 • 手术刀或手术剪 • 聚维酮碘溶液 • 脐带胶布 • 脐导管：3.5F，5F • 静脉三通

＊根据 2010 American Heart Association International Guidelines for Neonatal Resuscitation

（5） 到手术室/产房后确认器械

• 保温床：①开启电源开关。②把温控变为手动，加到最大。③点亮加热灯。④确认 Apgar 评分用秒表处于工作状态。

• 面罩和皮球：①注意面罩大小。②查对氧气流量。③查氧气浓度。④确认氧气的接口和连接管。⑤设定 PEEP。⑥确认各种连接，保证能够正压呼吸。

• 气管插管：①确认型号正确的喉镜片。②把镜片上好，检查是否工作。③选择合适的气管导管，放入管芯。④确定 CO_2 检测器的到位。

• 吸引器：①接好管子，确定能够工作。②确认皮球吸痰器的到位和工作状态。③建好胎粪吸引准备。

- 氧饱和度仪和监护器：①开启监护器。②将各导线连接到监护器。
- 其他：巡视了解产房抢救车的位置
- 从产科医师手中接过新生儿
- 把新生儿置于保温床
- 评估新生儿
- 提前温床，保持新生儿体温 36.5℃
- 新生儿平卧，sniffing 位
- 全身擦干、刺激呼吸、减少冷刺激
- 更换所有湿被单
- 根据需要，清理分泌物

  擦去口鼻部分泌物

  根据需要，用皮球吸痰器

  避免剧烈刺激和深吸(否则会喉痉挛或反射性副交感过度兴奋导致心动过缓甚至心搏骤停)
- 按 ABC 评估新生儿

  气道(体位和清除分泌物)

  呼吸(刺激呼吸)

  循环(心率和氧饱和度)
- 确定是否需要抢救

  根据 AAP 指南，看新生儿抢救指南
- 当新生儿需要复苏时，需要额外的人员
- 如果不是全麻剖宫产，需要和产妇交流，实时报告所发生的事、发生的原因和处理情况
- 实时记录
- 详细听取产科护士的新生儿报告

3）稳定的新生儿

（1）如果产妇不是全麻，让新生儿和家人在一起

- 防止散热
- 用热毯子包裹
- 头戴帽子（头部是散热最多的地方）
- 护士帮助把新生儿安放在母亲的怀抱
- 或让家人把新生儿放在枕边

（2）新生儿科护士在复苏室把新生儿给全麻后产妇的家人。

（3）新生儿科护士负责新生儿的护理。

以上是新生儿产后即刻护理，事后确定是否需要抢救。新生儿复苏抢救见《新生儿复苏》。

第二节　产后大出血预见－预防－预警－应急－抢救细则

◎ 胡灵群，李韵平，Dan Drzymalski，May C. Pian-Smith，吴忆慧

问1：产后出血的定义是什么？发生率是多少？

答：产后出血定义：是指自分娩至产后24小时内，阴道分娩者出血量大于500 mL，剖宫产者出血量大于1 000 mL。发生率为4%～5%。从20世纪90年代初开始，在过去的20年中，美国产后出血发生率呈上升趋势，它是继严重的子痫前期并发症和栓塞性并发症之后，造成产妇死亡的第三大原因。1995～2004年间的数据发表在（Bateman，et al：（2010）. The epidemiology of postpartum hemorrhage in a large，nation-wide sample of deliveries. *Anesthesia & Analgesia*，110（5），1368－1373.）。

问2：为什么产后出血的诊断经常延迟？

答：因为产科患者一般都比较年轻、健康，加之怀孕期间的生理性血

容量增加，使得她们对失血的耐受力较强；此外，临床上还没有一个满意的评估失血量的方法；美国西北大学的研究还发现，医护人员常常低估了产妇的失血量。这些因素使得产后出血不能得到及时诊断甚至延误了治疗。

问 3：临床如何估计失血量？

答：目前临床最准确的估计出血办法是称重法，1g 重量约等于 1 mL。但在紧急情况下没有时间去称重，可以根据血块大小和纱布浸血范围来估计。一般来说，血块像橙子大小（直径 5 cm），出血量为 250 mL；血块像棒球大小（直径 10 cm），出血量为 500 mL。一块 45 cm × 45 cm 的纱垫，50% 浸血为 25 mL；75% 浸血为 50 mL；100% 浸血但不滴血为 75 mL；100% 浸血并有滴血为 100mL（图 2－1）。虽然每种纱垫的吸收能力不同，但记住这个简单的方法可以更好地估计失血量。在美国所使用的纱布和纱垫规格是相同的（图 2－2）。

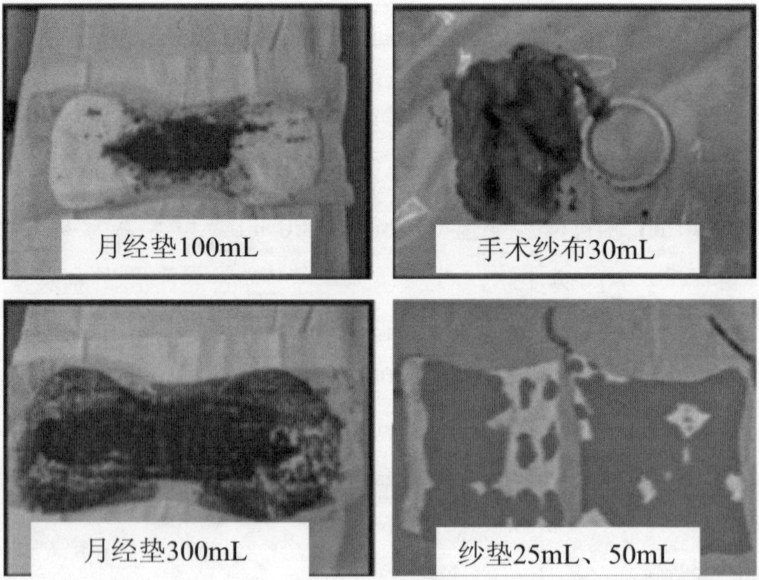

图 2－1　估计失血量

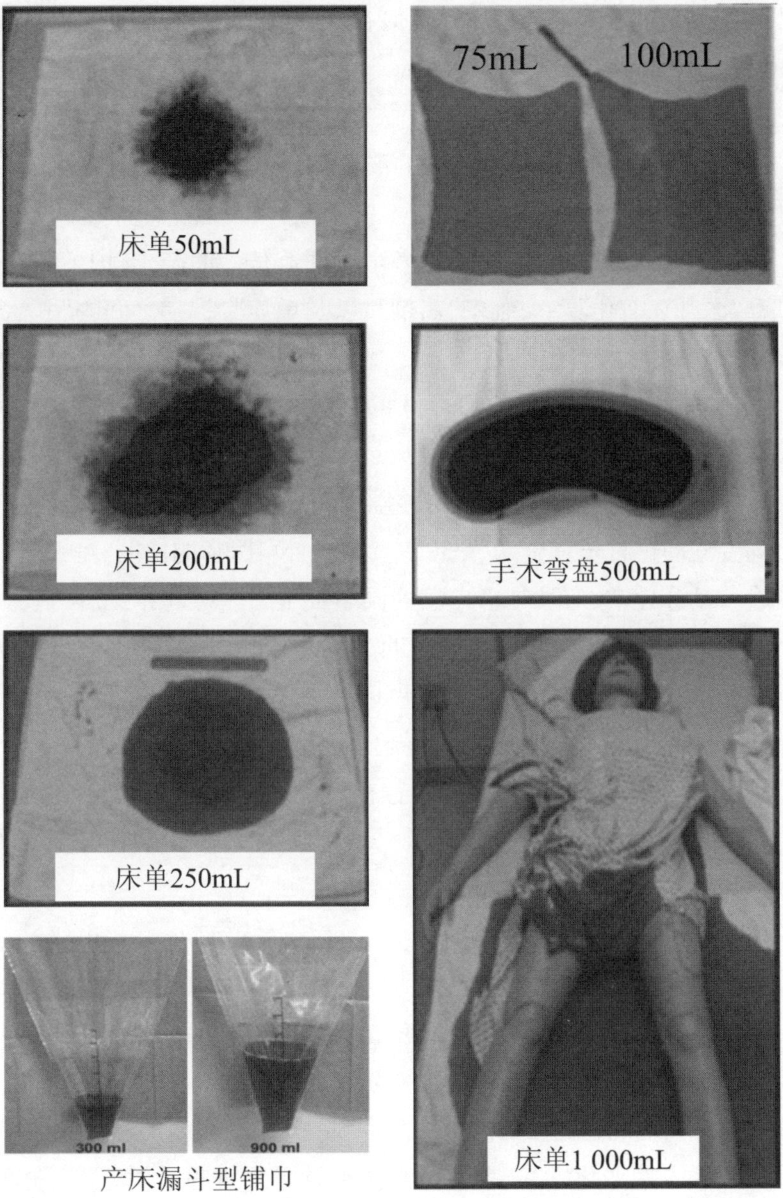

*来源:美国 CALIFORNIA MATERNAL QUALITY CARE COLLABORATIVE 网站

图2-2　美国估计失血量方法

问 4: 医疗团队中的各成员如何在产后出血的抢救中发挥各自的作用?

答: 首先必须明确

(1) 绝大多数(93% ~95%)的产后出血导致的死亡是完全可以预防和避免的。

(2) 产后大出血抢救必须是多学科的合作。助产士/护士、产科医师、麻醉医师还有化验室、血库、药剂科以及重症监护室之间的团队合作是抢救成功的关键。

(3) 一切为了母婴是这个团队的宗旨,是团队所有细则、职责和解决摩擦的准则。“是否有利于母婴?”是大家需要时刻牢记的准则。

一般来说,产科医师的职责是“组织的决策者”:积极采取措施止血、是否需要立即进行子宫全切、是否需要其他外科医师的协助、是否需要放射科进行动脉栓塞、何时寻求自己的同事或上级医师的帮助等等。产科护士的职责是“组织的协调者”:协助产科医师和麻醉医师,做好多学科之间的联系、送化验及报告化验结果、与血库联系并拿取血液制品等等。

问 5: 麻醉在产科出血诊疗上能起什么作用?

答: 虽然还没有确切的解释,但存在着两个现象

(1) 随着美国产科麻醉的发展,美国产科出血在 20 世纪末已经不再是产科死亡的首因。

(2) “中国行”两大自然临床试验,一家教学医院,一家市级产科医院,对 35 000 名产妇的临床研究发现,产后出血、用血、输血人数都减少了。图 2-3 是温州医科大学附属第二医院在产科麻醉 24 小时进驻产房前后,产后大出血比例和产后输血率的变化。

麻醉医师是管理产后出血、输血的专家,是产房团队中不可取代的一员。围手术期如此,围产期也不例外。除了合理输血管理外,他们还为及时处理产妇产后出血、子宫收缩不良、产道修补和胎盘残留清宫术等提供合理的麻醉和治疗措施。麻醉医师推崇“预见性麻醉”的思维方

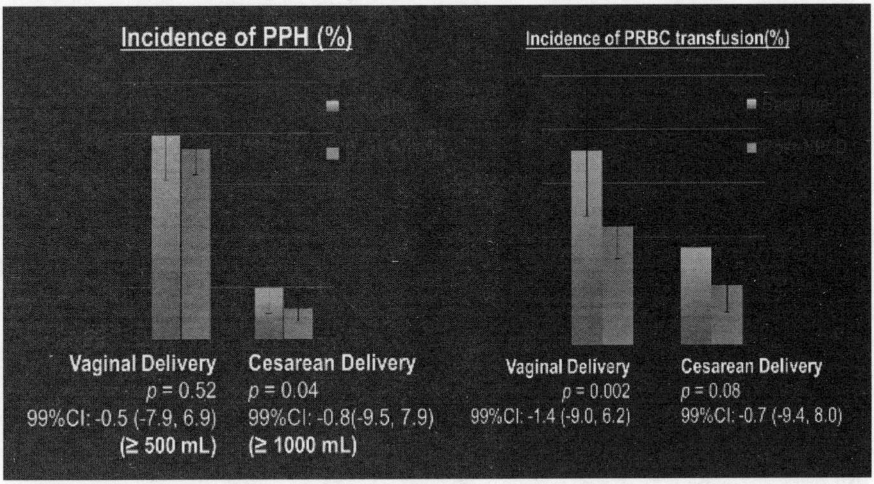

图 2-3　产科麻醉 24 小时进驻产房前后，产后大出血比例和产后输血率的变化

式，他们非常专注地对待产科有关的出血问题（如子痫前期），从病史、体检、实验室检查等资料中发掘那些容易导致产后出血的因素，并为此进行了大量的临床研究，为产后出血的救治提供了更有力的安全保障。在具体工作中，由麻醉医师为产后大出血孕产妇制定周密的围产期方案，包括建立静脉通路、提供分娩镇痛/手术麻醉、生命体征的管理、实施输血及各种非外科出血疾病包括大输血并发症的预防和处理。同时，麻醉医师会考量麻醉途径和麻醉药物对子宫收缩力的影响，提供相应的后续后备方案。

问 6：抢救产后出血所需的设备和设施有哪些？

答：设备：监护仪、放置动脉管和中心静脉管的设施、快速输血输液设备（如：Level One, Belmont Rapid Infuser）、液体加温器、维持体温的电热毯（如：Bair Hugger）。产房：Bakri 气囊、用于 B-Lynch 缝合术的缝合线、子宫全切的器械、膀胱镜。血库：充分的血源、充分的人力，各种血制品化验室。充分的人力，尽快将化验结果报告手术室。药物：子宫收缩药物（表 2-6）、钙制剂、白蛋白、羟基淀粉、可能需要活化 VII 因子。

问7:美国产房是如何加强产后大出血管理和团队合作的?

答:根据产后大出血抢救细则抢救患者已经成为一个正在广泛推广的理念。可建立在医学模拟人培训中心进行产后大出血演练的制度,以加强产科医师、麻醉医师、产科护士的团队合作和临床配合。下面是西北大学普伦蒂斯妇女医院产房墙上高挂的多学科产后大出血抢救细则(表2-5)。

表2-5　西北大学普伦蒂斯妇女医院多学科产后大出血抢救细则

Severity

No observable abnormal bleeding, but maternal pulse rate >115bpm or systolic pressure < 95mmHg may indicate postpartum hemorrhage
☐ Press "OB Assessment" wall button and text alert "VS changes" on responder net. ☐ Discuss need to enact postpartum hemorrhage protocol (below) ☐ Need for type and screen ☐ Need for additional uterotonics (Methergine, Hemabate, and Cytotec) ☐ Need to move patient to L&D prep/hold/recovery room (for postpartum patients only) ☐ If the physician decides not to enact the pph protocol, he/she must document why there is a low suspected probability of a hemorrhage and list alternate etiologies ☐ Notify attending

Abnormal Blood Loss: EBL at 500cc for vaginal or 1,000cc for cesarean delivery and continued bleeding			
Primary nurse actions	Secondary nurse actions	Obstetric service actions	Anesthesia service actions
☐ Continually assess blood loss and state EBL in 500cc increments to LDR team. This action to be completed by the circulator during a c-section and will begin at 1000cc ☐ Press "OB Emergency" wall button and text alert on responder net ☐ Type and Screen if not already complete ☐ Initiate NPO status until resolution of hemorrhage ☐ Complete pph flow sheet q 15 minutes ☐ Stay with the patient until bleeding is resolved, regardless of transfer	☐ Serve as primary clinical contact for other providers ☐ Retrieve Methergine, Hemabate, and Cytotec from Omnicell and have available in patient's room ☐ Begin weighing chux and pads ☐ Check with primary nurse q 30 minutes to evaluate situation	☐ RN announcement of EBL to trigger a team check of blood loss ☐ Resident accountable for notifying attending of the situation and reviewing plan of care with primary nurse ☐ Call in attending to lead medical/surgical interventions	☐ Resident accountable for notifying attending of the situation and reviewing plan of care with primary nurse

Severe Blood Loss: EBL at 1,500cc and continued bleeding			
Primary nurse actions	Secondary nurse actions	Obstetric service actions	Anesthesia service actions
☐ Press "OB Emergency" wall button and text alert on responder net ☐ Complete pph flow sheet q 5 minutes until bleeding is considered under control ☐ Record temp q 30 minutes	**Notify following services (ensure emergent nature of situation is communicated): ☐ Interventional Radiology (6-5200 during day or page 5-6394 after hours) for physician to physician communication and possible transfer ☐ Call Gynecologic Oncology for physician to physicain communication Resident pager (5-4963) Refer to call schedule for attending access ☐ Blood Bank (6-2513) ☐ Unit Attending (2-2031) ☐ Call OR Clinical Coordinator (2-2012) and Gyne OR (2-7874) to arrange for instruments or OR use ☐ Order labs (PT/PTT, H&H, Fibrinogen- Superstat) ☐ Type and crossmatch 6u PRBC ☐ Arrange for baby to be transferred ☐ Ask charge nurse to call manager or HOA if additional resources needed	☐ Attending present to lead medical/surgical interventions	☐ Resident to call attending (2-2016) ☐ Attending to lead fluid resuscitation, line placement, and monitoring

Critical Blood Loss:EBL >2,000cc and continued bleeding			
Primary nurse actions	Secondary nurse actions	Obstetric service actions	Anesthesia service actions
☐ Call/page immediate responders (if not already notified): ☐ Complete pph flow sheet q 5 minutes ☐ Record temp q 30 minutes	☐ Call in Gynecologic Oncology team Call/page additional resources for intervention or transfer ☐ Interventional Radiology (6-5200) or (5-6394 after hours) ☐ Blood Bank (6-2513) ☐ L&D OR (2-3950) ☐ Pharmacy (2-3999) ☐ Inform Bed Assignment (6-2051) or HOA of need for ICU bed (pager- 5-7081)	☐ Attending present to lead medical/surgical interventions	☐ Attending present to lead medical/surgical interventions ☐ Consider 0neg blood transfusion if T&C not available ☐ Activate critical blood loss protocol (6-2513) ☐ Consider calling for cell saver (web page "cell saver" or call 6-2068)

**Call back if no longer needed

Privileged & Confidential Under IL Medical Studies Act

问8:产后出血常见原因和药物选择?

答:产后出血的病因可分为子宫性和非子宫性。子宫收缩乏力是产后出血的最为常见原因,任何失血过多的产妇首先应排除是否存在子宫收缩乏力。子宫收缩乏力可以是原发性也可以是继发于胎盘滞留、子宫内膜炎。非子宫性出血最常见的是产道撕裂伤,通常比较容易诊断和修复,但如果诊断不及时,其预后反而比较差。常用子宫肌肉收缩剂(摘自《产科麻醉原理和临床》,人民卫生出版社,2012年)见表2-6。

表2-6　常用子宫肌肉收缩剂

药名	剂量	给药途径	不良反应	注意事项
缩宫素	10~40 IU 稀释于1L乳酸林格液 5~10 IU	静脉滴注 肌内注射	低血压、心率加快、恶心呕吐	避免直接静脉注射
麦角碱类	200 μg	肌内注射	升高血压 恶心、呕吐	避免用于高血压、先兆子痫、子痫
卡前列腺素	250 μg	肌内注射或子宫肌内注射	支气管痉挛	避免用于支气管哮喘的患者
米索前列醇	400~1 000 μg	肛塞或阴道给药	战栗、体温增高,血压升高	
氯化钙	1 g	缓慢静脉推注	注意过快注射后冠脉痉挛	

问9:经常在文献上看到"Typing & Screen",那是什么意思?和"Typing & Crossmatching"有什么区别?

答:根据输血可能性的大小,美国医院里会通过Typing & Screen(血型鉴定+抗体检测)区别于大家熟悉的Typing & Crossmatching(血型鉴定+交叉配血),有的医院还有一种叫Draw & Hold(抽血+留送血库),以下是这三种方法的区别和运用

(1) 血标本留送:将常规血样本送血库保存备用,不进行血型鉴定、抗体检测和交叉配血。研究得出,这样平均省去30分钟时间。主要适用于择期手术患者或产妇,以防万一。这为抢救赢得宝贵的30分钟。

(2) 血型鉴定血抗体检测:包括ABO血型鉴定、Rh血型鉴定、临床常见抗体的检测。在紧急救命情况下,来不及交叉配血可直接输同型血,这也是主要适用于择期手术患者或产妇,节省时间的同时也减少不良反应。

(3) 血型鉴定+交叉配血:将献血者的血与患者的血交叉合血,保

证相容不溶血,至今还是金标准。(注:配血后 72 小时有效。如果 3 天内配好的血没有用,再输血时就必须重新抽血做交叉配型)

问 10:中国还有些地方没有常规进行所有产妇的血型血抗体检测,如果血制品供应上不能有效保障产科大出血的紧急救治时,有什么可以选择?

答:(1) 血标本留送是一项非常实用的办法,花费少,符合国情,不需要改变现有系统,研究可以进一步证实它对患者临床结局的影响。

(2) 患者自体血,包括剖宫产患者在内,是一个很有效的办法。

问 11:每个备血的产妇是否都应该常规做抗体筛查试验?

答:文献报道,产妇需要输血的发生率为 0.4%。2007 年,美国麻醉医师学会(ASA)发表的产科麻醉临床指南认为,没有足够文献支持产妇常规血标本抗体筛查能降低麻醉相关并发症。因此,不建议对健康的、没有并发症的阴道分娩和剖宫产患者常规进行抗体筛查,甚至交叉配血。被问卷的 ASA 会员同意所有产妇都应给血库血标本留送,因此 ASA 临床指南建议,各医院可根据自己的临床细则、医师根据孕产妇出凝血病史来决定是否送血样、抗体筛查和交叉配血。实际上,很多产科医师在产前门诊时会让孕产妇去血库进行抗体筛查。

问 12:是否需要产后出血抢救指南?血型血交叉的原则是什么?

答:美国医院对低危的剖宫产产妇,一般预先做血型 + 血抗体筛查;对高危产妇,一般交叉配血 2 单位血备用(表 2 -7)。(注:美国医院标准电子配血过程需 45 分钟)

表 2 -7 剖宫产患者血型血交叉的原则

	血库程序
所有产妇、择期剖宫产的妇女	抽血 + 留送血库
非择期剖宫产	血型 + 血抗体筛选
高风险患者	血型 + 血交叉

问 13：目前关于产后出血抢救的一个最大的临床进展是什么？

答：WHO 和美国妇产科学会推荐医院制定产科大出血抢救指南，指南的制定、实施是一个复杂的过程，它涉及多学科协作而且需要根据当地的血源、设备的实际条件制定可行的方案（图 2-4）。

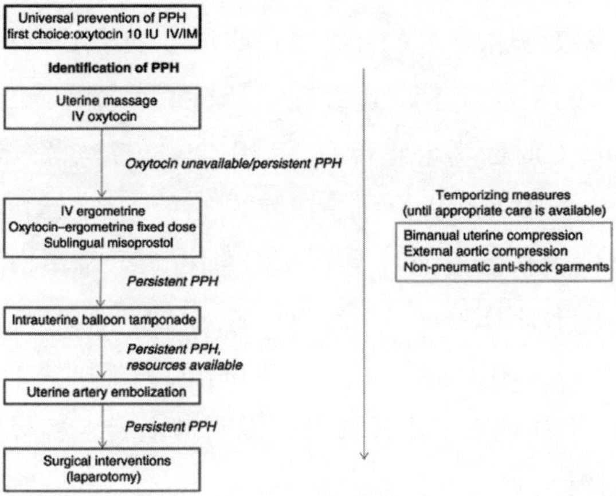

Fig. 1. Summary overview of postpartum hemorrhage (PPH) treatment based on WHO recommendations. Decisions must be guided by the experience of the provider, the availability of drugs and treatment modalities, and by known contraindications.

图 2-4　产科大出血抢救指南

问 14：什么时候需要输血？是否有输血的血红蛋白阈值？

答：最新 ASA 的输血指南建议（Practice Guidelines for Perioperative Blood Management，Anesthesiology 2015；122：241-300）：术中应严密观察失血的情况，密切观察生命体征和器官供氧灌输的情况。一般认为血红蛋白 >80g/L 时不需要输血；而血红蛋白 <60g/L 时往往需要输血。

问 15：是否应该保持 1∶1 红细胞和新鲜冷冻血浆（FFP）的输血比例？什么情况下需要维持 1∶1 的比例？

答：一般情况下没有这项规定，应依据患者的情况而定。人体只需要 25% 的血浆凝血因子的浓度就可以维持正常的凝血功能。在没有 DIC 的情况下，非产妇患者可以输 1 200 mL 红细胞后输 FFP，但是产科患者输 FFP 还是应该启动更早，这是抢救产后大出血细则的范畴并成为一个考核指标。最新的 ASA 输血指南建议采用血细胞和 FFP 的 1∶1比例输血，以避免低血容量和稀释性凝血障碍。如果存在 DIC，严重消耗了凝血因子，应尽早按 1∶1补充 FFP。（注：美国医院冷凝聚融化过程需 35～45 分钟）

问 16：什么时候使用冷沉淀？怎样使用？

答：冷沉淀是补充纤维蛋白原和纤维结合素的重要来源。妊娠期纤维蛋白原的浓度成倍增加，产妇的纤维蛋白原浓度低于 1 500 mg/L 时，虽然还是非妊娠妇女的正常值，但是已经提示产妇病情危重了。纤维蛋白原浓度低于 1 000 mg/L 时应考虑输冷沉淀，10 个单位冷沉淀含 2g 纤维蛋白原，可增高 65 mg～70 mg/dL 纤维蛋白原的血浆浓度。冷沉淀不需要交叉配血，最好 ABO 相符，但不绝对需要 ABO 相符。纤维蛋白原降低是产科非常常见的问题，在临床处理中必须特别关注（注：美国医院 CRYO 融化过程需 35～45 分钟）。中国使用纤维蛋白原制剂，可能解决不少问题。

问 17：静脉推注钙剂不用稀释吗？说明书上要求稀释后使用而一些教科书没说要稀释，到底应该怎么用？

答：氯化钙外渗可导致组织坏死，一般主张通过中心静脉给氯化钙，不需要稀释。如果通过外周静脉给，也是不需要稀释的，只需缓慢推注。在快速推注氯化钙时可导致患者心电图 ST 段下降。葡萄糖酸钙比较温和，对静脉的刺激较轻，可以对清醒患者使用。

问 18：在紧急情况下来不及交叉配血，能不能输患者血型符合的血液？输了以后可能会发生什么情况？

答：在没有时间配血且不知血型情况下，紧急输血选择

（1） O 型 Rh（－）血（美国的大医院和产房都有这类备血）。

（2） 如已知血型时，用 ABO 血型相配、抗体阴性、没有交叉配血的血液（Clinical Anesthesia，7e）。

（3） 时间允许时，用常规做过血型、血交叉的血。

在紧急情况下，血库来不及完成测试时可由主治医师签字后，血库按照紧急输血指南（emergency release procedure）发送 ABO 匹配的血制品。

患者有可能产生抗体，所以紧急输血后须密切观察患者是否有溶血现象。（贴示：我们医院标准自动配血过程需 45 分钟）。根据临床情况的缓急，如不知血型时可以输 O 型 Rh(-) 血。实际上，不配血的急性溶血发生率为 1∶80 000，实验室配血溶血发生率为 1∶40 000。在生命垂危，而血又是唯一的治疗手段时，给患者输没有配过型的血液是万不得已而为之。血库立即发送 O 型 Rh(-) 血，如已知 ABO 和 Rh，则发同型血，血库不会问任何问题，由签名医师承担责任。

问 19：因为紧急情况输注了 O 型 Rh(-) 血液后，又有了患者血型交叉配好的血，是继续输 O 型 Rh(-) 血还是换成配好的血？

答：在继续用血上，有三种选择：①继续输用 O 型 Rh(-) 血。②转为患者自己的血型、没有做过交叉的血。③重新做血型血交叉后，用自己血型的血。

应该用配好的血，ABO 和 Rh 交叉配好的血是首选，筛选过的血排除了因不相容而产生抗体的可能性。O 型 Rh(-) 血被称为“万能血”，用于紧急抢救：O 型 Rh 阴性血是“稀缺资源”，能不用时尽量不用，留给危重患者抢救用。在麻醉教科书中提到：在患者输了两个单位以上的 O 型 Rh(-) 血以后，即使有了患者自己的血型血，也应该继续输 O 型 Rh(-) 血，不应该转回到患者自己的血型血。现在的成分血细胞只有微量的血浆成分，不至于导致血管内溶血的地步。所以即使输了多个 O 型 Rh(-) 血后，也最好转回患者自己血型的血。在临床实践中，一般输注 1 单位 O 型 Rh(-) 血后，血库通常已有时间进行交叉配血，这时就用配好的血。（注：美国每单位血细胞 300 mL，中国每单位血细胞 200 mL）

问 20：在没有 Rh(-) 的某种血液、产妇又是大出血的情况下，能不能输 Rh(+) 血液？输了以后会发生什么情况？

答：Rh(-) 产妇尽可能输 Rh(-) 红细胞。如果因生命垂危紧急输了 Rh(+) 血后，需要用大剂量抗 D 免疫球蛋白，但这种情况产妇会产生 Rh 抗体[* 请注意：少于 0.1 mL Rh(+) 血即会导致母体产生抗体]。

Rh 抗体通过胎盘会影响下一次怀孕的 Rh(+)胎儿,引起溶血性疾病。一般来说少于 0.1 mL Rh(+)红细胞,即几滴血进入母体即会导致产生抗体,这取决于自身免疫功能。汉族人口 Rh(-)血型占3.4‰。因个体免疫反应程度而异,Rh 血型不配输血后一般没有什么症状,病情没有 ABO 血型不合急性溶血那么严重,有的会有慢性、轻度输血反应,最多表现为红细胞输注无效,严重溶血症极为罕见。最大的忧患是产生 Rh 抗体,特别是母婴方面的。我们血库生育期 Rh(-)女性输血只给 Rh(-)血。但老年人或男性输血因 Rh(-)血源缺乏,根据情况也可以给 Rh(+)血。根据个体不同,抗体多在 2~10 天产生,一般我们说 3 天,所以即使有配好的血 3 天后也要重新配型,因为有可能产生新抗体。初级免疫反应是 IgM 2~3 周,短暂一般测不到;二级反应是 IgG,2~10 天。血库交叉配血的作用是检测任何存在的抗体,给予患者完全相配的血,预防二级反应。IgM、IgG 产生指一般免疫反应,并不只是 AntiD。IgM 不引起胎儿溶血病,因为它不能通过胎盘。(提示:美国每针抗 D 免疫球蛋白用于拮抗 15 mL Rh(+)血细胞)

问 21:哪些产妇需要打免疫球蛋白?为什么?

答:需要确定怀孕妇女和她发育中胎儿的血型兼容性。Rh 检测在怀孕期间尤其重要,因为产妇和她的胎儿 Rh 可能是不兼容的。如果母亲为 Rh(-),但父亲是 Rh(+),胎儿可能是 Rh(+)即具有 Rh 抗原,其结果是母亲的身体会产生抗体对抗 Rh 抗原。上述抗体可以穿过胎盘而破坏婴儿的红血细胞,导致胎儿和新生儿溶血性疾病(HDFN)。为了防止 Rh 抗体的产生,Rh(-)的产妇应在怀孕期间(28 周)注射 Rh 免疫球蛋白,如果宝宝是 Rh(+),产妇在分娩后须再次注射抗 D 免疫球蛋白。该抗 D 免疫球蛋白能结合并"屏蔽"怀孕和分娩期间母体接触到胎儿血的 Rh 抗原,防止产妇产生针对 Rh 的抗体。没用抗 D 免疫球蛋白预防的话,Rh(-)孕妇抗体转阳性率在 16%,产后用抗 D 免疫球蛋白的失败率在 1%~2%,产前产后都用失败率是 0.1%~0.2%。

问 22:哪些产妇的婴儿要查脐带血血型?

答:在美国出生的婴儿一般都通过脐带血检查血型和抗 D 免疫球蛋白(28 周)。除血型外,可根据临床情况检测胆红素水平、血培养(如怀疑感染)、血糖水平、全血细胞计数(CBC)、药品检测,此外还可通过脐血 RPR 筛查梅毒和脐动脉血气分析(有的医院作为常规)。

问 23:能给产妇自体血回输吗?

答:产科自体血回输是将手术野出血吸引、抗凝后收集到储血罐过滤、离心、浓缩红细胞,再进行洗涤,然后通过白细胞滤器回输到产妇体内。也就是通过离心力学回收红细胞,但不能去除胎儿红细胞。目前为止,因为顾虑羊水栓塞、污染、组织因子或血液稀释等原因的导致的凝血功能障碍、母婴血不兼容等问题,美国医院的产科用自体血回输还不普及,西北大学去年开始了这项临床工作。“中国行”宁波市妇女儿童医院则有大量的临床实践,在技术操作不出现失误的情况下,产科自体血回输引起羊水栓塞的理论风险几乎为零;但因为目前无法去除胎儿红细胞,同种免疫风险确实存在。通过白细胞滤器和规范操作规程,宁波市妇女儿童医院至今已经为 700 多例产后大出血的高危剖宫产产妇安全回输了自体血,超过总剖宫产输血率的 45%。自体血回输减少了对异体血的需求;减少了输血并发症的发生率,没有一例出现自体血输血反应;不增加其他血制品的用量;不增加手术后抗生素使用率;不增加 ICU 入住率、ICU 时间、产后住院时间。报告已经送交美国产科麻醉年会。

中国用血难是一个突出问题:血源紧缺;很多地方医院还没有自己的血库;产房不常规实行 O 型 Rh(-)红细胞血的备用;输异型血还有很多限制;产科出血防不胜防,如穿透性植入型前置胎盘,可能瞬间出血几千甚至上万毫升,异体红细胞供应速度和数量上明显制约抢救效果。自体输血或许是一个非常好的选择,从开始的产后出血再次供手术患者应用、双管吸引到单管吸引等,经过不断地理论与实践更新,目前产科自体血回输技术相对成熟,已经得以常规开展。

表 2－8　无痛分娩中国行《高级产科麻醉 1＋2＋3 计划》2－2 产后大出血细则

NPLD-GHI: Advanced Obstetric Anesthesia (AOA) 1-2-3 Plan （3-3）

产房全体戒备：产妇心率>120 bpm 或者收缩压< 90mmHg

- 一旦出现产后大出血，必须向所有当班的护士、产科医生和麻醉医生报警
- 发现宫缩乏力，催产素给药速度加倍，其他宫缩药物马上就位

一线护士	当班护士主管	产科	麻醉
第一级：经阴道分娩后的估计出血量为500毫升 或剖宫产后估计出血量1000毫升，出血仍在持续			
开始时间：　护士姓名：	**开始时间：　护士姓名：**	**住院医师/进修医生**	**研究医师/住院医师，**
• 宣布细则开始实施 • 开始产后大出血专用诊疗记录单 • 监控生命体征，并定时产后出血量估计 • 管理静脉输液管,推注泵,液体及相关药品. • 严格记录入出量 • 给产妇盖温棉被保温，或采用热风毯 • 各种止血辅料及带血迹床被单称重,并寻查手术记录，总出血估算结果通报当班护士主管. 若出血量超1000毫升且出血持续，插尿管、计尿量	• 向当班护士、产科医生和麻醉医生团队报警 • 当班产科医生：　时间， • 当班麻醉医生，　时间， • 使用称重法估计出血量，黑板上记录，每>500ml/次，时间 • 若是宫缩乏力，准备除宫缩素外的其他宫缩药物 • 立即通知血库血型血交叉，备血2单位 • 若估计出血量超1000毫升，查血常规	• 核对BLEED • 向主治医师汇报临床状况，依据BLEED原则，与护士和麻醉医生重温救治措施 **产科主治医师：** • 若产妇估计出血量超1000毫升，需赶往床边检查过问	• 向麻醉主治医师汇报临床状况，与护士和产科医生一起检查救治措施，医生交流依据BLEED原则.
第二级：估计出血量达1500毫升，出血仍在持续			
开始时间：　护士姓名：	**开始时间：　护士姓名：**	**主治医师协同进修医生或 住院医生：**	**进修医师/住院医师，**
• 如果位于产房，继续履行一级措施中的职责 • 如有上级指令，给产妇血制品 • 继续产后大出血诊疗记录 注：若病人在手术室，药品管理和置管由麻醉医生完成，此时一线护士协助护士组长工作	• 通知主治医师来做评估 • 启动全团队核对BLEED • 通知血库和主任医生，包括你的姓名、回电号码、床号、出血量 • 送紧急血象，DIC全套 • 要红细胞4单位、血浆2单位 • 开始输红细胞 • 向麻醉医生询问是否需要冷沉淀血和血小板 • 把婴儿转入新生儿病房 • 如有必要，协助病人转入手术室 • 在麻醉医生指示下，动用备用血制品冷藏柜O型Rh阴性血	• 启动全团队核对BLEED • 床边管理指挥 **产科当班主任：** • 若产科主治医师不在场，启动全团队核对BLE • 与病人主管产科主治医师直接沟通，核实BLEED执行情况	• 向麻醉主治医师汇报临床状况，与护士和产科医生一起了解实施BLEED各项措施 **主治医师/进修医师/住院医生：** • 指导实施补液、置管和产妇监控.
第三级：估计出血量超过2000毫升，出血仍在持续			
开始时间：　护士姓名：	**开始时间：　护士姓名：**	**主治医师/进修医师/住院医生：**	**主治医师/进修医师/住院医生：**
• 与家属沟通 • 如有需要，协助手术室工作. • 核查血制品	• 要求全团队核对BLEED • 通知血库，启动产科大出血预案，表明自己为血制品使用的主要联络人 • 通知妇科肿瘤研究医师，使产科医生能够和妇科肿瘤医生讨论病例 • 如果妇科肿瘤医生报到，召入妇科洗手护士 • 通知产科药剂师 • 备好血液冷藏箱	• 实行BLEED • 考虑产妇去手术室 • 根据BLEED实行情况，上报产科当班主任 • 考虑和放射介入主治医师讨论放射介入的可能	• 继续补液 • 负责紧急抽血，每1000ml，抽一次 • 考虑用血液回收技术
第四级：估计出血量超过3000毫升，出血仍在持续			
开始时间：　护士姓名：	**开始时间：　护士姓名：**	**主治医师/进修医师/住院医生：**	**主治医师/进修医师/住院医生：**
• 与家属沟通 • 如有需要，协助手术室工作. • 核查血制品	• 核对团队BLEED • 通知当班产科主任床边救治 • 通知其他外科住院医生来床边处理 • 考虑召入妇科洗手护士协助 • 继续协助团队. • 利用医院内管道系统获取血库送来的血制品	• 按BLEED实行 • 保证病人到手术室 • 按BLEED规定，找产科当班主任 • 如果需要找外科医生协助 **产科当班主任** • 赶赴病人床边	• 继续进行复苏.

B：诊疗环境和血制品备好 L：检验科数据/检查时间 E：过去一小时内总的估计出血量和其增加值 E：额外需要的人力/团队 D：决策	**护士角色与职责** 一线护士 - 负责一线的病人护理操作 护士主管-负责与其他医务人员沟通交流，下达任务，戴红色帽子.

在实施产科自体血回收时，经常混有来自胎盘的血液，可能产生母亲对胎儿血细胞的异体免疫：①ABO 不兼容，或许因为胎儿血细胞抗原发育不成熟、免疫原性弱，没有引起近期严重的反应。②回输血混有 Rh(＋)抗原，中国没有免疫球蛋白制剂 RhoGAM，如前所述可能会对下一次

妊娠产生影响。③非 ABO 抗原进入母体,产生不规则抗体风险,输异体血也同样存在,而且随着输异体红细胞数量增加,产生不规则抗体的风险也递增。所以在挽救了母亲生命后,母亲远期并发症以及自体回输血适应证等问题,还有待观察研究来回答。是否需要用新生儿脐带血代替静脉血做血型和血交叉也是需要回答的问题。

问 24:产妇心率 >120 bpm 或者收缩压 <90 mmHg 怎么办?

答:黄色警报

(1) 产房全体戒备,各当班主管,复习产妇病史、病程、产程、化验室指标。

(2) 一旦发现产后大出血,必须向所有当班的护士、产科医师和麻醉医师报警。

(3) 发现宫缩乏力,缩宫素给药速度加倍,其他宫缩药物马上就位。

(4) B:Background 诊疗环境和血制品备好。

(5) L:Lab 检验科数据/检查时间。

(6) E:EBL(estimated blood loss)过去 1 小时内总的估计出血量和其增加值。

(7) E:Extra 额外需要的人力/团队。

(8) D:Decision 决策。

问 25:出现产后出血(剖宫产 1 000 mL,阴道产 500 mL)时,产科、麻醉科、护士各自需要干什么?

答:见橙色警报一号(表 2 -9)

问 26:产后大出血超过 1 500 mL,产科、麻醉科、护士各自需要干什么?

答:见橙色警报二号(表 2 -10)。

问 27:产后大出血超过 2 000 mL,产科、麻醉科、护士各自需要干什么?

答:见红色警报一号(表 2 -11)。

表 2－9　橙色警报一号

第一级：经阴道分娩后的估计出血量为500 mL　或剖宫产后估计出血量1000 mL　，出血仍在持续			
一线护士	当班护士主管	产科	麻醉
开始时间：　护士姓名： • 宣布细则开始实施 • 开始产后大出血专用诊疗记录单 • 监控生命体征，并定时产后出血量估计 • 管理静脉输液管、推注泵、液体及相关药品 • 严格记录入出量 • 给产妇盖温棉被保温，或采用热风毯 • 各种止血辅料及带血迹床被单称重，并寻查手术记录，总出血估算结果通报当班护士主管 若出血量超1000毫升且出血持续，插尿管、计尿量	**开始时间：　护士姓名：** • 向当班护士、产科医生和麻醉医生团队报警 • 当班产科医生：　　时间： • 当班麻醉医生：　　时间： • 使用称重法估计出血量，黑板上记录，每>500ml/次，时间 • 若是宫缩乏力，准备除宫缩素外的其他宫缩药物 • 立即通知血库血型血交叉，备血2单位 • 若估计出血量超1000毫升，查血常规	**住院医师/进修医生** • 核对BLEED • 向主治医师汇报临床状况，依据BLEED原则，与护士和麻醉医生重温救治措施 **产科主治医师：** • 若产妇估计出血量超1000毫升，需赶往床边检查过问	**研究医师/住院医师：** • 向麻醉主治医师汇报临床状况，与护士和产科医生一起检查救治措施，医生交流依据BLEED原则

表 2－10　橙色警报二号

第二级：估计出血量达1500 mL　，出血仍在持续			
一线护士	当班护士主管	产科	麻醉
开始时间：　护士姓名： • 如果位于产房，继续履行一级措施中的职责 • 如有上级指令，给产妇血制品 • 继续产后大出血诊疗记录 注：若病人在手术室，药品管理和置管由麻醉医生完成，此时一线护士协助护士组长工作	**开始时间：　护士姓名：** • 通知主治医师来做评估 • 启动全团队核对BLEED • 通知血库和主任医生：包括你的姓名、回电号码、床号、出血量 • 送紧急血象，DIC全套 • 要红细胞4单位、血浆2单位 • 开始输红细胞 • 向麻醉医生询问是否需要冷沉淀血和血小板 • 把婴儿转入新生儿病房 • 如有必要，协助病人转入手术室 • 在麻醉医生指示下，动用备用血制品冷藏柜O型Rh阴性血	**主治医师协同进修医生或 住院医生：** • 启动全团队核对BLEED • 床边管理指挥 **产科当班主任：** • 若产科主治医师不在场，启动全团队核对BLEED • 与病人主管产科主治医师直接沟通，核实BLEED执行情况	**进修医师/住院医师：** • 向麻醉主治医师汇报临床状况，与护士和产科医生一起了解实施BLEED各项措施 **主治医师/进修医师/ 住院医生：** • 指导实施补液、置管和产妇监控

表 2－11　红色警报一号

第三级：估计出血量超过2000mL　，出血仍在持续			
一线护士	当班护士主管	产科	麻醉
开始时间：　护士姓名： • 与家属沟通 • 如有需要，协助手术室工作 • 核查血制品	**开始时间：　护士姓名：** • 要求全团队核对BLEED • 通知血库，启动产科大出血预案，表明自己为血制品使用的主要联络人 • 通知妇科肿瘤研究医师，使产科医生能够和妇科肿瘤医生讨论病例 • 如果妇科肿瘤医生报到，召入妇科洗手护士 • 通知产科药剂师 • 备好血液冷藏箱	**主治医师/进修医师/ 住院医生：** • 实行BLEED • 考虑产妇去手术室 • 根据BLEED实行情况，上报产科当班主任 • 考虑和放射介入主治医师讨论放射介入的可能	**主治医师/进修医师/ 住院医生：** • 继续补液 • 负责紧急抽血，每1000ml，抽一次 • 考虑用血液回收技术

问 28：产后大出血超过 3 000 mL，产科、麻醉科、护士各自需要干什么？

答：红色警报二号（表 2－12）。

表 2－12　红色警报二号

第四级：估计出血量超过3000 mL　，出血仍在持续			
一线护士	当班护士主管	产科	麻醉
开始时间：　护士姓名： • 与家属沟通 • 如有需要，协助手术室工作 • 核查血制品	**开始时间：　护士姓名：** • 核对团队BLEED • 通知当班产科主任床边救治 • 通知其他外科住院医生来床边处理 • 考虑召入妇科洗手护士协助 • 继续协助团队 • 利用医院内管道系统获取血库送来的血制品	**主治医师/进修医师/ 住院医生：** • 按BLEED实行 • 保证病人到手术室 • 按BLEED规定，找产科当班主任 • 如果需要找外科医生协助 **产科当班主任** • 赶赴病人床边	**主治医师/进修医师/ 住院医生：** • 继续进行复苏

第三节　羊水栓塞；团队医疗的演绎

◎ 张运宏，胡灵群，陈凯

问1：什么情况下，我们要怀疑产妇可能出现羊水栓塞？

答：在怀孕特别是在分娩过程中或产后短时间内，如果患者出现突然不明原因的低血压、心律失常、呼吸困难、发绀、癫痫、凝血障碍，需要高度怀疑羊水栓塞。

羊水栓塞是由于羊水可能通过宫颈静脉、胎盘附着处或子宫损伤部位进入母体，引起肺循环障碍、急性心肺衰竭、消耗性凝血功能障碍的一系列反应，是产科急症之一，死亡率极高。虽然死亡率已由1979年的87%降低到目前的22%～24%，但它仍与母婴死亡率和并发症率密切相关。

首发症状中，先驱症状（烦躁、发麻）（30%）、呼吸困难（20%）、胎儿窘迫（20%）多见。下面是2005～2009年间英国产科监控系统（UK Obstetric Surveillance System，UKOSS）中60例记录在案病例的临床表现（表2－13）。

表2－13　60例UKOSS羊水栓塞临床表现*

	临床表现（%）#	首发临床表现（%）#
出血	39（65）	1（2）
低血压	38（63）	5（8）
呼吸困难	37（62）	12（20）
凝血障碍	37（62）	0（0）
先驱症状（烦躁、发麻）	28（47）	18（30）
胎儿窘迫	26（43）	12（20）
心搏骤停	24（40）	5（8）
心律失常	16（27）	3（5）
癫痫发作	9（15）	4（7）

* Knight, et al:（2005）. The UK Obstetric Surveillance System for raredisorders of pregnancy. *BJOG: An International Journal of Obstetrics & Gynaecology*, 112（3）, 263－265.
#孕产妇有多个症状，所以总数超过100%

问 2:羊水栓塞的表现都有哪些?

答:羊水栓塞的典型急性期临床表现由三大部分组成:

1) 血流动力学功能障碍:似乎有个两相变化。

(1) 起始阶段的肺动脉高压和右心衰竭。

(2) 左心功能衰竭,常见为心电机械分离现象。

2) 呼吸衰竭:低氧血症是最主要的表现。

3) 凝血功能障碍:如何诱发 DIC 的原因依然不清,可能为多因素,包括组织因子等触发的凝血功能障碍。

临床表现为突发心肺衰竭、严重低血压、发绀、呼吸困难、肺水肿等。根据 UKOSS 60 例报告,心律失常包括心电分离(27%)、心搏骤停(40%)。凝血功能障碍出现在大约62%的患者,16%的患者出现癫痫。

这些症状和体征可以在不同阶段分别出现,也可一同出现。典型症状出现前的预警信号有:胸痛、喘气困难、感觉发冷、头晕、惊恐、指尖有针刺感、恶心呕吐。羊水栓塞发病率低,比较少见,需要高度警惕。图 2-5 为症状群出现的比例和时段。

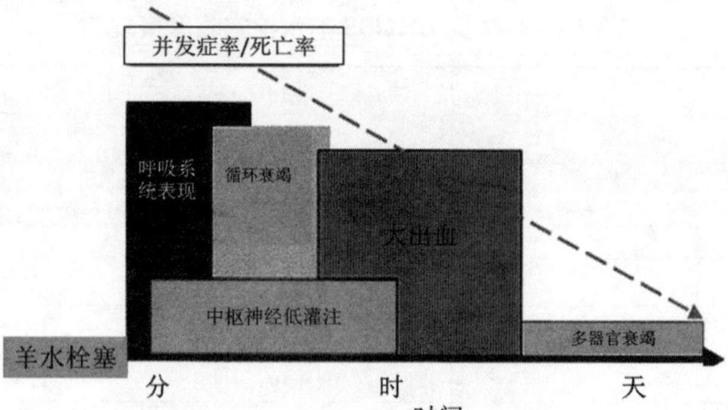

图 2-5　症状群出现的比例和时段

问 3:羊水栓塞发生的时间段?

答:大多发生于阴道分娩时(约 70%)、剖宫产时(约 19%),也可发生在分娩后 48 小时以内(约 11%)。还会发生在流产、清宫和去除宫颈缝线时。UKOSS 记录的60 例病例发生羊水栓塞的时段如图2－6。

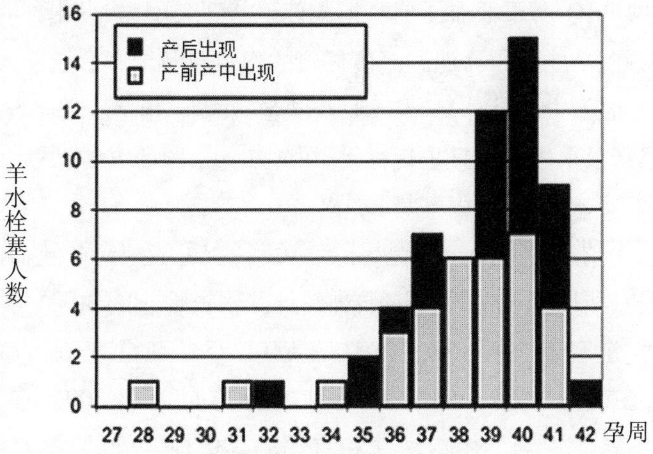

图2－6　60 例羊水栓塞发生孕周

问4:产妇为什么会发生羊水栓塞？为什么又叫妊娠过敏反应或综合征(Anaphylactoid reaction of pregnancy)？

答:羊水栓塞的准确发病机制仍然不清楚,但是羊水进入母体血循环是羊水栓塞发生的先决条件。压力梯度是有利于羊水从子宫腔进入母体循环的必要条件。

现在认为羊水栓塞引起的肺动脉高压、机械阻塞不是羊水栓塞的主要机制。一些研究提示,进入易感母体的羊水内容物作为抗原可以引起:①补体系统激活。②血小板激活。③肥大细胞脱颗粒等等一系列类过敏样反应,引起许多免疫递质释放,包括组胺、五羟色胺、缓激肽、白三烯、内皮素、细胞因子。这些递质可以导致强烈的肺血管收缩、支气管收缩,干扰正常的凝血功能,从而引起肺动脉高压、急性心肺衰竭、外周血管阻力降低、凝血功能障碍等等。

问5:怎么能够确诊羊水栓塞？

答:羊水栓塞目前没有一个确切的诊断方法,需要排除性诊断,逐一除外常见的导致心肺衰竭、凝血障碍的原因。临床上要根据患者的病史、病情、发病急缓和进展特点进行详尽的鉴别诊断。诊断羊水栓塞需要以下三大临床症候群:①严重低血压或心搏骤停。②呼吸困难、发绀或呼吸骤停。③消耗性凝血功能障碍。遇到高度怀疑的患者应及早做心脏超声,有助于诊断。另外血液中的补体C3和C4、类胰蛋白酶 、盐酸锌、粪卟啉水平也可以考虑,但结果报告慢而且重复性差,可先作为实验研究的课题。

问6:羊水栓塞的发病率是多少?

答:因为羊水栓塞的诊断是排除性诊断,有可能那些非致命的病例并没有被报道,所以准确的发病率很难估计。根据现有的40多份报道的结论是:羊水栓塞的发病率在美国是1/12 953;在北美是1/13 900 ~ 1/16 700;在英国是1/56 500;在欧洲其他地方是1/48 800。在其他地区暂时还没有数据。当然由于法律和官司的具体现实问题,羊水栓塞的发病率可能被高估。

问7:一旦发生羊水栓塞,孕妇的死亡率有多高?

答:1979年,Morgan根据272个英文报道的病例发现孕妇的死亡率是86%。Clark等根据1988~1994年英国的羊水栓塞登记得出死亡率是61%。

最新报告:加拿大13.3%,美国18%~21%,英国19%,荷兰11%,瑞典44%,澳大利亚14% ~43%。由于羊水栓塞围产儿的死亡率是9%~44%。存活的产妇和胎儿出现缺氧性神经功能损伤、脑瘫等后遗症概率增加。

问8:羊水栓塞的危险因素都有哪些?换句话问:哪些孕妇容易出现羊水栓塞?

答:直到现在,对于羊水栓塞的危险因素都是建立在个例报道、尸检或综合报道上,没有对照组研究。也就是说,证据水平比较低。

2005~2009年间英国产科监控系统在估计分娩量3 049 100记录的60例羊水栓塞产妇配对研究的数据如下:多胎(矫正 OR 10.9, 95% CI 2.81~42.7)、剖宫产(矫正 OR 8.84, 95% CI 3.70~21.1)、引产(矫正

OR 3.86, 95% CI 2.04~7.31）。死亡的羊水栓塞患者中，非白人（矫正 OR 9.85, 95% CI 3.57~27.2）。

1980~2005年间美国全国出院患者调查（National Hospital Discharge Survey, NHDS）记录的112,712,000名产妇12,000例羊水栓塞病例中发现，剖宫产比阴道产高（RR 2.80, 95% CI 2.70~2.90），大于30岁的产妇多见（RR2.22, 95% CI 2.14~2.30）。

羊水栓塞的可能危险因素还有：器械助产和徒手剥离胎盘。其他的研究还提到：前置胎盘、胎盘早剥、子痫前期、胎儿窘迫、羊水过多、宫颈裂伤、子宫破裂等。

问9：哪些不是羊水栓塞的危险因素？哪些是保护因素？

答：高龄初产妇、经产妇、剖宫产史、巨大儿、羊水感染、胎膜早破可能不是高危因素。

可能保护因素有：产妇小于20岁、难产。

必须再次强调的是：这些都是建立在个例报道、尸检或综合报道上的，并不是对照组研究基础上的。

问10：羊水栓塞能不能预防？

答：羊水栓塞是罕见的、不能预测、不能预防的。现在比较统一的做法是快速应急系统。"中国行"提倡的"5分钟即刻剖宫产"和"产后大出血两大细则"的团队策应，基本可以足够应对这一致命性产科并发症。

问11：羊水栓塞的治疗原则和目的是什么？

答：羊水栓塞的治疗至今停留在支持治疗水平，包括：

（1）增加氧合。

（2）保证心输排血量和血压稳定。

（3）纠正凝血功能障碍。

（4）在手术室稳定后，尽快到ICU抢救。

问12：羊水栓塞的治疗方法是什么？

答：早期及时处理治疗是救治羊水栓塞的关键，需要团队合作并及时交流。在具体病例中建议做如下处理：

1） 气道呼吸：维持呼吸道通畅，维持有效的呼吸。

2） 心脏循环：

（1） 迅速全面地监测，包括动脉导管、心脏超声、肺动脉导管、尿量等。

（2） 治疗低血压：输血、输液、血管活性药、心脏支持。

（3） 心搏骤停：防止平卧性低血压，子宫侧偏防止大血管受压，及时有效的 CPR 和除颤。详见第一篇第六章孕产妇心搏骤停细则。

（4） 4 分钟原则：如果 CPR 无效，胎儿可以存活，4 分钟时紧急剖宫产，5 分钟时（1 分钟内）娩出胎儿。

3） 平衡输血：血浆和红细胞 1∶1，特别注意冷凝集物的补充，纠正凝血障碍。

4） 对于顽固病例可以考虑应用：A-OK 方案、主动脉内球囊反搏、右心辅助装置、ECMO、体外循环。

问 13：肺动脉高压的治疗方法都有哪些？

答：羊水栓塞的心衰是肺动脉高压引起的右心衰，继而出现左心回心血液骤减，出现空泵，即心电机械分离。解决肺动脉高压问题事关全局。治疗羊水栓塞引起的肺动脉高压有：

（1） 静脉 Milrinone（米力农），米力农是磷酸二酯酶 III 的抑制剂，可以提高细胞内的 cAMP 的浓度，具有强心和扩张外周血管的功能。米力农也可以降低肺循环血管的张力，降低肺动脉高压，提高肺部的血流动力学。

（2） 吸入一氧化氮和前列环素。吸入后，它们可以扩散到肺循环的血管壁内，通过舒张血管肌肉张力而降低血压。因为它们的半衰期非常短，所以不会影响体循环的血压。

（3） 加用西地那非/伟哥治疗肺动脉高压。

问 14：治疗凝血功能障碍都有哪些方法？

答:及时、足量的输血在羊水栓塞的抢救中非常重要,不但要补红细胞,还要补血浆、血小板和冷沉淀凝血因子。其中血小板和纤维蛋白原非常关键,通常要使血红蛋白达到 80g/L 以上,纤维蛋白原达到 1 500 ~ 2 000 mg/L 以上, 血小板 50×10^9/L 以上, INR 不高于 1.5。环甲胺酸(tranexamic acid)可以降低纤溶酶,从而稳定血凝块,应用很广。通常通过及时的凝血功能研究,能够有效地指导凝血功能障碍的抢救。如果具备旋转血栓弹力图(ROTEM)和血栓弹力图(TEG)检查条件的话,可根据检查提供的数据指导治疗。

问 15:能用 rVIIa 因子吗?

答:现在主张避免使用 rVIIa 因子,因为它和组织因子结合激活外源性凝血通路,使微血栓形成增多,加重 DIC。UKOSS 研究中,使用者的死亡率没有改变。

问 16:为什么做子宫切除? 时机选择?

答:如果羊水栓塞时有子宫收缩乏力可加重大出血;大面积子宫创面消耗着凝血因子,可加重病情并增加抢救难度。持续的子宫出血,不论是否存在收缩乏力都应该切除子宫。

美国西北大学普伦蒂斯妇女医院报道过一例羊水栓塞病例,患者曾反复心搏骤停 6 次,做了子宫切除后未再发生心搏骤停。对严重的高度怀疑羊水栓塞病例,该院多采用子宫全切除术,近 15 年没再发生因羊水栓塞而死亡的病例。

当发生出血不止且药物治疗无效的情况时,子宫切除前必须考虑下列可能因素:①排除胎盘滞留。②排除阴道和子宫撕裂。③子宫动脉栓塞可作为备选方案。

问 17:血浆置换有效吗?

答:除了上述治疗,还有一些其他实验性治疗方法:

(1) 抑肽酶和丝氨酸蛋白酶抑制剂 FOY。

(2) 肺动脉血栓取栓术。

（3）溶栓组织型纤溶酶原激活剂。

（4）连续血液透析滤过。

（5）动静脉血液滤过。

（6）血浆置换可以降低母体内的羊水成分及免疫递质的浓度。

英国 UKOSS 的 60 例研究比较了生存和死亡产妇，使用血浆置换产妇生存率没有改变。

问 18：美国妇产科医师学会主张用肝素和激素治疗吗？

答：肝素治疗 DIC 和激素免疫抑制治疗一样，在临床上的争议很大，ACOG 不建议使用。

问 19：羊水栓塞产妇的最终死因是什么？

答：通常是由心搏骤停、DIC 或度过急性期后的 ARDS 和（或）多系统的器官功能衰竭而导致死亡。

问 20：第一次听说 A-OK，能简单介绍一下吗？它们为什么用于治疗羊水栓塞？

答：A-OK 是其中一个实验性治疗，是由华盛顿大学麻醉科教授 Barbara Leighton 医师首先提出并成功地用于自己医院的 3 例羊水栓塞和 2 例骨科肺栓塞的救治。羊水栓塞引起肺动脉高压、急性右心衰和心搏骤停是基于以下机制：

（1）成熟的羊水进入母体循环结合激活的血小板，会释放大量的血栓素。

（2）血栓素和 5－羟色胺可以引起强烈的肺循环的血管收缩，刺激迷走神经反射、支气管痉挛收缩，引起心肺衰竭。

（3）大约一半的肺和心脏上的迷走神经末梢是 5－羟色胺介导的。

Atropine（阿托品）；Ondansetron，一种 5－羟色胺拮抗剂；Ketoralac，经静脉用非甾体类抗炎药（可以用其他静脉非甾体类抗炎药替代）。

A-OK 用于治疗羊水栓塞是因为可以降低肺循环的血管和支气管收缩以及迷走神经张力，有效地防治心肺衰竭。鉴于 3 种药物都没有太大的不良反应，也是麻醉车里常备药物，所以在抢救过程中尤其是需要进一步做高损失性、高技术要求、高费用的治疗前，应用A-OK有其积极的临床意义。但这个组合的确切疗效还有待于证实。

第四节　2014年：5分钟即刻剖宫产年

◎ 胡灵群

快！快！快！

只有5分钟！时间就是生命！

初闻5分钟即刻剖宫产，相信大部分的医护人员的第一反应都会是这样，但是你没有看错。

"5分钟不可能！"

"是切皮到胎儿出来吗？"

"什么麻醉？"

"什么？50分钟？"

"床边局麻？"

"不打麻醉？"

……

在母婴命悬一线之际，生命只留给我们5分钟！！！研究发现，母婴在血流停止10分钟后无一幸免死亡，少于5分钟的则全部存活。5分钟：从决定剖宫产到胎儿降生，这是给予两条生命回天之术的全部时间！2014年"无痛分娩中国行"带来的5分钟即刻剖宫产理念席卷神州大地，毫不夸张地让这一年成为"5分钟即刻剖宫产年"。

2014年8月10日网络上闹得沸沸扬扬国人刻骨铭心的湖南湘潭事件；9月20日云南石林死胎事件；10月4日浙江富阳羊水栓塞事件……产妇死了、婴儿没了、医闹医暴频发。如果我们能够把握这极其宝贵的5

分钟,世间能免去多少母婴俱损、天人相隔的惨剧? 5 分钟即刻剖宫产和产科麻醉能让"中国行"的医院幸免吗? 有了产科麻醉,有了产房手术室,有了演习细则,有了演习经验,他们母婴是幸运的!

2014 年春节过后不久,"产科麻醉基本建设计划"已开展了半年的"中国行"柳州站——广西柳州市妇幼保健院,迎来了由美国 Tufts 大学医学中心麻醉医师赵培山和西北大学芬堡医学院产科医师 Lynn Yee 组成的"高级产科麻醉 1 +2 +3 计划"(简称"123 计划")"中国行"二人小组,为柳州站强化培训,启动包括"5 分钟即刻剖宫产"在内的"123 计划"。

6 月份华裔美国母胎医学/高危产科医师陈凯, 产科医师 Margaret Baum,美国麻醉医师 Saad Hussain、Frank Stellaccio、Cynthia Wong 两两组合,又组成了 4 个"123 计划"行动小组,在深圳站(深圳宝安区妇幼保健院)、温州站(温州医科大学附属第二医院)、南京站(南京市妇幼保健院)、杭州站(浙江大学附属妇产科医院)实施"123 计划",演示"5 分钟即刻剖宫产"。温州站的"123 计划"和"5 分钟即刻剖宫产"演习吸引了当地 4 家大报的眼球,媒体称这是一场理念的颠覆!!!

随后,执行"'中国行'产科麻醉基本建设计划"(简称"基建计划")一行 56 人组成的 5 组人马,于 6 月 20 日这天在郑州站(郑州大学附属河南省妇幼保健院)、石家庄站(石家庄市妇产医院)、威县站(河北威县人民医院)、聊城站(山东聊城东昌府区妇幼保健院)、枣庄站(山东枣庄妇幼保健院)统一演练"5 分钟即刻剖宫产"。来自全国各地的 2 000 多名医护人员来到这三省五院观摩学习,和"中国行"同行面对面地交流。

与此同时,对"123 计划"的解读还跟随胡灵群医师传播到了上海第一妇幼保健院、上海国际和平妇幼保健院国际产科和产科麻醉论坛、西安中美分娩镇痛高峰论坛暨第四届分娩镇痛学习班、湖南省妇幼保健院、江西九江妇幼保健院。

9 月份,斯坦福大学 Pamela Flood 和德克萨斯大学陶为科两位产科麻醉医师,在武汉第 9 届产科危急重症学术讨论会(COCC 武汉会议)产科麻醉板块完成了最后一棒的接力。

霎时间,《中国行 5 分钟即刻剖宫产演习细则》(简称演习细则)成为抢手货,“中国行”新建的微信平台传送出去的 2 个演习细则版本(经典版和产房版)被传阅上万次。

昆明医科大学第一附属医院(昆医一院)马润玫主任要到了细则,拿到产房练习。万事开头难啊! 走完看似容易的每一项,要把秒表掐在 5 分钟内谈何容易。马主任 8 月底赶赴深圳,主持在当地召开的中国助产士联盟大会,观摩了由“中国行”三人组合——哈佛大学产科麻醉李韵平医师、高危产科陈凯医师、杜克大学产房护理主管潘皓瑜女士(都是 2 个月前刚到过中国)演示的“5 分钟即刻剖宫产”。这一届的中国助产士联盟年会规模空前,参会人数从上一年的 600 人激增到 1 268 人。

2010 年,为迎接“中国行”到来,温州站在两座大楼间搭起了天桥,让产房直通手术室;柳州站为 5 年前预建而一直没有完成的产房手术室,装配了无影灯和手术设备;威县站为迎接 2014 年“中国行”到来突击建造了全新产房手术室;石家庄站、枣庄站专门腾出一间产房改建成手术室;昆医一附院启用封存了 10 年的产房手术室;南京站、温州站、深圳站等各大医院新建的产房,已经把这手术室建到了产房里面。中国产房医护人员以这些非常特殊的方式,迎接产科麻醉的到来。大家期待着它在产房这块阵地为母婴平安保驾护航!

那么,“5 分钟即刻剖宫产”和产科麻醉能让“中国行”各站医院大显身手、让垂危母婴幸免于难吗?

6 月 17 日,“中国行”郑州站。“基建计划”14 人实施小组中的二位西北大学芬堡医学院麻醉科的高年资住院医师按照“中国行”规范,把产房手术室里的麻醉机和一切需要的器具和药物准备得一应俱全。“弦上的箭”静候了 2 天,似乎风平浪静。然而,第 3 天午后时分,在常规检查一位进产房的产妇时,听不到胎心。原本风平浪静的产房顿时风云突变,中国医护人员都没等到预定演习的 6 月 20 日,便匆忙投入实战。警报响起，快！全面备战、整装待发的中美两国医护人员，跑步赶到现场，在这个从来没有用过全麻的产房手术室，实施了5分钟即刻剖宫产。运送、放位、监护、消毒、铺巾、全麻、插管、切皮、胎儿降生……果断及时，一气呵成。母婴平安，生命的赞歌响起。

8月16日，“中国行”上海站。上海第一妇婴保健院是6月8日，首家组织医护人员听胡灵群医师宣传“123计划”，早早拿到了演习细则的医院，这一天，一位待产产妇突发羊水栓塞，床边即刻剖宫产，由产科医师、麻醉医师、助产士、护士、新生儿科医师组成的团队，通力协作，力挽狂澜，53袋血，40个医护人员忙碌1天多，硬把产妇从死神那里拉了回来。

8月28日，“中国行”石家庄站。一位待产产妇突发羊水栓塞、心搏骤停，在产房手术室即刻剖宫产，母婴平安。

9月13日，“中国行”威县站。一例孕38周瘢痕子宫试产的产妇，实施了分娩镇痛。当宫口开大8 cm，发现胎头棘上4 cm时，宫缩强直、胎心骤减，在新建的产房手术室即刻剖宫产，从决定到降生总共6分钟，母婴平安。术中确诊子宫破裂，裂口长达10 cm。

10月29日，“中国行”柳州站报告，3月份实施“123计划”以来，在这个刚刚完工的产房手术室已经实施了20多次即刻剖宫产，平均6～7分钟内完成，这已经成为他们的常规。目前分娩镇痛率为65%，成功率达89%，麻醉下臀位外倒转术成功16例，高级产科麻醉门诊也已经开启。

11月26日，柳州站再现1例脐带脱垂，7分钟内一气呵成，新生儿1分钟阿氏评分为3分，10分钟后评分为8分，母婴平安出院。

11月30日，“中国行”上海站。东方医院产房凌晨2点钟报告：“一位在产房刚刚开始无痛分娩的产妇，发生脐带脱垂，胎心听不到了。我们立即在产房做了剖宫产，从消毒到开刀取出胎儿不到2分钟，母婴均安全了。只是当时情况紧急，对医护团队是一大考验！幸亏之前做了无痛分娩,否则真是来不及了！虽然及时果断处理了,但事后想想都害怕啊！工作22年这还是第2次遇见这种情况,感谢麻醉医师、儿科医师和器械护士的全力配合抢救！更加感觉到大家团结协作的力量之强大！把小生命从死亡边缘拉了回来！大概时间:发现脐带脱垂,从听不到胎心(算起)3分钟,立即消毒到胎儿出来不到2分钟,新生儿心跳仅30~40次/min,给予心肺复苏抢救10分钟后评分8分,转儿童医学中心了。”

12月10日,“中国行”深圳站报道,他们有过2次实战经历,1例胎盘早剥,1例瘢痕子宫,能在6分钟内完成决定剖宫到胎儿娩出,母婴双双平安。

胎儿窘迫,羊水栓塞,子宫破裂,胎盘早剥,脐带脱垂……这一系列偶然事件,都得到了一个必然结果:母婴平安。一家“中国行”医院在9月份武汉会议报告,如果没有产科麻醉,医院的医疗赔偿将是现在的10倍。在紧急情况下,包括产科麻醉在内的产房医疗团队,果断、快速、高效、有条不紊按照“5分钟即刻剖宫产”保全母婴,从医疗体系上大幅降低了母婴并发症和死亡率。

2014年还没有终了,一个个故事将毫无疑问地延续……母婴安全是人类的追求,也正是“中国行”的永恒主题与最终目标。有了产科麻醉,有了产房手术室,有了演习细则,有了演习经验,“中国行”合作医院的母婴们无疑是幸运的。5分钟,在2014年中,是短暂的一瞬间;在历史长河中,更是几乎可以忽略的一小点。而“5分钟即刻剖宫产”,一个以不变应万变的权宜之计,意外地让2014年中国产房安全收获了一个个的惊喜,避免了一场场的噩梦,挽救了一条条鲜活的生命。正像刚刚闭幕的天津中华医学会中国围产医学会年会所展示的,中国产房正逐渐与国际接轨。“5分钟即刻剖宫产”不但已经成为中国产科麻醉发展史上的一个新篇章,更是迈向现代产房的一大步。

这一切发生在2014年。

选读建议

《Chestnut 产科麻醉学——理论与实践》,人民卫生出版社,2016 年

第 11 章 《母体安全和团队训练》

第 37 章 《产前产后出血》

《产科麻醉:原理与临床》,吴新民,人民卫生出版社,2012 年

第 34 章 《产科大出血的麻醉处理》

第 35 章 《产科急症的麻醉处理》

第三章　高危产妇安全阴道产

产科麻醉能安全降低剖宫产率，这是非常肯定、毫无疑问的。一份 2011 年全年 12 个月中国 14 个省份 39 家医院（包括 20 家三级医院及 19 家二级医院）112 138 例住院分娩产妇的临床资料显示，初产妇 90 971 例（81%），经产妇 21 167 例（19%），其中剖宫产率 55%。剖宫产指征构成比由高到低依次为无指征（24.6%）、胎儿窘迫（12.5%）、头盆不称（11.8%）、瘢痕子宫（10.4%）、臀位及横位（5.8%）、产程异常（5.7%）、巨大儿（5.6%）。

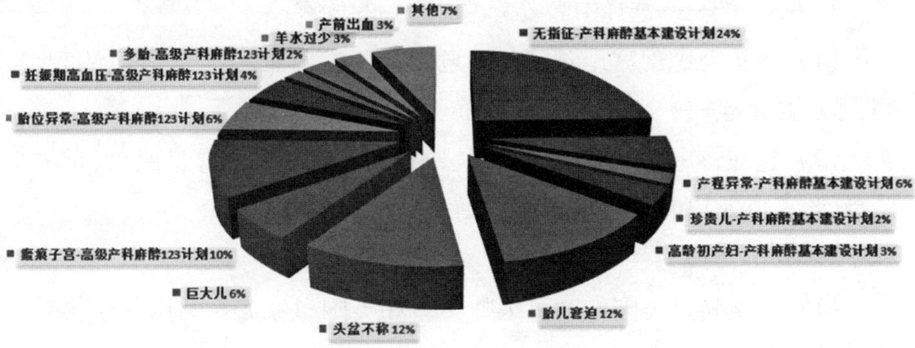

图 2 -7　“无痛分娩中国行”——安全降低剖宫产率战略

图 2 -7 显示，“无痛分娩中国行”制定的安全降低剖宫产率策略将会影响到 57% 的剖宫产人群。显然，对照美国的剖宫产指征，中国产科麻醉大有用武之地。

第一节　麻醉下足月外倒转

◎ 胡灵群，John Sullivan，陈凯

问1： 臀位产妇有哪些分娩选择？一定要选择头先露阴道分娩吗？

答： 在臀位产妇，分娩选择有如下选择：

1）臀位阴道产——选择中需要考虑医护人员的临床经验：

（1）臀位阴道产是年轻产科医师不习惯的产式。

（2）美国妇产科学会已经根据大量的数据证实臀位阴道产是一个可行的产式。但在实际工作中，应该根据产科医师的经验来决定臀位的产式。

2）剖宫产——选择中需要考虑对产妇的危害：

（1）应该考虑剖宫产对产妇的危害，比如：出血、感染、周围器官损伤、术后并发症——栓塞、急慢性疼痛、死亡。

（2）还应该考虑对产妇未来妊娠的影响，包括增加异常胎盘（前置胎盘，胎盘植入）和子宫破裂的风险等。

3）外倒转：

（1）外倒转是美国妇产科医师学会和英国皇家妇产科医师学会对没有禁忌证孕产妇的建议。

（2）已经有研究提供结论性证据，证明外倒转是可以降低剖宫产率的临床介入。

4）另类医学选择：

（1）包括艾灸、针灸、体位。

（2）这些不良反应相对小的办法几乎没有有效性证据。

问2： 中国因为胎位异常剖宫产的问题似乎不是大问题，只占据了5.8%，有必要重视这个问题吗？

答:与美国胎位异常占剖宫产中的 17% 相比,中国的 5.8% 看似只有美国的 1/3,比例并不高,但我们必须清楚地认识到,比例只是数据比较的一个方面,更需要结合人口基数即各国的年分娩量来比较。

例如以美国年分娩量 4 000 000、剖宫产率 30%、胎位异常剖宫产率 17% 来计算,美国的这类产妇是:4 000 000 × 30% × 17% = 204 000 人/年;而按中国目前的年分娩量 20 000 000、剖宫产率 54.5%、胎位异常剖宫产率 5.8% 来计算,中国的这类产妇是:20 000 000 × 54.5% × 5.8% = 632 200 人/年,是美国的 3 倍之多,不容忽视。

还有一个惊人的例子,就是美国的无指征剖宫产是 3%,中国是 24.6%,单从比例看中国是美国的 8.2 倍;可如果按人数计算,美国每年无指征剖宫产产妇人数为 36 000,中国的产妇人数则是 2 681 400,实际高达美国的 74.5 倍!!!

从美国妇产科医师学会 2014 年公布的降低剖宫产率策略上看到,针对占美国剖宫产 17% 胎位不正,开展外倒转是一项预防剖宫产的重要手段。

简而言之,这个问题应该是在强调,胎位异常剖宫产不能只看比例,更要看实际人数。因为中国人口基数大,按每年分娩量计算,即使只有 5.8% 的比例,却也非常惊人,必须引起重视。

问 3:中国为什么要开展和普及外倒转?

答:上面提到了中国目前臀位分娩的巨大人群,虽然臀位分娩可能还在中国一些地方开展,但总体上,如果让产科医师或助产士在臀位或头位分娩中作一选择的话,大家一定会选择头位,因为这是大家都熟悉的、最常用的阴道分娩方式,宫颈产道扩展充分,并发症少。当然,在选择臀位阴道分娩还是剖宫产分娩的时候,最近的一篇随机抽样分组的研究得出结论:在富有臀位阴道产经验的助产士或产科医师在场情况下,两者的并发症率相当。美国妇产科医师学会也已经根据循证数据明确指出,臀位阴道产是一个可行的产式。但在实际工作中,应该根据产科医护人员的经验而决定是否实施臀位阴道分娩。现在面临的问题是,这类富有经验的医护人员已经非常少见。

综上所述,对妊娠临产前胎位不正的产妇实施经腹壁外徒手外倒转,能够增加头先露的阴道分娩,是减少剖宫产率和围产期母婴并发症率的临床举措。

问4:我们已经很久没有做外倒转了,现在的外倒转有些什么具体的实施细则?

答:"无痛分娩中国行"根据美国妇产科医师学会指南和美国西北大学普伦蒂斯妇女医院的临床细则,结合中国产房的实际情况,制定了以下实施细则。它包括四部分:准备工作、麻醉细则、产科细则、术后护理。非常关键的一点是必须有麻醉医师的介入。

1）准备工作

(1）对患者进行全面评估,完善病历资料,实施倒转术前应获得患者书面同意。

(2）麻醉医师需要常规对孕妇询问病史进行体检,签署知情同意书。

(3）确认患者术前禁食,静注甲氧氯普胺10 mg、雷尼替丁50 mg。

(4）使用胎儿电子监护仪监护,确保胎心显示反应型的图像特征。

(5）抽血送血库备检。若患者为Rh(-)血型,采血后送实验室进行Rh血液抗体筛查。

(6）子宫左斜(枕头垫高孕产妇的右背侧使之成左斜位,从而使下腔静脉最大限度地免受子宫压迫)。

(7）备好便携式超声检查设备。

(8）用16号静脉导管经主静脉输注乳酸林格液,保持稳定的输液速度。

(9）当班产科医师事先和当班麻醉医师沟通具体实施计划,开始操作前,还需要上报产科主任或三线产科医师,以做好必要的紧急策应。

(10）实施团队进行手术前安全核查。

2）麻醉细则

（1）即刻剖宫产的所有准备：气道、药物、麻醉机等设备全部就位。

（2）需要麻醉平面达双侧胸$_6$以上，椎管内麻醉后常见并发症有低血压和恶心/呕吐，需提前准备好相关药品。

（3）腰硬联合操作细则：腰麻：15 μg（0.3 mL）芬太尼+0.5%布比卡因0.5 mL（无防腐剂）后放置硬膜外导管；试验剂量3 mL的1.5%利多卡因+1∶200 000肾上腺素或者3 mL的2-氯普鲁卡因（如果前者45秒钟内心率增加15次/min，后者出现口中金属味，则可能为血管内置管），然后局麻药镇痛后备用。

（4）遇到即刻剖宫产，立即给3%2-氯普鲁卡因20～30 mL（3～5分钟内全部给完）。

3）产科细则：

（1）如有需要，特布他林皮下给药2.5 mg。

（2）术中间歇性监测胎心。

（3）若发生胎心过缓，协助改变产妇体位、给氧、开放输液、升压药等宫内复苏措施。

（4）若胎心过缓持续，或产妇出现胎盘早剥迹象，需要启动即刻剖宫产术机制。

4）术后护理：

（1）持续胎心监护，直至有反应型胎心监测曲线出现。

（2）若胎心监护出现胎心减速，在改变产妇体位、给氧、开放输液等宫内复苏措施的同时，通报产科医师麻醉医师。

（3）时刻注意胎盘早剥的征兆，及时通报产科及麻醉医师。

（4）Rh（D）阴性产妇注射抗D免疫球蛋白。

（5）患者稳定后：①给予正常饮食。②在出院或回病房前，让麻醉医师去除硬膜外导管。③嘱术后注意事项。

问5：为什么产科的外倒转需要麻醉的介入呢？听说无痛分娩可能导致胎位异常，产科麻醉对胎位异常会有什么作用呢？

答:在使用高浓度局麻药椎管内分娩镇痛的过程中,胎儿的确可能在内旋转转位上出现困难。而这里讨论的是,胎先露的问题。在椎管内非手术剂量下,实施外倒转可以增加成功率,明显改善孕妇疼痛程度和满意度,最为关键的是提高了安全性。

研究证据:2014 年的一份荟萃分析,总结了 1997 ~ 2010 年间 5 项随机临床试验的数据显示,椎管内麻醉下的外倒转成功率为 60%(151/253),对照组(静脉镇痛,或不镇痛)为 38%(96/255)。其中,2010 年报告用腰麻布比卡因 7.5 mg 的成功率到达了 87%(27/31)。增加外倒转成功率 1.58 倍(95% 可信区间 1.29 – 1.93)。每 5 个椎管内镇痛(NNT)增加 1 个成功外倒转。

临床机制:孕妇腹壁肌肉松弛有利于胎儿转位。

临床结局:明显改善孕妇疼痛程度和满意度,减少剖宫产率及其并发症。

安全性:为紧急或即刻剖宫产提供手术麻醉途径,可以最大限度地避免恶性事件的发生。

问 6:有哪些麻醉介入方法可以使用?

答:腰麻、硬膜外、腰硬联合三种椎管内麻醉方法,腰硬联合最为推荐,也最能体现麻醉介入的优势。

问 7:麻醉介入后,会有什么后顾之忧?

答:理论上,在麻醉后没有疼痛的情况下,产科医师有可能用力过度,增加胎儿的并发症。可是,一个荟萃分析表明,在麻醉镇痛、静脉镇痛、没有镇痛 3 种情况的比较中,3 组间没有区别,未发现麻醉镇痛会增加像胎盘早剥等胎儿并发症风险的证据。也许可能因为研究标本量还不够大,现在还不能过早得出结论。

问 8:外倒转会有并发症吗?有哪些外倒转并发症需要注意的?

答:并发症一般比较少见,还没有相应发生率的统计数据。以下是需要密切注意防范的,但这些问题在麻醉的介入下,一般不会造成恶果。

（1）一过性胎心减慢：非常常见，偶尔出现持续性的，需要即刻剖宫产。

（2）胎儿死亡：罕见。

（3）孕妇疼痛：没有麻醉的情况下，外倒转时孕妇的疼痛指数在5.6/10（2.7~6.8，25%~75%）。孕产妇疼痛程度和外倒转成功率成反比。

问9：是否所有胎位不正都可以采用这个方法？

答：就像剖宫产或其他操作一样，都有一个权衡利弊的问题，外倒转本身有适应证和禁忌证。

1）适应证：

（1）临产产妇或者非临产产妇符合：孕周大于等于36周，胎膜完整，胎心正常。

（2）外倒转术仅适用在手术室且有即刻剖宫产的条件下（参见即刻剖宫产产房多学科临床细则）操作。

（3）外倒转术麻醉前需要超声检查确认臀位（横位），术后超声床边确认成功与否。

（4）胎儿状况需经胎儿无应激试验和（或）胎儿生物物理评分进行评估。

2）绝对禁忌证：

（1）胎盘因素：胎盘前置或胎盘早剥。

（2）胎儿因素：①胎心监测异常。②胎头过度仰伸。③明显胎儿先天畸形。④多胎妊娠为产前外倒转术禁忌证，但双胎妊娠中的一胎娩出后，可考虑对第二胎的臀位（横位）实施外倒转术。

（3）母体因素：①重度子痫前期。②显著的子宫异常

3）相对禁忌证（成功率可能降低）：

（1）羊膜囊因素：①羊水量减少。②胎膜已破。

（2）胎儿因素：胎儿生长受限（低于同孕龄正常体重的第10百分位数）、胳臀已入盆。

(3) 母体因素。①瘢痕子宫。②高血压孕妇。③肥胖孕妇。

4) Rh(-)血型孕妇外倒转术

(1) 由于总体上 Rh(-)血型人群少,中国没有抗 D 免疫球蛋白可供产后使用,属于不推荐之列。

(2) 没有再生育下一胎可能,或要求绝育手术,或有抗 D 免疫球蛋白可供产后使用,可以避免下一胎的胎儿溶血症的情况下,这些产妇也不是外倒转的禁忌证。

(3) 若决定实施外倒转,产妇应该在采血后送实验室进行 Rh 血液抗体筛查,Rh(D)阴性产妇注射抗 D 免疫球蛋白。

问 10:除了上面提到的椎管内镇痛的方法增加外倒转成功率,还有哪些因素能增加成功率呢?

答:研究发现以下因素能够增加成功率:

(1) 经产妇。

(2) 非肥胖。

(3) 子宫松弛。

(4) 胎先露未入盆。

(5) 胎横位。

(6) 完全性臀先露。

(7) 能触及胎头。

(8) 羊水量正常。

(9) 宫缩抑制剂:宫缩抑制剂通过缓解子宫收缩提高外倒转成功率。β_2 受体激动剂特布他林肌注是已经证实的。目前尚未证实硝酸甘油舌下或静脉给药和钙离子通道阻滞剂对外倒转的有效性。

问 11:从性价比上看,麻醉下外倒转合算吗?

答:美国斯坦福大学产科麻醉研究小组在 2014 年,专门做了性价比的研究。根据美国现行收费标准,比较了无麻醉外倒转、麻醉下外倒转、麻醉下臀位剖宫产后发现,采用外倒转后阴道产比剖宫产平均节省 720

美元/例，加用椎管内麻醉下外倒转最多增加112美元。从经济上计算，麻醉下外倒转比剖宫产性价比高。

问12：外倒转后让产妇回家，还是引产？需要绑腹带吗？

答：麻醉恢复后，如母婴生命体征稳定，没有特殊情况的话可以和一般产妇一样回家，等待产程自然启动。是否需要绑腹带，还没有定论。

第二节　瘢痕子宫阴道试产

◎ 胡灵群，陈凯，William Grobman

问1：什么是瘢痕子宫？

答：瘢痕子宫是指既往接受过剖宫产或子宫肌瘤剔除（尤其是术中穿透了宫腔）的子宫，因为手术造成子宫壁瘢痕形成，从而导致妇女在怀孕和分娩过程中可能面临瘢痕妊娠、胎盘植入甚至子宫破裂等一系列危害母婴生命安全的风险问题，其中一个最大的问题是如何选择低位横切口剖宫产史瘢痕子宫产妇的分娩方式——剖宫产还是阴道产的问题。

问2：既然阴道试产不成功也要改剖宫产，那么瘢痕子宫继续选择剖宫产分娩会有什么后果呢？

答：从2006年美国高危产妇协作网发表的1999～2002年30 132个产妇的择期剖宫产（Silver et al 2006）的并发症的统计数据可发现，随着剖宫产次数的增加（第2、3、4、5胎和6胎以上），前置胎盘的发生率分别增加了1.3%、1.1%、2.3%、2.3%、3.4%，胎盘植入分别增加了0.3%、0.6%、2.1%、2.3%、6.7%，切除子宫来挽救生命的分别是0.4%、0.9%、2.4%、3.5%、9.0%，产后大出血病例中输血大于等于4单位的分别是0.5%、0.8%、1.6%、2.3、10.1%。由此可见，除了危及产妇生命外，腹腔手术本身也有手术带来的器官误伤和手术后肠粘连、肠梗阻等问题。剖宫产的死亡率和并发症率随剖宫产的次数增加而增加（表2－14）。

表 2-14　剖宫产的死亡率和并发症与剖宫产次数的关系

	剖宫产	母亲死亡率(%)	母亲并发症
第四胎	75 000	3.3	2 926
第三胎	31 861	2.8	1 919
第二胎	10 887	1.0	655
总数	117 748	7.1	5 500

问 3:瘢痕子宫阴道试产是怎么在美国起源的？对美国的高剖宫产率起到了什么作用？

答:走在后面的人的最大优势是能够看到前面人走过的脚印,了解美国这方面的历史,可以帮助大家理解瘢痕子宫阴道试产可能遇到的问题,从而少走弯路。自从 1926 年美国开始采用剖宫产分娩以来,就一直奉行着一旦剖宫产,一辈子剖宫产的教条主义。到了 1980 年,剖宫产率从 1970 年的 5.5%,涨到了 16.5%(10 年猛涨了 3 倍)。面对这种情况,美国医学科学院召集了各学科专家讨论并达成了共识:有 1~2 次低位横切口剖宫产史的产妇阴道试产是安全的。此举意在通过增加瘢痕子宫的阴道产率来减少剖宫产率。当 1988 年剖宫产率达到 24.7% 的时候,美国妇产科医师学会再次重申了这种主张。近 20 年间美国瘢痕子宫试产率从 1980 年的 3.4% 上升到了 1998 年的 35.5%,相对应的,美国的剖宫产率开始下降了。

问 4:美国瘢痕子宫试产在 1996 年和 1999 年出现了什么问题？为什么瘢痕子宫试产急剧下降？有什么值得借鉴的？

答:《新英格兰医学》杂志(1996;335:689-695)曾经发表了一篇 1986~1992 年间加拿大新斯科舍省 6 138 例瘢痕子宫分娩的回顾性总结,得出了瘢痕子宫阴道试产的严重并发症比择期剖宫产高 1.8 倍(95% CI: 1.1-3.0)的结论。

1999 年《新英格兰医学》杂志一份综述中又提供了两个惊人的数据:①美

国麻省地区 1985 ~ 1995 年间子宫破裂增加了两倍。②加州洛杉矶报告共支付了 2 400 万美元和瘢痕子宫有关的法律索赔费用。在这种情况下，同年，美国妇产科医师学会增加了一项有关瘢痕子宫试产时对产房专业人员（特别是产科医师和麻醉医师）的有关规定：必须 24 小时在医院。由于很多私立医院人员少、很多医师在家值班，并不具备这一条件，瘢痕子宫阴道试产率从此开始回落，2001 年降到了 16.5% ,2008 年触底 8%（图 2 - 8）。

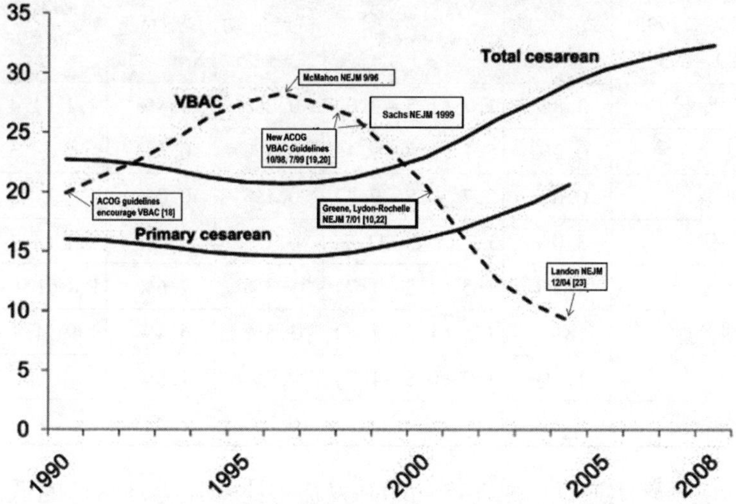

图 2 - 8　美国瘢痕子宫阴道试产率影响因素及对总剖宫产率的影响

问 5：既然这么多风险，为什么我们还要尝试阴道试产呢？直接剖宫产与阴道试产失败转剖宫产，哪个并发症和死亡率更高呢？

答：人们发现，瘢痕子宫阴道试产产妇的总体死亡率为 3.8/100 000 活产，择期再次剖宫产产妇死亡率为 13.4/100 000 活产。再剖宫产死亡率高出阴道试产的 3.5 倍。这里出了什么问题？怎么和前面的并发症率相反呢？

细心的人发现，1996 年那份《新英格兰医学》杂志回顾性报告中，有个表格被人忽略了。从表 2 - 15 中可以看到，那些并发症的 93% 来自于瘢痕子宫阴道试产不成功的病例。这个现象被 2004 年来自于美国母胎医学会合作网 19 个医学中心、历时 4 年的 33 699 例瘢痕子宫分娩的前瞻性观察性研究所证实[Landon, et al:(2004). Maternal and perinatal outcomes associated with a trial of labor after prior cesarean delivery. *New England Journal of Medicine*, 351(25), 2581-2589.]。

表 2-15 回顾性研究:瘢痕子宫阴道试产成功与否和再次择期剖宫产并发症率的关系

根据《新英格兰医学》杂志 1996;335:689-695	瘢痕子宫试产失败 N=1 287	失败/成功试产 OR	瘢痕子宫试产成功 N=1 962	再次择期剖宫 N=2 889	剖宫产/成功试产 OR
严重并发症	3.8%	1.7 (1.5-2.0)	0.2%	0.8%	4.1 (1.4-14)
子宫切除	0.3%	5.1 (2.8-9.4)	0.1%	0.2%	NS
子宫破裂	0.6%	2.7 (0.8-9.4)	0.1%	0.0%	NS
手术损伤	3.0%	3.7 (1.2-11.7)	0.1%	0.6%	6.1 (1.4-38)
普通并发症	9.3%	1.5 (1.3-1.7)	4.3%	7.6%	1.8 (1.4-2.4)
产褥期发热	8%	1.5 (1.3-1.8)	3.5%	6.4%	1.9 (1.4-2.^)
输血	1.4%	1.2 (0.8-1.7)	0.9%	1.3%	NS
腹壁感染	3.3%	—	0	2.2%	—

瘢痕子宫阴道试产成功产妇的并发症率比择期再剖宫产的低;瘢痕子宫阴道试产失败产妇的并发症率则比择期再剖宫产的高;阴道试产成功率 73.4%;子宫破裂发生率 7‰(124/33 699)(表 2-16)。

表 2-16 前瞻性研究:瘢痕子宫阴道试产成功与否和再次择期剖宫产并发症率的关系

2004 年美国母胎医学协作组 19 医院	瘢痕子宫试产 成功	失败	择期剖宫产	OR	95% CI
输血	1.2%	3.2%	1.0%	1.7	1.4-2.1
子宫内膜炎	1.2%	7.7%	1.8%	1.6	1.4-1.9
子宫切除	0.1%	0.5%	0.3%	0.8	0.5-1.2

根据 Landon, et al: (2004). Maternal and perinatal outcomes associated with a trial of labor after prior cesarean delivery. *New England Journal of Medicine*, 351(25), 2581-2589.

从此确定了这一临床问题的研究方向—如何预测瘢痕子宫试产是否能够成功。从此也有了两个名词：试产的叫TOLAC（Trial Of Labor After Cesarean）；试产成功的才叫VBAC（Vaginal Birth After Cesarean）。

问6：怎么能预测瘢痕子宫阴道试产成功率呢？

答：2008年在杭州，西北大学芬堡医学院普伦蒂斯妇女医院产科主任Grobman教授，作为当年无痛分娩中国行首航的产科随队医师，在周末的交流会议上，将他1年前，通过美国母胎医学会合作网对20所医院近10 000例瘢痕子宫产妇的研究所建立起来的Grobman模型介绍给了中国同行。

瘢痕子宫阴道试产成功率＝{exp(w)/[1+exp(w)]}

（w=3.766－0.039×年龄　－0.06×孕前身体质量指数　－0.0671（美国黑人）－0.068（西裔）＋0.888×阴道分娩史＋1.003×瘢痕子宫阴道分娩史＋0.632×再剖宫产指征[Grobman, et al：(2007). Development of a nomogram for prediction of vaginal birth after cesarean delivery. *Obstetrics & Gynecology*, 109(4), 806－812.]。

（1）现在这个模型已经被世界同行广泛采用。已经为美国国家卫生监控署（The Agency for Healthcare Research and Quality）采纳。用谷歌学术搜寻"Grobman prediction model"，在2007～2015年2月13日间的结果是1 890篇，被引用了113次。由Grobman主笔的美国妇产科医师学会（ACOG）的2010年（2013年重申）第115号临床指南，取代了2004年第54号和2006年第342号这两个对瘢痕子宫阴道试产有所限制的临床指南。

（2）美国母胎医学会（The Society for Maternal and Fetal Medicine）根据Grobman模型，制定出了简单易行、可用于计算成功率的免费网上工具；详见https://mfmu.bsc.gwu.edu/PublicBSC/MFMU/VGBirthCalc/vagbirth.html

计算方法有两种：①第一次产检（产妇年龄、身高、体重、体质指数、人种、阴道分娩史、既往剖宫产是否产程停滞)。②进产房时(外加:分娩时胎龄、妊娠高血压疾病史、宫颈成熟度、宫颈开口、先露高低、是否引产)。

问7:这个预测模型是否能准确测算阴道产的成功率呢?也适用于中国人吗?

答:自从这个模型出来以后,实际上各地都有很多研究验证了这个模型。加拿大3 113位产妇的单人种预测AUC = 0.72 (95% CI:0.70 ~ 0.74),和Grobman报告的0.75(95% CI:0.74 ~ 0.77)非常接近。比中国人矮小的日本人,725位产妇的模型验证,AUC = 0.81 (95% CI:0.75 - 0.87)日本的研究显示,计算值 >70%产妇的成功率在90%以上,并且当预测值 >50%以后,其数据和加拿大报告类似,即实际成功率和预测成功率非常接近。

问8:预测值超过70%就能阴道试产了吗?

答:简单一句话,还要看母亲子宫破裂的可能性。这是一个关系到母婴安全的关键指标。可惜Grobman和Macones各自通过上万人的数据,都没有能够建立起来预测子宫破裂可能性的模型。现在认识到的子宫破裂因素是基于单项指标研究得出的,还不能像Grobman模型一样综合考察和预测。目前比较确定的结论有:

(1) TOLAC有0.1%左右的子宫破裂可能。

(2) 引产的TOLAC子宫破裂较多(还没有证实是因果关系,但前列腺素引产已被列为相对禁忌)(表2-17)。

(3) 确认围产期新生儿并发症与子宫破裂密切相关。

(4) 子宫破裂还与没有阴道分娩史产妇的引产有关。

2009年,Grobman发表了用他自己模型预测的TOLAC并发症率。在设定70%作为标准后,并发症率和择期再剖宫产没有区别。预示这个可能是一个比较恰当的阈值[Grobman, et al:(2009). Can a prediction model for vaginal birth after cesarean also predict the probability of morbidity related to a trial of labor?. *American journal of obstetrics and gynecology*, 200 (1), 56 - e1.]。

表 2 - 17　瘢痕子宫阴道试产各种引产方法的子宫破裂百分比对照

	Lydon-Rochelle, NEJM, 2001 20 095/10 年,回顾性		Landon et al, NEJM, 2004 33 699/4 年/20 医院, 前瞻性		Macones AJOG, 2005 25 005/3 年/17 医院, 回顾性	
	子宫破裂	OR (95% CI)	子宫破裂	OR (95% CI)	子宫破裂	OR (95% CI)
择期剖宫产	1.6 %	1.0				
自然临产启动	5.2%	3.3 (1.8 ~6.0)	0.4 %	1.0	Reference	1.0
引产	7.7%	4.9 (2.4 ~9.7)	0.9%	2.9 (1.8 ~4.7)	3.7	2.2 ~ 6.1
前列腺素引产	2.5%	15.6 (8.1 ~30)	1.4%	4.0 (2.0 ~7.8)		
非前列腺素引产			0.9%	2.5 (1.3 ~4.8)		
缩宫素			1.1%	3.0 (1.7 ~5.5)		

问 9: 瘢痕子宫阴道试产的禁忌证有哪些? 超声波检查瘢痕部肌层很薄是否是禁忌证?

答: 美国妇产科医师学会把这部分分为两种:

1) 禁忌证

(1) 子宫手术史(标准子宫纵切口剖宫产、T - 切口剖宫产、子宫手术创面大尤其是穿透宫腔的、≥3 次剖宫产)。

(2) 子宫破裂或穿孔史。

(3) 产科和(或)内科的阴道分娩禁忌证。

(4) 子宫解剖结构异常。

(5) 医院或者医师没有能力实施紧急剖宫产手术和可能的剖宫产

术中的子宫切除术。

2）不提倡（即可谨慎使用，视医院和医师条件而定，需经过高年资医师进行产前咨询，在有条件的医院，需要个体化处理。对新近刚开始这项医疗服务的单位不提倡）

（1）母婴：①高龄（40 岁以上）。②肥胖或者个子矮小。③巨大儿。④过期引产。

（2）分娩史：①预测值 50% ~60% 以下。②≥两次剖宫产史 + 无阴道分娩史。

关于瘢痕处肌层厚度和子宫破裂的关系还没有确定。

问 10：是什么事让美国妇产科医师学会的专家们这么纠结，致使指南反复变动使美国瘢痕子宫试产率来回波动，还直接影响了美国总剖宫产率呢？中国能从中吸取什么教训？

答：母婴安全是一个需要反复斟酌的问题。回顾历史，第一个临床指南没有考虑到产房的应急能力，导致瘢痕子宫阴道试产中包括子宫破裂在内的并发症率增加；而第二个指南矫枉过正，又走向了另一个极端，导致试产率下降、剖宫产率增加。2008 年之后，愿意接收瘢痕子宫产妇的医院已经具备了即刻/紧急剖宫产的能力，使得瘢痕子宫试产的临床实践开始回升。

美国医学科学院专家共识委员会（NIH Consensus Development Program）召集了产科界、麻醉界、法律界、行政管理、产前教育、有 VBAC 经历的母亲等，于 2009 年召开了华盛顿会议。大家吃惊地了解到，很多产妇由于不能在医院 TOLAC，转而在家由助产士/接生婆试产，反而增加了母婴的危险性。美国妇产科医师学会、美国麻醉医师学会根据当时的研究证据重新修改了以前对产科/麻醉从业人员的要求，让当地医院根据具体情况和产妇的高危程度来解读指南（不再硬性规定必须到位时间）。研究也明确了，最常见的子宫破裂早期迹象是胎心异常，而不是腹痛，因而特别强调了持续胎心监测的作用。在深刻认识到即刻剖宫产的能力和广泛使用持续胎心监测之后，由子宫破裂造成的母婴严重并发症逐渐降低。TOLAC 随之再次兴起，而 2010 年以后美国剖宫产率也开始趋于稳定（图 2 -9）。

由于中国人口密度大，医院一般都比美国大，产科和麻醉人员大多在医院 24 小时值班，并不实行美国在家值班的制度（年分娩量 <500 规模的医院，麻醉在院值班的约 4%）。但是，中国医院还没有“5 分钟即刻剖宫产”的机制，也未把瘢痕子宫阴道试产作为质控考核指标。值得欣慰的是，解决这个问题还远远比解决美国的“先天不足”容易得多，而且越来越多的中国医院已经开始了产科麻醉、麻醉医师 24 小时进驻产房、“5 分钟即刻剖宫产”的演练和产后大出血细则的多学科合作，并且已经有多家医院通过这些举措挽救了母婴生命。

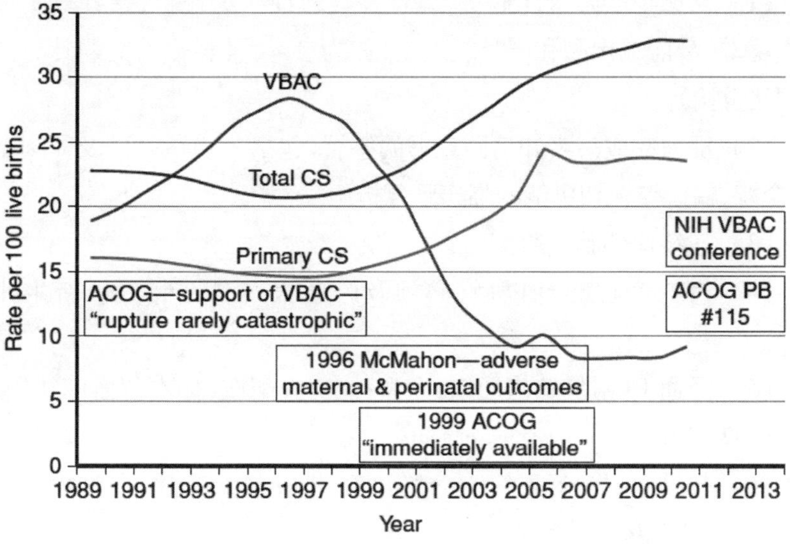

图 2 -9　美国瘢痕子宫阴道产率历史变迁

问 11：目的和意义似乎明白了，那么如何在临床上具体实施瘢痕子宫阴道试产？如何管理？

答：根据美国医院的实践经验结合中国的实际情况，“无痛分娩中国行”“高级产科麻醉 1 +2 +3 计划”为此拟定了细则。

1）要求

（1）麻醉医师24小时进驻产房，并且具备5分钟即刻剖宫产条件（见相关部分）。

（2）对于孕周≥34周、疼痛评分≥4分（或要求分娩镇痛）、瘢痕子宫的产科患者必须经产科医师评估后再予以实行。

（3）对瘢痕子宫、孕周≥24周的患者，禁止使用米索前列醇促宫颈成熟或引产。

2）本细则适用的患者

所有产科具有瘢痕子宫的孕产妇。

3）具体步骤

（1）回顾孕产妇全面病史、体检及其既往病历资料，并计算阴道试产成功率（产前版预测和产时版确定）作为参考。（详见前文的计算公式或网络链接）

（2）提前完成患者知情同意书的签署，包括分娩镇痛以及即刻剖宫产、全麻、输血等一切可能的临床紧急措施。

（3）连续体外胎儿监测。

（4）产妇产程启动以后，必须及时通报产科、麻醉科、新生儿科医师。

（5）开通16号针输液通道，血型/血交叉配血，标本留血库待用，备两单位O型Rh（－）血。

（6）鼓励立刻实行椎管内分娩镇痛，即使没有产痛，在产程启动后也应该放置硬膜外导管。

（7）警惕子宫破裂的风险。子宫破裂在28周后没有宫缩的发生率为0.2%，有宫缩的为0.7%。子宫破裂的征兆（英国2009年4月～2010年4月全国159例）包括：①胎心异常、消失、“测胎心困难”是最常见征兆（76%），其中心动过缓占1/3。82%合并其他征象，合并疼痛的不到1/4。②持续性、突发性全腹痛、肩/背痛49%。③胎儿先露回缩→宫缩消失,宫缩痛成“持续状”。④各种出血的临床征象:低血压、心动过速等。

(8) 凡疼痛部位、性质(阵发性/持续性)和严重程度有突发性改变,尤其是在分娩镇痛情况下,疼痛评分≥4的,或出现上述其他任何子宫破裂迹象的,应该:①立刻通知包括产科、麻醉、新生儿科医师在内的多学科团队。②用16号输液针放开静脉输液。③通知血库用备用血样进行血交叉配血2单位。

(9) 若出现疑似子宫破裂征兆的,由产科医师立即启动“5分钟即刻剖宫产”应急机制(详见即刻剖宫产细则)和输血等紧急措施。

问12:细则中非但没有禁止瘢痕子宫分娩镇痛反而需要尽早硬膜外置管,那么分娩镇痛把腹痛症状掩盖了,怎么发现子宫破裂呢?

答:这是一个看似很困窘的问题,其实非常容易理解:

(1) 疼痛不是子宫破裂的最常见原因。全英国统计的159例子宫破裂中疼痛不到50%,而胎心异常占到了75%,成为一个非常值得关注的临床征象。持续监测胎心是一项必须的监护手段(表2-18)。

表2-18　子宫破裂先兆临床表现*

症状体征	例数(%)(总数=159例)
胎心异常	118(76)
腹痛	76(49)
阴道出血	45(29)
子宫收缩异常	21(13)
低血压/晕厥/心搏骤停	10(6)
血尿	4(3)
其他(肩痛、瘢痕变硬、母亲心动过速等)	21(13)

*UKOSS, et al. (2012) Uterine Rupture by Intended Mode of Delivery in the UK: A National Case Control Study. PLoS Med 9(3): e1001184.

(2) 这类腹痛的特点是突发性、全腹、持续性、T_4(胸$_4$)平面以下的剧痛,分娩镇痛的平面在 T_{10}(胸$_{10}$)以下,而且不是手术麻醉平面。后者能让产妇忍受这种类似于手术的疼痛。正常产痛、子宫破裂后腹痛、分娩镇痛三者的对比见表 2-19。

表 2-19 产痛、子宫破裂腹痛与椎管内分娩镇痛麻醉

疼痛对比项目	产痛	子宫破裂疼痛	分娩镇痛	剖宫产椎管内麻醉
疼痛分布	T_{10}以下	T_4 以下	T_{10}为目标	T_4 以下
剧烈程度	剧烈	不能忍受	不能控制子宫破裂痛	可以控制子宫破裂痛
镇痛(布比卡因为例)			超低浓度(0.0625%)	手术浓度(0.5%)
放射痛		肩膀		
节律性	阵发性	持续性		

(3) 超前分娩镇痛(正规产程启动,不需要镇痛的时段)、尽早硬膜外置管(ACOG 分娩镇痛指南 295 号),有利于在紧急情况下转为区域手术麻醉,从而避免全麻,提高母婴安全性。

(4) Cahill 把 Macones 研究小组 2005 年发表的 25 005 例数据[Cahill, et al:(2010). Frequent epidural dosing as a marker for impending uterine rupture in patients who attempt vaginal birth after cesarean delivery. *American journal of obstetrics and gynecology*, 202(4), 355-e1.]进行分析后发现:在硬膜外分娩镇痛中,反复要求追加/调整剂量的瘢痕子宫试产患者,可能是子宫破裂的一个预警征象。每追加一次剂量的子宫破裂危险性增加 1 倍左右。这个发现不仅证实了前面 2 个表格中的理论,还能帮助预警子宫破裂。

(5) 以上的研究也没有发现椎管内分娩镇痛是瘢痕子宫试产失败的原因。

第三节　妊娠期高血压疾病产妇阴道产

◎ 胡灵群，陈凯，Jean-Pierre P. Ounanes

产房多学科子痫前期临床管理细则如下。

1. 目的

通过产房各相关临床专业协同努力，系统、全面地提高子痫前期孕产妇的临床医疗质量，减少不必要的子痫前期剖宫产。

2. 相关专业

产科医师、麻醉科医师、产房护士/助产士、新生儿科医师

3. 子痫前期诊断

1）背景材料：

（1）全世界范围发生率约为7.5%，中国报道约5%，子痫前期占中国剖宫产的4%，估计因此涉及50万中国产妇/年剖宫产。

（2）是中国孕产妇第二位死亡原因。

（3）并发症包括：气道水肿、子痫、脑血管意外、肺水肿、肾功能不全、HELLP综合征（肝功能障碍、血小板减少、凝血功能障碍）、胎盘早剥、胎儿生长受限、羊水过少、医源性早产、围产儿死亡。

（4）风险因素：年轻初产妇、慢性高血压病、非裔/拉丁裔、高龄、糖尿病、肥胖、多胎妊娠、子痫前期史、直系亲属子痫前期史、辅助生殖技术受孕。

2）诊断：

（1）既往血压正常孕妇，孕20周后，2次、间隔4小时以上，收缩压

≥140 mmHg 或舒张压≥90 mmHg 者。

（2）是否合并蛋白尿：

合并蛋白尿者：①24 小时尿蛋白≥300 mg，或②单次尿蛋白/血肌酐比≥0.3，或③不能测定 24 小时尿蛋白的地方，尿常规：蛋白≥ +。

没有蛋白尿、新出现的孕妇高血压合并下列征象之一：①血小板减少 $<100\times10^9$L。②肾功能不全（肌酐 >97.24 μmol/L，或在没有其他肾脏疾病情况下，肌酐加倍）。③肝功能异常（酶学是正常值 2 倍以上）。④肺水肿。⑤中枢神经系统和视觉改变。

4. 临床处理关键

1）阴道分娩指征：阴道分娩应该根据母胎情况综合考虑。

2）剖宫产分娩指征：

（1）子痫前期本身不是剖宫产的指征。

（2）剖宫产只在母亲或胎儿并发症不能耐受阴道分娩或存在其他产科指征时。

（3）引产失败，或母婴情况急剧恶化没有时间引产。

3）子痫前期产妇椎管内分娩镇痛适应证：

（1）产妇要求镇痛本身就已经是足够的适应证。

（2）在没有禁忌证的情况下，子痫前期不是椎管内分娩镇痛或麻醉的禁忌证。

（3）子痫前期产妇临产后需要优先考虑留置硬膜外导管，减少在产程中突发事件需要全麻剖宫产的几率，提高母婴安全性。在大多数情况下，甚至对没有镇痛需求的子痫前期产妇也可给予置管，特别是血小板低的产妇。

4）椎管内分娩镇痛/麻醉禁忌证（通用在所有产妇）：

（1）患者拒绝。

（2）颅高压。

（3）凝血功能障碍。

（4）穿刺点周围感染。

（5）败血症。

（6）严重低血容量未纠正。

5. 实施细则

1）麻醉小组。

（1）产房内至少有一位麻醉医师。

（2）麻醉前准备：

- 全面完整的病史体检，特别注意气道水肿、心脏功能、血容量和下腰背部。
- 怀疑HELLP综合征时，实验室检查包括血常规、血小板、肝功能、凝血功能（PT、aPTT、INR，纤维蛋白原）。
- 其他检查可根据患者病史，遵循当班产科医师或麻醉医师的医嘱。

（3）椎管内分娩镇痛：

- 子痫前期产妇分娩镇痛的优先级高于其他低危产妇，有上文提到的禁忌证例外。
- 椎管内分娩镇痛可以减少和降低因产痛加剧的高血压，稳定血流动力学。
- 谨慎补液，注意平衡静脉和口服液体的总量（美国对这类患者严格禁食禁饮，以防母婴出现意外，即刻剖宫产）。子痫前期孕产妇一方面血容量减少，另一方面又有肺水肿的可能。
- 其他详细内容见“无痛分娩中国行椎管内分娩镇痛细则”。

（4）阴道试产转剖宫产麻醉：

- 最佳方法是采用分娩镇痛的硬膜外导管给予高浓度、手术剂量的局麻药物。
- 腰麻不是子痫前期产妇的禁忌证，有椎管内禁忌者例外。

• 一般来说，应该避免全麻剖宫产。有证据表明，子痫前期产妇在全麻下剖宫产，尤其容易增加母胎/婴围产期并发症。

• 由于时间紧迫，生命体征不稳定需要控制气道，高度怀疑下列椎管内麻醉禁忌证的情况时，应该考虑全麻：①可疑严重胎盘早剥，母婴生命体征不稳定。②凝血功能障碍，血小板计数 $<75\times10^9/L$。③严重肺水肿。④子痫（在控制子痫以后）。⑤严重胎儿窘迫。

• 其他详细内容见“无痛分娩中国行椎管内分娩镇痛细则”

（5）麻醉产程管理：麻醉医师需要了解子痫前期产科临床处理和临床转归，重点包括：硫酸镁的应用及其毒性、重症高血压、凝血功能障碍、子痫等。持续导尿、动脉导管、中心静脉压、肺动脉导管等侵入性监护、额外的实验室检查，以及药物、补液、输血、气道等麻醉相关介入的合理使用。

• 重度高血压：禁止使用麦角生物碱类宫缩剂，避免采用常规的、含肾上腺素的硬膜外试验剂量。

• 凝血功能障碍：麻醉医师应该发挥自己在这方面的专长，详细参看“高级产科麻醉 1 +2 +3 计划”。

• 子痫：硫酸镁首选。在一时缺乏硫酸镁，或常规剂量无法控制子痫的情况下，选用咪达唑仑控制子痫发作。

硫酸镁不良反应

· 恶心、头痛、脸部潮红、无力

· 宫缩减弱

· 加强肌松剂作用

· 轻度镇痛

· 毒性程度（治疗血浓度 50 ~ 80 mg/L）

90 ~ 120 mg/L – 深部腱反射消失

150 ~ 200 mg/L – 呼吸抑制

250 mg/L – 心血管系统衰竭

- 肺动脉高压。
- 充血性心衰。
- 硫酸镁：是潜在的血管扩张作用，还与肌松剂有协同作用。

2）产程管理

（1）每天24小时至少一位产科医师产房值班。

（2）围产期检查：

- 参照美国妇产科医师学会2013年《妊娠期高血压》。
- 重度子痫前期或HELLP综合征的孕妇应该住院，34周前给予糖皮质激素促进胎儿肺成熟、确定是否需要引产、并需要麻醉科产前会诊。
- 产科医师必须及时采集孕产妇的各种信息，与麻醉科医师及护士共享，随时交流产程中的各种变化并随病情变化更改诊疗计划。

（3）提前引产：

母亲方面：

- 轻度子痫前期妊娠大于37周。
- 重度子痫前期或HELLP综合征（在母亲血流动力学相对稳定后）：①肝功能恶化：肝酶升高≥正常值2倍。②肾功能：新出现肾功能异常或原有的肾功能恶化，不包括蛋白尿的变化。③血小板计数≤ 100×10^9/L。④持续严重头痛或视觉变化。⑤持续严重上腹部疼痛。⑥难控性严重高血压、肺水肿、子痫、DIC、胎儿死亡等母胎不稳定情况

胎儿情况不稳定，参见产科有关内容。

（4）产程中常用药物建议：

- 重度子痫前期（或新指南称为子痫前期伴有严重临床表现）孕产妇接受硫酸镁以预防或治疗子痫。
- 可以考虑使用硫酸镁：血压≤160/110 mmHg、无症状性子痫前期孕产妇，需要视具体情况而定。
- 在子痫前期孕产妇血压≥160/110 mmHg时，需要紧急静脉途径降压治疗。

• 小于34（−0/7）周患有重度子痫前期或 HELLP 综合征孕妇，应该给糖皮质激素防治新生儿肺透明膜病。

（5）产后管理：

• 产后 24 小时硫酸镁预防子痫指征：①产程中使用硫酸镁者。②有头痛或视觉改变、新出现的高血压。③子痫前期伴有严重产后高血压。

• 高血压处理指征：①血压≥160 mmHg 或/110 mmHg 者，属于紧急情况，30 分钟内静脉给药降压。②产后持续性高血压≥150/100 mmHg，两次测定间隔4～5 小时，考虑口服降血压药。③血压监测 72 小时，7 天内门诊回访。

3）护理

（1）护士需要床边护理。

（2）护士需要成为孕产妇、家属、麻醉科医师以及产科医师交流的桥梁。

（3）护士应该协助麻醉科医师建立静脉通道，调整体位，监护孕产妇。

（4）护士需要按常规协助产科医师，特别注意母婴监护和信息交流。

（5）护士在任何情况下都不能随意调整硬膜外药物的用量、浓度及其泵的开关。

问 1：2013 年的 ACOG 新标准和旧标准有什么不一样？对指导临床实践有何意义？

答：新旧标准有三点最大的区别：

（1）蛋白尿不再是必需的诊断标准，没有蛋白尿的子痫前期属于非典型的。研究也已经证实，蛋白尿多少和临床结局没有直接关联。

（2）蛋白尿不一定需要测定24 小时蛋白总量，在特定情况下可以看单次尿蛋白/血肌酐比值。新规定为紧急情况的临床诊断提供了方便。

（3）去除了“轻度子痫前期”的诊断分类，取而代之的是“子痫前期不伴随严重临床表现”。这是为了避免人们对那些没有严重临床表现的“子痫前期”掉以轻心。事实上，这些患者的临床处理积极与否直接关系到她们的临床结局。为此，新指南中专门在临床处理上做了新的补充，以下为子痫前期伴随的严重临床表现：

- 血小板减少（ $<100\times10^9/L$ ）。
- 肝功能异常：酶学大于正常值 2 倍以上，或严重持续性右上腹或上腹部疼痛，治疗不能缓解和（或）没有其他原因可以解释者。
- 进行性肾功能不全：肌酐 > 97.24 μmol/L（1.1 mg/dL），或在没有其他肾脏疾病情况下，肌酐加倍。
- 肺水肿。
- 新近出现的中枢神经系统和视觉改变。

问 2：妊娠期高血压疾病包括哪些？

答：（1）慢性高血压病（发生怀孕前或妊娠 20 周前，产后 12 周持续性存在）

- 收缩压≥140 mmHg 或
- 舒张压≥90 mmHg
- 重度高血压病：收缩压≥160 mmHg，或舒张压≥110 mmHg。

（2）子痫前期和子痫：

- 不伴随严重临床表现：①收缩压≥140 mmHg 或舒张压≥90 mmHg。②伴有蛋白尿。
- 伴随严重临床表现（下列确定项目任意一条）：①血小板减少症（ $<100\times10^9/L$ ）。②肝功能障碍：酶学大于正常值 2 倍以上，或严重持续性右上腹或上腹部疼痛，治疗不能缓解和/（或）没有其他原因可以解释的。③进行性肾功能不全：肌酐 >97.24 μgmol/L（1.1 mg/d），或在没有其他肾脏疾病情况下，肌酐加倍。④肺水肿。⑤新近出现的中枢神经系统和视觉改变。

（3）慢性高血压病伴子痫前期：比单纯子痫前期严重，母婴并发症发生率高，临床结局差。

（4）妊娠期高血压：既往没有高血压病史，本次妊娠20周后血压升高，没有蛋白尿。

问3：什么是子痫前期“死亡三联征”？

答：子痫前期伴严重临床表现/子痫/HELLP综合征为“死亡三联征”，它们将导致包括但不限于下述并发症：①胎盘早剥。②肾功能衰竭。③肝包膜下血肿/破裂。④早产。⑤母婴死亡。⑥再发性子痫前期。

问4：什么是子痫前期的四大治疗原则？

答：（1）选择择期终止妊娠，平衡母婴两者的利弊和临床结局。

- “子痫不伴有严重临床表现”：37（0/7）周。
- 其他在34（0/7）终止妊娠（注意，不是指剖宫产）。

（2）预防控制子痫。

（3）严格控制高血压。

（4）产后随访：硫酸镁使用到产后24小时；血压监测72小时；情况稳定1周内门诊随访，产后12周随访血压。

问5：孕产妇产检血压达160/90 mmHg，需要再等4小时确定第二次血压来诊断子痫前期吗？

答：绝对不能等，这已经需要怀疑“子痫前期伴严重临床表现”，更不能等待尿液检查结果。必须在10分钟内重复确定，30分钟内用上静脉降血压药（详见下面问题）。

问6：预防子痫的最佳药物是什么？

答：治疗和预防不一定是一回事。麻醉使用的镇静药物可以治疗子痫的发作，但至今为止，最佳的预防和治疗子痫的药物是硫酸镁。2013年美国妇产科医师学会新指南专门强调了这一问题，提前停用硫酸镁将诱发子痫。剖宫产过程中不应中断硫酸镁微泵，直到产后24小时。研究统计还发现，硫酸镁可以减少58%母亲子痫发生率，33%的胎盘早剥发生率,从而可能降低母亲的死亡率。

还必须清楚上述中国行“产房多学科子痫前期临床管理细则”中的内容,严密观察包括肌松作用在内的硫酸镁毒性作用。

问7:硫酸镁预防子痫前期的方案是什么?

答:起始剂量4~6克,溶于生理盐水50~100 mL中,20分钟以上静脉滴注完,继之2克/小时微泵,持续24小时。并需要严密观察硫酸镁的毒性表现。然后对母胎情况进行评估,决定适时终止妊娠。若暂时不需要终止妊娠,可停止硫酸镁并密切观察。若血压在稳定后再次升高,表明病情恶化,需要终止妊娠。美国妇产科医师学会和美国母胎医学会不主张使用美国FDA的建议。产前使用硫酸镁的,硫酸镁持续使用到产后24小时。总共时间请参看美国妇产科医师学会专项硫酸镁使用规定。详见美国妇产科医师学会2014年11月临床指南(Hypertension in Pregnancy)。

问8:硫酸镁用于预防子痫,对胎儿有什么不良影响吗?

答:有可能引起出生后肌力一过性减弱,但不引起远期不良的临床结局。下面的内容也许偏离了正题,但从目前以下的研究和实践中可以看到硫酸镁对新生儿的作用。2008年《新英格兰医学》杂志发表了美国母胎医学协作网[Rouse, et al: (2008). A randomized, controlled trial of magnesium sulfate for the prevention of cerebral palsy. *New England Journal of Medicine*,359(9), 895-905.]的研究结果:产前使用硫酸镁可减少小儿脑瘫发生率。这一出人意料的结果,被后来很多其他研究所证实。虽然目前还不知道其中的作用机制,但Cochrane荟萃分析确定了这不是一个偶然发现。并且,多个研究以5分钟阿氏评分和小儿出生后需要呼吸支持的比例作为临床结局,产妇使用规定剂量的硫酸镁没有引发大家所担心的新生儿呼吸肌力减弱问题。

新指南要求子痫前期胎龄小于32周的使用硫酸镁预防小儿脑瘫,方案详见有关美国妇产科医师学会指南。

问9:产程中或剖宫产术中持续使用硫酸镁会影响产后子宫收缩导

致产后出血吗？

答：虽然对产后子宫收缩可能有一定的影响，但可以通过应用有效的子宫收缩药物对抗。必要时应用硫酸镁的利大于弊。

问 10：硫酸镁有血管扩张作用，是否可以作为降压药控制子痫前期的高血压？

答：硫酸镁不能当作降血压药物使用。建议采用的降压药物包括：拉贝洛尔和肼屈嗪，还可以用钙离子拮抗剂硝苯地平。详见美国妇产科医师学会 2015 年 2 月临床意见#623。

问 11：为什么子痫前期产妇的收缩压大于 160 mmHg，产科医师或（和）麻醉科医师被传呼到病床前？

答：产科医师和产科麻醉医师作为产房的重症监护医师，对这类患者有义不容辞的责任。美国妇产科医师学会新指南强调，产妇收缩压 160 mmHg，或舒张压 110 mmHg 以上，持续 15 分钟，必须尽快通知医师，紧急处理。首选拉贝洛尔和肼屈嗪，静脉推注初始剂量 10 分钟后，血压没有到达控制标准以下，加倍首次剂量。“中国行”细则规定了在发现后 30 分钟内，控制血压。

问 12：收缩压 160 mmHg 经常见到，为什么这事听起来这么严重，需要那么兴师动众？

答：是的。很少见到专业组织如此明确地把时间、药物选择、重复时间写入指南，因为这种情况会增加脑血管意外危险。英国产妇死因的 2/3 是脑血管意外（87% 为出血性）；美国 90% 的子痫前期死于脑血管意外。美国密西西比州死于子痫前期的 24 例产妇，23 位收缩压仅高于 160 mmHg，另一位为 155 mmHg，舒张压高于 110 mmHg 的却只有 3 位。2015 年《新英格兰医学》杂志发表加拿大多中心 987 位产妇随机对照分组严格血压控制的研究，虽然没有发现太多出乎意料的结果，但可以肯定，谨慎小心严格的血压控制并没有造成对胎儿不利的影响。

由于病情危急，时间紧迫，美国加利福尼亚州妇幼保健网（Califonia

Maternal Quality Care Collaborative, CMQCC）已经建议使用子痫前期专用药箱，以应对这一紧急事件（表2-20）。

表2-20 子痫前期/子痫紧急药箱-药物及用量

硫酸镁 20 g/500 mL 预充药袋	静脉（使用硫酸镁持续输注） 负荷剂量:4~6 g/100~150 mL,20分钟以上完成 维持剂量:1~2 g/小时（25~80 mL/小时）微泵
拉贝洛尔 100 mg/20 mL（瓶）	初始剂量:20 mg/4 mL 静脉推注; 10分钟血压没有降低到160 mmHg或/110 mmHg:40 mg/8 mL; 每10分钟还没有奏效:80 mg/16 mL/10分钟 最大总剂量:300 mg/60 mL
肼屈嗪 20 mg/mL（瓶）	初始:5 mg/0.25 mL 每15~20分钟,5~10 mg/0.25~0.5 mL 静脉推注
艾司洛尔 100 mg/10 mL（瓶）	1~2 mg/千克（0.1~0.2 mL/千克）静脉推注1分钟以上（非麻醉医师不得使用）
丙泊酚 10 mg/mL,20 mL	30~40 mg/3~4 mL,静脉推注（非麻醉医师不得使用）
葡萄糖酸钙 1 000 mg/10 mL（瓶）	1 000 mg/10 mL,静脉推注2~5分钟以上
拉贝洛尔 200 mg 片剂	200 mg PO 和如果需要的话在30分钟内重复
硝苯地平 10 mg 片剂	10 mg 口服,30分钟后可重复
静脉用耗材	3 mL,10 mL,20 mL 注射器,相应的针头和静脉输液管
根据 Califonia Maternal Quality Care Collaborative, CMQCC 子痫前期/子痫专用药箱改编	

问13: 产妇在血压超过收缩压160 mmHg、舒张压110 mmHg时，需要紧急处理，对胎儿需要做什么？

答: 需要连续实时监测胎心。

问14: 发生HELLP综合征，血小板计数低于100×10^9/L，能做分娩镇痛吗?

答:至今没有研究能够提供椎管内麻醉镇痛的血小板安全临界值,美国麻醉医师学会也没有给出任何安全值。需要明确的是血小板计数不能代表血小板功能,最关键的是要动态观察血小板计数的趋势。临床实践中,美国麻醉医师大多对血小板 75×10^9/L 以上做硬膜外置管,血小板 50×10^9/L 以上做腰麻不会有异议。

问 15:可不可以输血小板后再做分娩镇痛?

答:一项医学的干预需要权衡利弊。不应该为做分娩镇痛而输血小板。在输入血小板或其他血制品的 50 年以后,患者体内仍旧可以找到献血者的踪迹。避免输血制品不仅节约了血源,对年轻产妇将来的免疫系统也是一个重要的问题。

问 16:可不可以输血小板后,做椎管内麻醉下剖宫产?

答:如果血小板计数在 50×10^9/L 以下,一般产科医师需要给血小板后,再行剖宫产。在这种情况下,如果在输血小板的同时,开始做椎管内麻醉,也许是一个选择,因为这类产妇的全麻下剖宫产的并发症高。当然,这需要产科和麻醉科医师的交流,因人而异。

问 17:HELLP 患者正在引产中,每 4 小时监测发现血小板进行性下降,最近一次血小板为 76×10^9/L(如果麻醉科医师选择 75×10^9/L 作为下限),还没有规律宫缩,是马上放置硬膜外导管,还是等待出现规律宫缩?

答:可马上放置硬膜外导管。超前置管就是针对阴道分娩转剖宫产的高危产妇。很多产科医师还希望在产妇引产前进行超前硬膜外置管,避免这类产妇宫缩启动后疼痛剧烈时,麻醉科医师却另有任务,不能及时实施分娩镇痛。更关键的是,血小板计数进行性下降是临床一个非常重要的征象,提示患者需要尽快终止妊娠,甚至在胎儿出现异常时行紧急剖宫产。在送检血小板后 4 小时内,超前放置硬膜外导管,也避免了因为血小板计数的继续下降所出现的打不打硬膜外麻醉的纠结,更将为母婴安全起到非常大的保障作用。

问 18：子痫前期产妇需要剖宫产，使用腰麻还是硬膜外麻醉好？

答：以前一直有一种说法，腰麻血压下降过快，可能造成不必要的母婴安全问题。大量的随机分组研究发现，腰麻并没有出现想象中的问题，已经成为子痫前期产妇的首选麻醉手段。

问 19：子痫前期是剖宫产的指征吗？

答：子痫前期本身并不是剖宫产的指征。处理子痫前期患者时，经常由于疾病的严重性和胎儿的情况，需要及时通过引产终止妊娠。若引产失败或引产过程中出现危及母婴生命的临床征象，需要即刻终止妊娠，此时应采取剖宫产。

问 20：子痫前期有哪两种类型？表现形式和预后有什么不一样？

答：早发型和晚发型两类。可能发病机制不一样，区别见表 2－21。

表 2－21　子痫前期分型

	早发型	晚发型
初现症状时间	早（32～34 周以前）	晚（32～34 周以后）
心血管并发症	8 倍于正常产妇	1.7 倍于正常产妇
下次妊娠再发率	60%	10%～20%
胎儿生长受限	早，严重	没有，相对少
临床表现严重程度	严重	轻度，或重度

问 21：子痫前期危险因素有哪些？临床上怎么运用概念？

答：危险因素有：年轻初产妇、高血压病、非裔/拉丁裔、高龄、糖尿病、肥胖、多胎妊娠、子痫家族史、辅助生殖技术受孕等。了解这些因素，更多的是希望能够知道高危因素，以便早期诊断、早期治疗，减少发生率。

美国妇产科医师学会建议：①有＜34 周子痫前期的孕妇，②有两次以上子痫前期的孕妇，妊娠早期（12 周左右）使用阿司匹林 60～80 mg/天。30 000 产妇荟萃分析发现，使用阿司匹林可以减少子痫前期近 50%

的再发风险。

在哪些药物或食物能有效地预防或减轻子痫前期母婴并发症率的研究方面,没有发现维生素 C、维生素 E 或低盐食物能起作用。

问 22:如何进行科普?

答:美国有患者自己组织的专门的团体宣教 www. preeclampsia. org。强调六大表现:腹痛、头疼、恶心想吐、视觉变化、手和面部水肿、体重增长过快(2. 3kg/周)。

问 23:我们如何展望未来子痫前期的临床处理方法?

答:人们一直期望有个在妊娠早期准确预测出子痫前期的模型,以便及时采取有效预防或减少子痫前期发生率的临床措施,因为子痫产妇的未来心血管并发症率比普通产妇高 8 倍。

哈佛大学碧芙以色列 - 迪肯尼斯医疗中心采用了几种模型预测,也取得了长足的进展,但至今还没有证实它们的临床意义,所以无法在临床上开展[Rana, et al:(2012). Plasma concentrations of soluble endoglin versus standard evaluation in patients with suspected preeclampsia. *PloS one*, 7(10), e48259.]。

人们还期望入院时能使用一个准确预测子痫前期母婴并发症的模型,帮助指导什么时候终止妊娠。加拿大产科医师基于对多中心 2 063 名子痫前期产妇的母婴并发症发生率的研究建立了 Fullpiers 预测模型,取得了非常可喜的进步。但至今没有其他研究小组论证,也没有被美国妇产科医师学会新指南所推荐。

这一模型的 AUC = 0. 88,可以在 http://piers. cfri. ca/PIERSCalculatorH. aspx 免费试用。

选读建议

《Chestnut 产科麻醉学——理论与实践》,人民卫生出版社,2016 年

第 19 章 《剖宫产后阴道分娩》

第 35 章　《异常胎先露和多胎妊娠》
第 39 章　《妊娠高血压》
《产科麻醉:原理与临床》,吴新民,人民卫生出版社,2012 年
第 25 章　《先兆子痫与子痫》

附录 美国现代产房分级

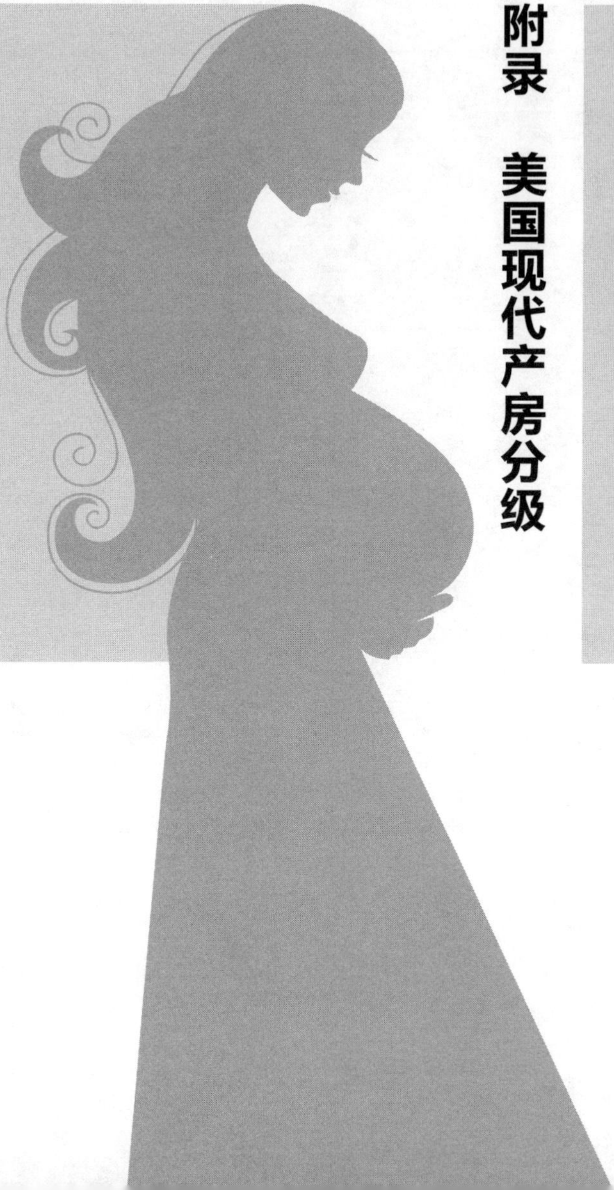

一、分级概论：
ACOG 孕产妇分级医疗保健体系

本文件谨为您呈现截至完稿时临床和科研方面的最新进展（有些内容可能已经变化），而不是必须执行的临床诊疗规定。各医疗机构可根据患者、临床资源、本院实际情况进行调整。

本文件已获得下列机构认可：美国分娩中心协会、美国护士—助产士学会、美国女性健康—产科和新生儿护士协会、美国分娩中心认证委员会。

美国儿科学会、美国麻醉医师学会、美国产科麻醉和围产医学会的专家领导们审核并同意发布本文件《孕产妇分级医疗保健体系》。

摘要

20 世纪 70 年代的研究表明，及时获得与健康风险相应的母婴分级医疗保健可降低围产期死亡率。自临床报告《改善妊娠结局》一文发表后的 30 多年来，区域性母婴医疗保健体系的理念逐渐淡化，医疗重心几乎全部转移到了新生儿医疗保健上。本文论述的孕产妇医疗保健，涵盖了产前、产中、产后的方方面面；其分级医疗保健体系的架构设计为分娩中心、基层（一级）、产科（二级）、母胎医学（三级）和区域性围产期医疗中心（四级）。区域性医疗中心的目标是为高危孕产妇提供对应的临床亚专科服务。

目标

（1）统一“孕产妇分级医疗保健体系”中对口的医疗单位，以便与“新生儿分级医疗保健”区分；更重视孕产妇医疗保健的需求，从而降低

美国孕产妇的并发症率和死亡率

（2）为各级孕产妇医疗保健机构提供规范的命名法和临床标准定义

（3）为各级孕产妇医疗保健机构提供对应的临床指南，以提高医疗质量、促进孕产妇健康

（4）合理布局、推动构建可提供全方位医疗服务的孕产妇医疗保健机构/体系，并积极整合安全可靠的产前、产中和产后医疗机构

背景

20世纪70年代的研究表明，及时获得与健康风险相应的母婴分级医疗保健可以降低围产期死亡率。1976年，美国March of Dimes基金会（“10美分活动”基金会，又称“出生缺陷基金会”）及其合作伙伴们在一份名为《改善妊娠结局》[1]的报告中，率先提出了整合区域性围产医疗保健机构的概念。这份报告给出了将孕产妇和新生儿医疗保健划分成三个层次的分级标准，要求高危孕产妇应到指定的、具备相应医护能力和医疗资源的高一级医疗机构就诊，以处理她们的复杂病情。

这份报告一经发表，美国大部分州随之建立了区域性围产期医疗保健协作体系，由区域内指定的或三级医疗中心提供最高医疗水平的孕产妇和新生儿医疗保健，同时为中小型医疗机构提供医学教育和患者转诊的服务。大量研究证实，新生儿临床结局的改善，得益于与健康风险相对应的孕产妇分级转诊体系的建立[2,3]。一项荟萃分析发现，与三级医疗中心相比，其他医疗机构出生的极低体重新生儿（VLBW，指出生体重低于1500g）的死亡率较高（38%：23%，校正OR 1.62；95%可信区间：1.44～1.83[4]）。数据显示，即使是在配备了新生儿科医生的二级医疗机构，由于缺乏健全的多学科医疗团队，其极低体重儿的死亡率仍然高于三级医疗中心[5]。

自从March of Dimes基金会的这份报告出版后，整个区域性母婴医

疗保健的概念框架的重心几乎全部倾向了新生儿[6,7]。美国妇产科医师学会(即 ACOG,原“美国妇产科学会”现已更名为“美国妇产科医师学会”)和美国儿科学会(AAP)在第七版《围产医学临床指南》中概述了各级临床机构应提供的医疗服务,包括住院分娩、产科、母婴专科、负责区域性围产期医疗保健等等[6]。全美约 39% 的新生儿出生在年分娩量低于 500 的医院里,20% 出生在年分娩量为 501 ~ 1000 的医院中[8],这说明美国的孕产妇医疗保健主要是由基层医疗单位和设有产科的医院来承担的。然而,最近一篇评论文章提请人们重新审视“围产期分级医疗保健”的重心所在,即应当多多关注高危孕产妇的医疗保障,并且制定针对性的临床和体系标准来应对这个问题[9]。这篇文章同时呼吁,建立完整的区域性母婴分级医疗保健框架,根据孕产妇的健康风险来提供必要的转诊服务。

尽管世界上医疗发达国家的孕产妇医疗保健水平在 20 世纪得到了大幅度的提高,但美国的孕产妇死亡率在过去 14 年间却日益恶化[10],目前全球排名第 60 位[11]。美国疾病预防和控制中心的研究显示,美国孕产妇的主要死亡原因与育龄妇女罹患的(内科)慢性疾病和产后大出血等产科并发症密切相关[12]。此外,美国的孕产妇死亡率从侧面反映了一个当前更严峻的问题,即在 1998 ~ 1999 年到 2008 ~ 2009 年这 10 年间,孕产妇严重并发症率和濒死率上升了 75%[13]。美国育龄妇女的肥胖问题、高血压病、糖尿病等等,提高了孕产期并发症率和死亡率,也增加了剖宫产率[14,15]。尽管临床治疗可针对性地改善这些病症(例如,预防性抗血栓/栓塞治疗、肥胖产妇专用产床等),但更重要的是要从医疗体系层面着手,提高高危孕产妇的医疗保健水平,改善育龄人群整体健康状况。

尽管区域性围产期分级医疗保健体系给新生儿临床结局带来明显获益,但支持孕产妇获益的证据却不多。孕产妇死亡本身是一个罕见事件,追踪严重并发症的方法学也是近些年才提出来的[13]。数据显示,接诊病人少、年分娩量低、产科医生经验不足的医疗机构,其孕产妇的产科并发症率显著高于分娩量较大的医院[17]。无论是院间互评还是个人就医体验,医院的年分娩量其实是一个替代性的评估指标,但可能不适用于分娩量低的医院[18]。研究数据还显示,在分娩量大的医院里,前置胎盘和胎盘植入等产科并发症的临床结局往往更好[19,20]。另外,除了富有高危产科经验的妇产科医生、产科护士、麻醉医生等因素有利于降低孕产妇死亡率之外,研究还显示孕产妇死亡率与各州母胎医学专家的人口密度呈明显的负相关[21]。尽管上述证据支持孕产妇临床结局改善与医疗资源正相关,但并不能直接说明分级医疗保健制度使孕产妇临床获益。

美国很多州已将孕产妇医疗保健标准纳入了围产期临床指南。印第安纳州、亚利桑那州、马里兰州等强调应根据孕产妇分级医疗保健需求(而不是新生儿医疗保健需求)来划分医疗机构功能,但其使用的定义和术语并不一致:印第安纳州围产医学协作网的指南根据 March of Dimes 基金会报告而设立了 I 级、II 级和 III 级医疗机构[22];亚利桑那州医疗系统采用 I 级、II 级、IIE 级和 III 级[23];马里兰州围产医学协作网则使用 I 级、II 级、III 级和 IV 级[24]。尽管命名不同,但各州指南里都贯彻了一个必不可少的重要理念,即像新生儿分级医疗保健体系那样,第三、第四级别的医疗机构为第一、第二级的医疗机构提供医学教育、医疗咨询和必要的母婴转诊服务,以建立一个完备的、服务于广大孕产妇的分级医疗保健体系。

《孕产妇分级医疗保健体系》设立了四个目标:

(1) 统一"孕产妇分级医疗保健体系"中对口的医疗单位,以便与"新生儿分级医疗保健"区分;更重视孕产妇医疗保健的需求,从而降低美国孕产妇的并发症率和死亡率;

(2) 为各级孕产妇医疗保健机构(包括分娩中心)提供规范的命名法和临床标准定义;

(3) 为各级孕产妇医疗保健机构提供对应的临床指南,提高医疗质量、促进孕产妇健康;

（4）合理布局、推动构建可提供全方位医疗服务的孕产妇围产期医疗保健体系，并积极整合安全可靠的产前、产中和产后医疗机构。

本文件的重点在于孕产妇分级医疗保健，并未深入探讨高危新生儿（早产儿、极低体重儿）医疗水平。不过，围产期分级医疗保健的实效最终取决于各级医疗机构提供的孕产妇、胎儿和新生儿的综合医疗水平。

二、ACOG 孕产妇分级医疗——从分娩中心到现代产房

本文论述的孕产妇医疗保健涵盖了产前、产中和产后的方方面面。要建设一个标准化的、设施齐全、功能完备、实行风险分层和区域化管理的孕产妇及围产期医疗保健体系，首先要制定"孕产妇分级医疗保健"的分级制度，即：分娩中心、基础保健（一级）、产科（二级）、母胎医学科（三级）和区域性围产医疗保健中心（四级）。这个分级制度与 ACOG 和 AAP 合著的第七版《围产医学临床指南》是一致的[6]。

尽管现有的数据并不能反映出这些临床机构在医疗资源和医疗水平上的明显差异，本文还是总结了美国大多数州围产医疗区域化管理的成功经验并据此对分级制度进行了定义（详见"背景"一节）。其中，区域性围产医疗保健系统为孕产妇和新生儿提供整体医疗服务。对于应急联动系统中的孕产妇指定医疗机构而言，制定一个明确而统一的标准，有助于其配备相应的人员、场地、设备和技术，以确保获得最佳临床结局。同时，也可为风险分层的分级医疗系统采集后续数据。

本文论述的孕产妇分级医疗保健并不包括创伤救治，因为后者已经建立了完备的分级制度，可为孕产妇提供与其他患者同等的医疗服务。此外，本文论述的是由分娩中心和医院提供的孕产妇医疗保健，家庭分娩不在其列。

分娩中心

（1）目标界定

为单胎头先露、足月顺产、无并发症的低危孕产妇提供围产期医疗保健。

（2）医疗职能

医疗能力和仪器设备应满足低危孕产妇的基本医疗保健需求，并能时刻待命、确保即刻启动紧急救护程序，以应对分娩中心内孕产妇和新生儿的突发状况，必要时可将患者转诊/转运到急救医疗单位；与对口接收医院签署合作协议，确立患者转诊/转运制度和流程以保障患者及时转诊/转运；负责医疗数据的采集、存储和检索；有能力实施质量改进计划，以最大限度保障患者安全；可 24 小时提供医疗咨询服务。

（3）人员资质

至少两位医务人员参与每例分娩：①基础医疗保健人员：认证助产护士（CNMs）、认证助产士（CMs）、认证专业助产士（CPMs）以及在分娩中心管辖范围内合法执业的注册助产士；家庭医生；妇产科医师；②配备足够数量的、能够胜任一级医疗保健工作的合格医务人员，可完成高危孕产妇和新生儿的急救和转运。

（4）患者分级

单胎头先露、足月妊娠的低危孕产妇

一级单位（基础医疗保健）

（1）目标界定

为无并发症的孕妇提供医疗保健服务，能对产前/产中/产后等各阶段孕产妇、胎儿和新生儿出现的突发状况进行甄别和急症处理，并保证患者平稳转运到提供孕产妇专科医疗的临床机构。

（2）医疗职能

涵盖分娩中心的医疗职能,还包括:①提供急诊医疗服务。在充分评估母—胎风险和利益的前提下选择最佳时间间隔(Decision to Delivery Interval,DDI)来实施急诊剖宫产;②产科B超、实验室检查、血库等辅助科室提供24小时服务;③具备大量(紧急)输血、血液制品紧急发放、多成分输血治疗的管理制度和医疗能力;④与上一级接收医院合作,建立正式的患者转院制度;⑤在本院开展和/或与上级医院合作开展医学教育和质量改进计划,以最大限度保障患者安全。

(3) 人员资质

在分娩中心人员配备基础之上,还包括:①配备足够数量的、能够胜任一级医疗保健工作的注册护士,能为高危孕妇和新生儿提供急救和转运服务;②护理主管具备丰富的围产期护理经验;③参与分娩的产科医师具备实施急诊剖宫产的能力和权限;④有麻醉科人员进行分娩镇痛和产科手术麻醉。

(4) 患者分级

接收分娩中心级别的低危孕产妇,还收治下述高危孕产妇:足月双胎妊娠、剖宫产后阴道试产(TOLAC),不复杂的剖宫产,无严重征象的足月子痫前期。

二级单位(产科)

(1) 目标界定

为一级医疗级别的患者提供医疗服务,为本院收治或外院转来的高危孕产妇提供产前/产中/产后全程医疗保健服务。

(2) 医疗职能

涵盖一级单位医疗职能,还包括:①具有计算机断层扫描(CT),有核磁共振(MRI)则更为理想,并有放射科医师出具诊断报告;②为孕产妇和胎儿提供基本的B超检查和评估;③为肥胖孕妇配备专用医疗设施,以便提供医疗保健服务。

(3) 人员资质

在一级单位人员配备基础之上,还包括:①配备足够数量的、能够胜任二级医疗保健工作的注册护士,能为超出二级医疗标准的高危孕产妇和新生儿提供急救和转运服务;②护理主管和工作人员接受过围产期护理的正规培训,具备相应工作经验,并能配合相应的新生儿护理工作;③妇产科医师 24 小时在岗;④产科主任由获得妇产科专科认证、具有丰富产科工作经验和诊疗专长的医师担任;⑤根据需要,提供母胎医学专科医师(MFM)到院会诊、电话会诊或远程会诊服务;⑥麻醉科人员 24 小时在岗,负责分娩镇痛和产科手术麻醉;⑦由获得麻醉科专科认证、受过产科麻醉专业训练或具备产科麻醉工作经验的麻醉医师提供产科麻醉会诊服务;⑧具有内科和外科医师,帮助抢救急诊入院或外院转入的产科患者时,由内、外科提供会诊服务。

(4) 患者分级

接收一级医疗级别的患者,还收治下述高危孕产妇:重度子痫前期、无子宫手术史的前置胎盘。

三级单位(母胎医学科)

(1) 目标界定

为二级医疗级别的孕产妇提供医疗服务,并能处理更为复杂的孕产妇和胎儿疾病以及产科并发症。

(2) 医疗职能

涵盖二级单位医疗职能,还包括:①24 小时提供先进的影像学检查服务;②协助一级、二级医疗单位制定和开展"质量改进和患者安全"计划;③当本地区未设置第四级医疗单位时,可行使区域医疗中心职能,领导本地区围产医疗保健工作(详见"四级单位");④内、外科重症监护病房(ICU)收治妊娠患者,ICU 专业医师一直在场,并与母胎医学专科医师积极配合;⑤合理配置仪器设备和医护人员,确保临产/分娩的患者在转运途中的持续通气和监护，直至患者被安全转入 ICU。

（3）人员资质

在二级单位人员配备基础之上，还包括：①配备足够数量的、能够胜任三级医疗保健工作的护理主管和注册护士，能够为超出三级医疗标准的高危孕产妇和新生儿提供急救和转运服务；他们接受过专科训练，具备针对孕产妇复杂疾病和产科并发症的护理经验；②母胎医学医师 24 小时在岗，能提供到院会诊、电话会诊或远程会诊；③母胎医学科主任由母胎医学专科认证的医师担任；④妇产科医师 24 小时现场值班；⑤产科主任由妇产科专科认证、具有丰富产科工作经验和诊疗专长的医师担任；⑥麻醉科医师 24 小时现场值班；⑦产科麻醉主任由麻醉科专科认证、接受过产科麻醉专业训练或具备产科麻醉工作经验的医师担任；⑧具有全部临床专业及亚专业医师团队，能为住院患者提供多科会诊服务。

（4）患者分级

接受二级医疗级别的患者，还收治下述高危孕产妇：①可疑子宫手术后前置胎盘或胎盘植入；②可疑胎盘植入；③成人呼吸窘迫综合征；④可以处理未满孕 34 周、接受期待治疗的早期重度子痫前期。

四级单位（区域性围产医疗中心）

（1）目标界定

为三级医疗级别的孕产妇提供医疗保健服务，针对最复杂的孕产妇疾病和产前/产中/产后的母—胎危急重症进行内、外科治疗。

（2）医疗职能

涵盖三级单位医疗职能，还包括：①产科患者就地给予 ICU 治疗；②产科患者收入本院 ICU 病房（或提供 ICU 病床），对其复杂疾病进行内、外科治疗；③领导本地区围产医疗保健工作，接收转诊和转运的孕产妇患者；为本地区医疗单位和医务人员提供医学拓展教育；对本地区围产期并发症、临床结局和质量改进等医疗数据进行分析和评估。

(3) 人员资质

在三级单位人员配备基础之上,还包括:①由母胎医学专家团队负责孕产妇围产期复杂疾病和危急重症的治疗,包括共同管理由ICU收治的产科患者;母胎医学专科医师24小时现场值班,随时提供会诊和治疗;母胎医学科主任应由获得母胎医学专科认证的高危产科专家来担任;②产科主任和护理主管应具备孕产妇危急重症救治的专业知识;③配备足够数量的、具有丰富的孕产妇复杂疾病和产科并发症护理经验、能够胜任四级医疗保健工作的注册护士;④产科主任由母胎医学专科认证医师或者妇产科专科认证的高危产科专家担任;⑤麻醉科医师24小时现场值班;⑥产科麻醉主管由麻醉科专科认证、接受过产科麻醉专业训练或者具备产科麻醉工作经验的麻醉医师担任;⑦成人内、外专科医师及亚专科医师与母胎医学治疗团队合作,随时提供现场会诊服务。

(4) 患者分级

接受三级医疗级别的患者,还收治下述高危孕产妇:①严重的心脏问题;②严重肺动脉高压、肝衰竭;③需要进行脑外科或心外科手术的孕妇;④病情不稳定、需要器官移植的孕妇。

三、ACOG孕产妇分级医疗——从护士/医生到主任资质要求

服务内容之一:护理

分娩中心:配备足够数量的、能够胜任一级医疗保健工作的合格医务人员。

一级:配备足够数量的、能够胜任一级医疗保健工作的注册护士;护理主管具备丰富的围产期护理经验。

二级:配备足够数量的、能够胜任二级医疗保健工作的注册护士;护

理主管和工作人员接受过围产期护理的正规培训，具备相应工作经验，并能配合相应的新生儿护理工作。

三级：配备足够数量的、能够胜任三级医疗保健工作的护理主管和注册护士；他们接受过专科训练，具备针对孕产妇复杂疾病和产科并发症的护理经验。

四级：配备足够数量的、能够胜任四级医疗保健工作的注册护士；护理主管应具备孕产妇危急重症救治的专业能力。

服务内容之二：负责常规分娩的医务人员的最低资质要求

分娩中心：认证助产护士、认证助产士、认证专业助产士和执业助产士。

一级：具备急诊剖宫产能力和权限的产科医师。

二级：妇产科医师或母胎医学专科医师。

三级：妇产科医师或母胎医学专科医师。

四级：妇产科医师或母胎医学专科医师。

服务内容之三：产科手术医师

分娩中心：无要求。

一级：可实施急诊剖宫产。

二级：妇产科医师 24 小时在岗。

三级：妇产科医师 24 小时在岗。

四级：妇产科医师 24 小时在岗。

服务内容之四：母胎医学专科医师

分娩中心：无要求。

一级：无要求。

二级：根据需要，母胎医学专科医师可到院会诊、电话会诊或远程会诊。

三级:母胎医学专科医师24小时在岗,负责院内会诊、电话会诊或远程会诊。

四级:母胎医学专科医师24小时现场值班,随时提供会诊和治疗。

服务内容之五:产科主任

分娩中心:无要求。

一级:无要求。

二级:产科主任由获得妇产科专科认证、具有丰富产科工作经验和诊疗专长的医师担任。

三级:产科主任由获得妇产科专科认证、具有丰富产科工作经验和诊疗专长的医师担任。

四级:产科主任由获得母胎医学专科认证医师或妇产科专科认证的高危产科专家担任。

服务内容之六:麻醉服务

分娩中心:无要求。

一级:提供分娩镇痛和产科手术麻醉。

二级:麻醉科人员24小时在岗。由获得麻醉科专科认证、接受过产科麻醉专业训练或具备产科麻醉工作经验的麻醉医师提供产科麻醉会诊服务。

三级:麻醉科医师24小时现场值班。产科麻醉主任由获得麻醉科专科认证、接受过产科麻醉专业训练或具备产科麻醉工作经验的麻醉医师担任。

四级:麻醉科医师生24小时现场值班。产科麻醉主任由获得麻醉科专科认证、接受过产科麻醉专业训练或具备产科麻醉工作经验的麻醉医师担任。

服务内容之七：会诊医师

分娩中心：与对口接收医院签署合作协议，确保患者及时转运，并根据病情需要决定会诊和转诊。

一级：与上一级接收医院签署合作协议，确保患者及时转运，以及根据病情需要决定会诊和转诊。

二级：内外科医师为产科患者急救提供会诊意见。

三级：全部临床专科及亚专科医师团队，能为住院患者提供多科会诊服务，包括重症监护、基本外科、感染科、血液科、心脏科、肾病科、神经科和新生儿科。

四级：成人内、外专科医师及亚专科医师，随时提供现场会诊服务，包括三级医疗涵盖的多科会诊和先进的神经外科手术、心脏手术和器官移植手术。

服务内容之八：重症监护病房

分娩中心：无要求。

一级：无要求。

二级：无要求。

三级：合理配置仪器设备和医护人员，确保临产/分娩的患者在转运途中的持续通气和监护，直至患者安全转入重症监护病房。收治妊娠患者。

四级：积极配合母胎医学医师团队治疗孕产妇围产期复杂疾病和危急重症。与母胎医学医师团队共同管理重症监护病房收治的产科患者。

一旦"孕产妇分级医疗保健"体系建立之后，可对各医院和区域医疗中心采集的数据进行汇总分析，并将最新进展通报给各级孕产妇医疗单位。与美国儿科学会发表的"新生儿分级医疗保健"[7]相一致，本文对各级孕产妇医疗保健单位的基本职能、硬件设施、医疗部门和辅助科室的人员配备等做了详细规定。值得注意的是，上一级的医疗服务建立在下一级基础之上，并且覆盖了下一级的医疗职能。与"新生儿分级医疗保健"一样，"孕产妇分级医疗保健"体系将在数据分析完成后调整改进。孕产妇分级医疗保健实行区域化管理的目标是让每一位高危孕妇都能在达到特定医疗水平的医疗单位里接受专科治疗。面对日趋复杂的不同层次的孕产妇医疗需求，每一级医疗单位对自身医疗职能都应有一个清晰的定位，同时明确界定自身医疗水平的局限所在，以便必要时将患者转院到上一级医疗单位。提出孕产妇医疗保健的分级管理正是为了推动这个机制，同时也是为了促进医疗资源在全国范围内公平合理的分配。

本文是指南，而非指令；地理因素和地域因素也会影响区域性围产医疗保健制度的落实。事实上，很多医院的孕产妇和新生儿的诊疗水平并不匹配；但无论如何，应该尽可能将孕产妇安置在最符合其医疗保健需求的临床机构中，同时兼顾其新生儿的医疗保健需求。与拥有全部临床亚专科的三/四级医疗单位相比，三级以下的临床机构都不具备这样的医疗资源，因此孕产妇和产后患者的转院制度便成为区域性围产医疗保健系统的重中之重。为确保提供最好的孕产妇医疗服务，分娩中心、各级医院和区域围产医疗中心应全面合作，建立和维护孕产妇和新生儿的转院机制、建立共同管理高危孕产妇的医疗合作关系；上一级接收医院则应全面开放转院通道。为孕产妇提供哪一级的医疗服务应当由其健康风险（疾病状况）决定，而非受制于其经济状况。分级医疗的临床结局评估需要准确的数据，因此各级医疗单位应采集和存储医疗数据以备检索。

孕产妇分级医疗保健区域化管理的另一个重要任务是由高一级的医疗单位为下级医疗单位提供质量改进计划的培训、教学支持以及严重并发症和死亡病例的回顾分析等，提高区域内整体医疗质量。如果一个地区没有符合四级医疗标准的医疗中心，区域内任何一家三级医疗单位都有义务提供教学和会诊服务。

孕产妇分级医疗保健的总结和建议

(1) 要建设一个标准化的、设施齐全、功能完备、实行风险分层和区域化管理的孕产妇及围产期医疗保健体系，首先要制定“孕产妇分级医疗保健”的分级制度，即：分娩中心、基础保健（一级）、产科（二级）、母胎医学科（三级）和区域性围产医疗保健中心（四级）。

强烈推荐，低质量证据　建议级别：1C

(2) 统一“孕产妇分级医疗保健体系”中对口的医疗单位，与“新生儿分级医疗保健”互为补充但各有侧重。

强烈推荐，低质量证据　建议级别：1C

(3) 对于应急联动系统中的孕产妇指定医疗机构，制定一个明确而统一的标准有助于其配备相应的人员、场地、设备和技术，以确保获得最佳临床结局；同时也有助于为风险分层的分级医疗系统积累后续数据。

强烈推荐，低质量证据　建议级别：1C

(4) 每一级医疗单位对自身医疗职能都应有一个清晰的定位，同时明确界定自身医疗水平的局限所在，以便必要时将患者转院到上一级医疗单位。为了保障所有孕产妇得到最好的医疗保健服务，分娩中心、各级医院和区域围产医疗中心应全面合作，建立和维护孕产妇和新生儿的转院制度、建立共同管理高危孕产妇的合作医疗关系；上一级接收医院则应全面开放转院通道。

强烈推荐，低质量证据　建议级别：1C

(5) 高一级的医疗单位为下级医疗单位提供质量改进计划培训、教学支持以及严重并发症和死亡病例的回顾分析，提高区域内整体医疗质量。如果一个地区没有符合四级医疗标准的医疗中心，区域内任何一家三级医疗单位都有义务提供教学和会诊服务。

强烈推荐，低质量证据　建议级别：1C

（6）各级医疗机构和区域医疗中心应建立追踪孕产妇严重并发症和死亡病例的方法学，以评估孕产妇分级医疗保健的实施效果。

强烈推荐，低质量证据　建议级别：1C

（7）对各医院和区域医疗中心采集的数据进行汇总分析，并将最新进展通报给各级孕产妇医疗单位。

强烈推荐，低质量证据　建议级别：1C

（8）应成立后续的跨学科专家工作组，进一步探讨在所有孕产妇医疗保健机构中推广实施孕产妇分级医疗管理的必要性。

强烈推荐，低质量证据　建议级别：1C

四、ACOG 孕产妇分级医疗——从基层到围产医疗中心软硬件要求

分娩中心的定义

1995 年，美国分娩中心协会将分娩中心定义为“一个坐落在医疗保健机构内部、拥有家庭般环境、遵循健康管理模式、提供孕期保健和分娩服务的机构。分娩中心贯彻‘以家庭为中心’的理念，为健康孕产妇提供孕期和围产期服务。”本文件沿用这个定义，无论分娩中心地处医院内外。分娩中心为单胎头先露、足月顺产、无并发症的低危孕产妇提供围产期医疗保健，但不提供剖宫产和阴道助产分娩。

一个独立的分娩中心内，每例常规分娩要求至少两位医务人员参与；作为负责孕产妇基础医疗保健的医务人员，他们接受过专业训练并持有分娩服务的执业许可，例如：认证助产护士、认证助产士、认证专业助产士以及在分娩中心管辖范围内合法执业的注册助产士；家庭医生；妇产科医师。此外，分娩中心内应配备足够数量的合格医务人员，他们经过岗前培训，能够胜任一级医疗标准要求的产科患者（孕产妇和胎

儿)护理工作,并可进行高危孕产妇和新生儿的急救和转运工作。分娩中心应 24 小时提供医疗咨询,同时应时刻待命、确保即刻启动紧急救护程序,以应对分娩中心内孕产妇和新生儿的突发状况(包括孕产妇心肺复苏、新生儿复苏和急救)[7],必要时协助患者转诊/转运到急救医疗单位。为保证所有孕产妇得到最好的服务,分娩中心对自身医疗保健职能应有清晰定位,同时明确界定自身医疗水平的局限所在,以便必要时将患者转院到急救医疗单位。分娩中心应与对口接收医院签署合作协议,确立相关制度和流程以保障患者及时转院;这其中包括:患者风险评估、转诊意见、转运方案,以及医院双方和患者转运团队之间准确可靠、畅通无误的沟通机制。分娩中心应致力于实施质量改进计划,以最大程度保障患者安全。

美国超过 80% 的州发放分娩中心经营许可证,每个州对分娩中心的认证要求各有不同。“美国日间手术医疗认证协会”、“美国联合委员会”、“美国分娩中心认证委员会”是三个全国性的认证授权机构。其中,只有美国分娩中心认证委员会采用美国分娩中心协会的《分娩中心国家标准》作为认证标准。

一级单位(基础医疗保健)的定义

一级医疗单位(基础医疗保健)可为低危、预计顺产的孕妇提供产前、产中、产后各阶段常规医疗保健服务[6]。与分娩中心相同,每例分娩均应有孕产妇医疗保健的医护人员、助产士、家庭医生或妇产科医师参与。一级医疗单位应配备足够数量的注册护士,他们经过岗前培训,能够胜任一级医疗标准要求的产科患者(孕产妇和胎儿)护理工作,并可进行高危孕产妇和新生儿的急救和转运工作。护理主管具备丰富的围产期护理经验。参与分娩的产科医师具备实施急诊剖宫产的能力和权限。麻醉科人员负责分娩镇痛和产科手术麻醉。一级医疗单位有能力开展急诊医疗服务,并在充分评估母—胎风险和利益的前提下达到最短决策取胎时间间隔(Decision to Delivery Interval, DDI)完成急诊剖宫产[6,25]。辅助科室如产科B超、实验室检查、血库等提供24小时服务。所有有产科的医院必须具备大输血、血液制品紧急发放(全套输血相容性检测完成之前)、多成分输血治疗的管理制度和医疗能力。

一级医疗单位及其医务人员应有能力对产前、产中、产后等各阶段孕产妇、胎儿和新生儿出现的突发状况进行甄别和急症处理,并保证患者平稳转运到提供孕产妇专科医疗的临床机构。为确保提供最好的孕产医疗服务,一级医疗单位应与上一级接收医院合作,建立正式的患者转院制度,包括:患者风险评估,根据病情决定会诊,转诊意见,转运方案,以及医院双方和患者转运团队之间准确可靠、畅通无误的沟通机制[6]。所有一级医疗单位均应在本院开展或与上级医院合作开展医学教育和质量改进计划,以最大限度保障患者安全。一级医疗单位可接收出现下述情况的孕妇:足月双胎、剖宫产后阴道试产、不复杂的剖宫产、无严重征象的足月子痫前期。

二级单位(产科)的定义

二级医疗单位可提供一级医疗单位的基础医疗服务,同时为本院收治或外院转来的高危孕产妇提供医疗保健服务。二级医疗单位应配备足够数量的注册护士,他们经过岗前培训,能够胜任二级医疗标准要求的产科患者(孕产妇和胎儿)护理工作,并可为超出二级医疗标准的高危孕产妇和新生儿提供急救和转运服务。护理主管和工作人员接受过围产期护理的正规培训,具备相应工作经验。尽管助产士和家庭医生也可在二级医疗单位执业,妇产科主治医师(美国分住院和主治医师两级)必须24小时在岗。产科主任必须由具有丰富产科工作经验和诊疗专长的妇产科主治医师担任。根据需要,母胎医学专科医师(MFMs)可提供到院会诊、电话会诊或远程会诊服务。麻醉科人员24小时在岗,负责分娩镇痛和产科手术麻醉。由经专科认证、受过产科麻醉专业训练或具备产科麻醉工作经验的麻醉医师提供产科麻醉会诊服务。辅助科室在提供一级医疗单位服务的基础之上，配备了计算机断层扫描（CT），有核磁共振（MRI）则更为理想；放射科医师可出具诊断报告；可为孕产妇和胎儿提供基本的B超检查和评估；为肥胖孕妇配备了专用医疗设施，以便为其提供医疗服务[6]。在抢救急诊入院或外院转入的产科患者时，内、外科医师到场进行会诊并协助抢救。二级医疗单位可接收罹患下述疾病和并发症的高危孕产妇：严重子痫前期、无子宫手术史的前置胎盘。

三级单位（母胎医学专科）的定义

三级医疗单位（母胎医学专科）在医疗职能上覆盖了一级和二级单位的医疗服务，并且配备了24小时在岗的母胎医学专科医师，对于更复杂的孕产妇和胎儿疾病进行现场会诊、电话会诊或远程会诊。在美国一些没有四级医疗单位的地区，三级医疗单位将承担起四级医疗单位的职能即区域性围产医疗中心，领导该地区的围产医疗保健工作，负责高危患者转诊转运、教育推广、数据采集分析（详见下文“区域化管理”）等等。

一个医疗机构能否纳入三级单位，取决于其在围产期母婴危急重症方面的综合医疗能力和积累的丰富经验。三级医疗单位里，妇产科医师必须24小时在岗，产科主任由获得妇产科专科认证、具有丰富产科工作经验和诊疗专长的医师担任。母胎医学专科医师24小时在岗，负责收治患者、院内会诊、电话会诊或远程会诊；母胎医学科主任由获得母胎医学专科认证的医师担任。麻醉科医师24小时现场值班；产科麻醉主任由获得麻醉科专科认证、接受过产科麻醉专业训练或具备产科麻醉工作经验的医师担任。配备全部临床专科及亚专科医师团队，能为住院患者提供多科会诊服务，包括重症监护、基本外科、感染科、血液科、心脏科、肾病科、神经科和新生儿科。本院重症监护病房（ICU）收治产科患者，ICU专科医师24小时在岗，与母胎医学科专科医师积极配合。产科应合理配置仪器设备和医护人员，确保临产/分娩的患者在产房内的持续通气和监护，直至其安全转入 ICU。

三级医疗单位应配备足够数量的护理主管和注册护士，他们经过岗前培训，能够胜任三级医疗标准要求的产科患者（孕产妇和胎儿）护理工作，能够急救和转运超出三级医疗标准的高危孕产妇和新生儿；他们接受过专科训练，具备孕产妇复杂疾病和产科并发症的护理经验。护理人员应 24 小时在岗。三级单位 24 小时提供影像学检查服务，如基本的介入放射科、孕产妇超声心动检查、计算机断层扫描、核磁共振、核医学检查，并出具各项诊断报告；提供包括多普勒超声在内的详细的产科超声检查和胎儿评估。

三级单位应对新的治疗方案和诊疗技术进行评估。三级单位能够收治患有下述疾病和并发症的高危孕产妇：①极可能造成产程中大出血的，如可疑的子宫术后前置胎盘或胎盘植入，可疑的穿透性胎盘植入；②成人呼吸窘迫综合征；③病情进展迅速、未满孕 34 周、接受期待治疗的早期重度子痫前期。

四级单位（区域性围产医疗保健中心）的定义

四级单位（区域性围产医疗保健中心）涵盖了一级、二级、三级单位的医疗职能，在产前/产中/产后各阶段最复杂的孕产妇疾病和产科危急重症的诊治方面具有相当丰富的经验。尽管和三级单位在医疗服务上有交叉，围产医疗中心更侧重于处理妊娠患者和产后患者的复杂疾病和危急重症，产科患者可就地进行 ICU 治疗。此外，医疗中心必须配备母胎医学专家团队，由其承担妊娠患者和产后患者的复杂疾病和危急重症的治疗任务，与各学科积极配合、共同管理需要重症监护和危症监护的产科患者。因此，母胎医学团队必须 24 小时在岗，与 ICU 医师积极合作，共同管理 ICU 收治的产科患者；并全权负责院内会诊和治疗；同时，这个团队必须包括产科危重监护相关的治疗、护理、医技辅助（如实验室检查、理疗康复)等各方面的专家。母胎医学科主任应由获得母胎医学专科认证的高危产科专家来担任。在管理孕期和围产期的危重患者时,一个主要原则就是医疗机构要重视母胎医学团队和临床其他亚专业团队在制定和执行治疗计划时的紧密合作、无缝衔接;对于母胎医学团队参与 ICU 的日常治疗工作,要在管理制度上给予支持。此外,产科主任和护理主管应具备孕产妇危急重症救治的专业能力;应配备足够数量的、具有丰富的孕产妇复杂疾病和产科并发症护理经验的注册护士,他们经过岗前培训、能够胜任四级医疗标准要求的产科患者(孕产妇和胎儿)护理工作。产科主任由获得母胎医学专科认证的医师或者妇产科专科认证的高危产科专家担任。和三级单位一样,麻醉科医师生 24 小时现场值班;产科麻醉主任由获得麻醉科专科认证、接受过产科麻醉专业训练或者具备产科麻醉工作经验的麻醉医师担任。围产医疗中心的内科、外科可随时处理孕产妇复杂情况(如先天性心脏病、血管损伤、神经外科急症、器官移植等等),并提供重症(或危症)监护病床。内、外专科医师及亚专科医师与母胎医学团队配合,24 小时提供现场会诊服务,包括三级医疗涵盖的多科会诊。围产医疗中心可实施一项或多项先进的手术,如神经外科手术、心脏手术、器官移植手术等。围产中心收治下述需要四级医疗(至少分娩时)的高危产妇:严重的心脏问题;严重肺动脉高压或肝衰竭;需要进行神经外科或心外科手术;病情不稳定、需要器官移植。

区域化管理

区域中心——包括医疗职能达到四级标准的三级单位和所有的四级单位——负责统筹和调度区域性围产期医疗保健工作;为区域内医疗机构和医务人员提供医学教育;与下级医院合作采集医疗数据,分析和评估区域内围产期并发症及其临床结局。社区教育推广和数据分析评估可能需要增加人力资源和仪器设备。尽管缺乏支持孕产妇分级医疗的专门证据，人们普遍认为将高危孕产妇的医疗保健工作集中到指定的区域性围产医疗中心，有助于医疗中心维系专业医疗水平以达到最佳临床结局。孕产妇医疗的区域化管理要求 24 小时高度协调的专科服务、专业的继续教育以保持竞争力、提供转院—转回服务、采集长期临床结局数据以评估围产期医疗保健服务的效果和新疗法的安全性、有效性。因为孕产妇和胎儿的健康状况可能不同，转诊应尽可能兼顾母婴的医疗需求。而针对有些需要调动医疗资源的特殊病例（例如器官移植或胎儿手术），最佳的诊疗方案不应受限于地域划分，而更应考虑医疗专家的资源分布。

区域化管理的测量与评价

建立孕产妇医疗保健分级体系的目的是持续改进医疗质量，最大程度改善孕产妇临床结局。如果分级医疗确实行之有效，那么运行良好的孕产妇转院机制必将有效地降低可预防的严重并发症率及其死亡率，同样，下级医疗单位的孕产妇严重并发症率也将随之下降。因此，各级医疗机构和区域医疗中心应该建立追踪孕产妇严重并发症和死亡病例的方法学，以评估孕产妇分级医疗保健的实施效果。

要评价不同医疗级别之间的数据和临床结局，需要设立几个便于操作的参数。不过，如果等着精确的评价方法出台后再建立分级医疗体系只会造成无谓的拖延。因此，建议在实施分级医疗时导入以下两个基本方法：①识别极高危孕产妇；②实行合理的医疗分级后，判定严重并发症临床结局的改善。罹患严重并发症的高危孕产妇，例如卒中、心肺功能衰竭、大出血等，在产前就可识别并被转运到相应级别的医院进行分娩。这些并发症包括：可疑的胎盘植入或穿透性胎盘植入、剖宫产后前置胎盘、严重的心脏病（先天性心脏畸形、肺动脉高压、冠心病或心肌病）、重度子痫前期伴血压控制不良；未足月的 HELLP 综合征。通过合理的孕产妇分级医疗可以改善的并发症临床结局指标包括：卒中、二次手术、大量输血

(Massive Blood Transfusion)、严重并发症、潜在的ICU收治率等等。这些临床结局的总体发生率可能降低，或者由下级医疗单位向上级医疗单位迁移。例如，已经诊断的胎盘植入有大出血的风险，需要在高级别的医疗单位内接受手术治疗；重度早期子痫前期、感染性休克和肺动脉高压的患者需要在经验更丰富的上级医疗单位内接受期待治疗。尽管目前还没有一个详细的严重并发症列表和需要评估的临床结局指标，但针对孕产妇分级医疗的区域化管理模型的连续监测、前瞻性测量和评价，对于改进医疗程序和改善临床结局至关重要。

孕产妇分级医疗的决策和实施

实施孕产妇分级医疗需要克服许多困难。第一步是搭建分级医疗体系；第二步，在孕产妇医疗保健机构里推广这个理念。是否需要建立各州或全国性的认证机构来划分各医疗机构的级别、如何通过财政支持推动项目实施，目前还未统一认识。应该成立后续的跨学科专家工作组，进一步探讨在所有孕产妇医疗保健机构中推广实施孕产妇分级医疗管理的必要性。在现有的医疗机构中推行分级医疗的战略决策必须符合当地和各州的医疗卫生法规、国家认证机构和专业委员会的指南以及各地区围产期医疗保健的实际需求。各州和各地区的管理部门应与本地各医疗机构密切合作，共同建立一个合理布局、协调发展的医疗保健服务系统。

母胎医学学会分级系统

关于临床建议的分级评估、完善和评价(GRADE)推荐产科临床共识文件将使用母胎医学学会的分级系统。临床建议的推荐强度：强推荐(1级)、弱推荐(2级)；证据质量：高质量(A级)、中质量(B级)、低质量(C级)。因此，临床建议分为6级：1A、1B、1C、2A、2B、2C。(见下表)

推荐级别	利弊权衡	证据质量	适用范围
1A 强推荐 高质量证据	明显利大于弊 或反之亦然	来源于高质量的随机对照试验的一致证据，或者其他形式的大量证据 进一步研究不可能改变其对利弊评估的可信度	强烈推荐，可在大多数情况下毫无保留地适用于大多数患者 临床医生应该遵从该建议，除非有明确而可信的理由采纳其他建议
1B 强推荐 中等质量证据	明显利大于弊 或反之亦然	来源于随机对照试验、有重要局限性(结果不一致、方法学缺陷、间接或不准确)的证据，或者来自于其他实验设计的重要证据 进一步研究可能会影响证据的可信度甚至改变结论	强烈推荐，可适用于大多数患者 临床医生应遵从该建议，除非有明确而可信的理由采纳其他建议
1C 强推荐 低质量证据	表现为利大于弊 或反之亦然	来源于观察性研究、不系统的临床经验或者有严重缺陷的随机对照试验 效果评价不确定	强烈推荐，适用于大多数患者 支持该建议的基础证据质量较低
2A 弱推荐 高质量证据	利弊各半	来源于高质量的随机对照试验的一致证据，或者其他形式的大量证据 进一步研究不可能改变其对利弊评估的可信度	弱推荐，效果好坏取决于环境、患者或社会因素
2B 弱推荐 中等质量证据	利弊各半 部分评估结论不确定	来源于随机对照试验、有重要局限性(结果不一致、方法学缺陷、间接或不准确)的证据，或者来自于其他实验设计的重要证据 进一步研究可能会影响证据的可信度甚至改变结论	弱推荐，有些情况下其他建议对有些患者效果更好
2C 弱推荐 低质量证据	利弊评估结论不确定 可能利弊各半	来源于观察性研究、不系统的临床经验或者有严重缺陷的随机对照试验 任何效果评价均不确定	不推荐，其他建议可能更合理
最佳实践		1，大量间接证据明确支持该建议(寻找直接证据有难度，耗时费力) 2，相反的建议有违伦理。	

参考文献

1. March of Dimes. Toward improving the outcome of pregnancy III: enhancing perinatal health through quality, safety and performance initiatives. White Plains (NY): March of Dimes; 2010.

2. Paneth N, Kiely JL, Wallenstein S, Marcus M, Pakter J, Susser M. Newborn intensive care and neonatal mortality in low-birth-weight infants: a population study. N Engl J Med 1982;307:149 - 155.

3. Gortmaker S, Sobol A, Clark C, Walker DK, Geronimus A. The survival of very low-birth weight infants by level of hospital of birth: a population study of perinatal systems in four states. Am J ObstetGynecol 1985; 152: 517 - 524.

4. Lasswell SM, Barfield WD, Rochat RW, Blackmon L. Perinatal regionalization for very low-birth-weight and very preterm infants: a meta-analysis. JAMA 2010;304:992 - 1000.

5. Menard MK, Liu Q, Holgren EA, Sappenfield WM. Neonatal mortality for very low birth weight deliveries in South Carolina by level of hospital perinatal service. Am J ObstetGynecol 1998;179:374 - 381.

6. Guidelines for perinatal care. 7th ed. Elk Grove Village (IL): AAP; Washington, DC: American College of Obstetricians and Gynecologists; 2012.

7. Levels of neonatal care. American Academy of Pediatrics Committee on Fetus and Newborn. Pediatrics 2012;130:587 - 597.

8. American Hospital Association. AHA guide to the health care field.

2015 ed. Chicago (IL): AHA; 2014.

9. Hankins GD, Clark SL, Pacheco LD, O'Keeffe D, D'Alton M, Saade GR. Maternal mortality, near misses, and severe morbidity: lowering rates through designated levels of maternity care. ObstetGynecol 2012; 120: 929 – 934.

10. Main EK. Maternal mortality: new strategies for measurement and prevention. CurrOpinObstetGynecol 2010;22:511 – 516.

11. Kassebaum NJ, Bertozzi-Villa A, Coggeshall MS, Shackelford KA, Steiner C, Heuton KR, et al. Global, regional, and national levels and causes of maternal mortality during 1990 – 2013: a systematic analysis for the Global Burden of Disease Study 2013 [published erratum appears in Lancet 2014;384:956]. Lancet 2014;384:980 – 1004.

12. Berg CJ, Callaghan WM, Syverson C, Henderson Z. Pregnancy-related mortality in the United States, 1998 to 2005. ObstetGynecol 2010;116: 1302 – 1309.

13. Callaghan WM, Creanga AA, Kuklina EV. Severe maternal morbidity among delivery and postpartum hospitalizations in the United States. ObstetGynecol 2012;120:1029 – 1036.

14. Burlingame J, Horiuchi B, Ohana P, Onaka A, Sauvage LM. The contribution of heart disease to pregnancy-related mortality according to the pregnancy mortality surveillance system. J Perinatol 2012;32:163 – 169.

15. May AL, Freedman D, Sherry B, Blanck HM. Obesity—United States, 1999 – 2010. Centers for Disease Control and Prevention (CDC). MMWR SurveillSumm 2013;62(suppl 3):120 – 128.

16. Kyser KL, Lu X, Santillan DA, Santillan MK, Hunter SK, Cahill AG, et al. The association between hospital obstetrical volume and maternal postpartum complications. Am J ObstetGynecol 2012;207:42. e1 – 42. 17.

17. Janakiraman V, Lazar J, Joynt KE, Jha AK. Hospital volume, provider volume, and complications after childbirth in U. S. hospitals. ObstetGynecol 2011;118:521 – 527.

18. Eller AG, Bennett MA, Sharshiner M, Masheter C, Soisson AP, Dodson M, et al. Maternal morbidity in cases of placenta accreta managed by a multidisciplinary care team compared with standard obstetric care. ObstetGynecol 2011;117:331 – 337.

19. Wright JD, Herzog TJ, Shah M, Bonanno C, Lewin SN, Cleary K, et al. Regionalization of care for obstetric hemorrhage and its effect on maternal mortality. ObstetGynecol 2010;115:1194 – 1200.

20. Olive EC, Roberts CL, Algert CS, Morris JM. Placenta praevia: maternal morbidity and place of birth. Aust N Z J ObstetGynaecol 2005;45: 499 – 504.

21. Sullivan SA, Hill EG, Newman RB, Menard MK. Maternal-fetal medicine specialist density is inversely associated with maternal mortality ratios. Am J ObstetGynecol 2005;193:1083 – 1088.

22. Indiana Perinatal Network. Indiana perinatal hospital standards. Indianapolis (IN): IPN; 2012. Available at: http://c. ymcdn. com/sites/ www. indianaperinatal. org/resource/resmgr/policy _ makers/final _ indiana _ perinatal_hosp. pdf. Retrieved October 24, 2014.

23. Arizona Perinatal Regional System Inc. Recommendations and guidelines for perinatal and freestanding neonatal care centers in Arizona. 3rd ed. Casa Grande (AZ): APRS; 2012.

24. Maryland Department of Health and Mental Hygiene. The Maryland perinatal system standards: recommendations of the Perinatal Clinical Advisory Committee. Baltimore (MD): DHMH; 2014. Available at: http://phpa. dhmh. maryland. gov/mch/Documents/Maryland_Perinatal_System_Standards

_2013. pdf. Retrieved October 24, 2014.

25. Vaginal birth after previous cesarean delivery. ACOG Practice Bulletin No. 115. American College of Obstetricians and Gynecologists. ObstetGynecol 2010;116:45 -63.